AF396909

MANUEL PRATIQUE

DE LA

GARDE-MALADE

ET DE

L'INFIRMIÈRE

PARIS

IMPRIMERIE DE LA SOCIÉTÉ DE TYPOGRAPHIE

NOIZETTE, DIRECTEUR

8, rue Campagne-Première, 8

PUBLICATIONS DU *PROGRÈS MÉDICAL*

MANUEL PRATIQUE

DE LA

GARDE-MALADE

ET DE

L'INFIRMIÈRE

PUBLIÉ PAR LE

D' BOURNEVILLE

Rédacteur en chef du *Progrès Médical*, Médecin de Bicêtre
Directeur des Écoles municipales d'infirmières, Député de la Seine, etc.

AVEC LA COLLABORATION DE

MM. BLONDEAU, DE BOYER. ED. BRISSAUD. BUDIN. H. DURET. P. KERAVAL, G. MAU-
NOURY, MONOD. POIRIER, CH. M. PETIT-VENDOL, P. REGNARD, SEVESTRE & P. YVON

TOME III

PANSEMENTS

4e ÉDITION REVUE ET AUGMENTÉE
(avec 73 figures dans le texte.)

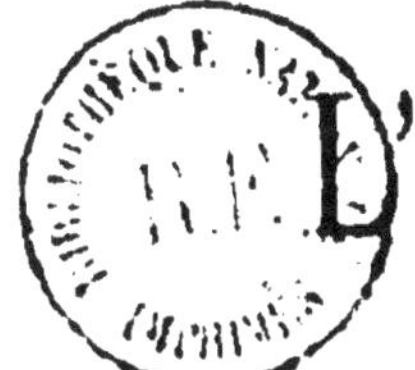

PARIS

AUX BUREAUX DU *PROGRÈS MÉDICAL*

14, RUE DES CARMES, 14

1889

CHAPITRE PREMIER

Des salles d'hôpital. — De la chambre des malades.

Tout le monde sait que l'air est absolument indispensable à l'entretien de la vie : que si l'air vient à faire défaut, l'asphyxie s'ensuit promptement. Mais ce que l'on connaît moins, ce sont les dangers produits par l'air impur ou vicié.

L'*air atmosphérique pur* contient en poids, pour cent, 20,93 d'oxygène, 79 d'azote, 3 à 6 dix-millièmes d'acide carbonique et 6 à 9 millièmes de vapeur d'eau.

Les *causes d'altération* de l'air sont multiples. En premier lieu se place la *respiration*. Sous l'influence de cette fonction, une certaine quantité d'oxygène est absorbée et brûlée, de telle sorte que l'air expiré ne renferme plus que 19 ou 20 pour 100 d'oxygène au lieu de 23. La proportion d'azote n'est pas modifiée. En revanche, l'acide carbonique, qui ne figure que pour quelques millièmes dans l'air pur, se trouve dans la proportion de 3 à 4 pour 100 dans l'air expiré. Celui-ci contient, en outre, une proportion notable de vapeur d'eau, tenant en dissolution une matière animale qui le rend putrescible, lorsqu'on abandonne à elle-même cette vapeur d'eau (1).

L'éclairage, la combustion, les émanations des lieux

1. Becquerel. *Traité élémentaire d'hygiène privée et publique.* p. 215.

d'aisances malpropres, disposés d'une façon défectueuse, les poussières de la laine des matelas, etc.., sont aussi des causes d'altération de l'air. Il convient d'ajouter encore les miasmes (1) provenant des corps vivants ou des matières animales en décomposition. Parmi les premières causes se rangent la *perspiration pulmonaire* et la *transpiration* ou *l'exhalation cutanée.*

A la surface de la muqueuse pulmonaire, il s'exhale de la vapeur d'eau renfermant une matière animale. La transpiration cutanée se compose surtout des mêmes éléments. C'est à l'existence dans l'air des produits de l'exhalation pulmonaire et cutanée qu'est due l'odeur que l'on perçoit dans les salles où sont réunis un grand nombre d'individus : moins l'air se renouvelle, plus cette odeur est perceptible, plus l'air est vicié.

Aux différentes causes d'altération de l'air que nous venons d'énumérer, et que l'on pourrait appeler physiologiques, s'en ajoutent d'autres, quand il s'agit de salles ou de chambres habitées par des malades. En effet, l'exhalation pulmonaire et cutanée, chez les fiévreux, les émanations des plaies en suppuration, altèrent encore l'air plus que ne le font les exhalations physiologiques ou naturelles. De là, des effets d'autant plus nuisibles que la quantité d'air, son renouvellement sont plus insuffisants. Enfin, si les malades sont atteints d'affections dites contagieuses (choléra, variole, etc.), l'action de l'air vicié par les miasmes pourra contribuer à la transmission de ces affections. En voici une preuve bien convaincante :

1. *Miasme,* d'un mot grec qui veut dire *souiller,* émanation qui, bien qu'inappréciable le plus souvent par les procédés de la physique ou de la chimie, se répand dans l'air, adhère à certains corps avec plus ou moins de ténacité. et exerce sur l'économie animale une influence plus ou moins pernicieuse. (*Dictionnaire de Nysten.*)

« Placez dans la même chambre, mais sans communication directe et immédiate, deux individus, l'un
parfaitement sain, n'ayant pas été vacciné et n'ayant
jamais eu la variole, l'autre précisément atteint de cette
dernière maladie : nul doute, à moins qu'il ne jouisse
d'une immunité spéciale pour cette maladie, ce qui peut
arriver, nul doute que le premier des deux individus
ne soit bientôt atteint de cette affection. Mais comment aura-t-il fait pour la contracter ? Ce ne peut êt[re]
évidemment que par suite de l'absorption des exhala[-]
tions pulmonaires et cutanées de l'individu malade
(varioleux) par l'individu sain. Il faut pour cela que
les exhalations aient quelque chose de spécial. C'est,
en effet, ce qui a lieu, et c'est pour cela qu'on leur
donne plus particulièrement le nom de miasmes. Il
faut donc assigner aux miasmes, comme propriété
principale, cette faculté de transmettre à un individu
sain la maladie, l'affection dont est atteint l'individu
qui les a produits (1). »

Les émanations putrides, provenant des matières
en décomposition ou en putréfaction, sont également
des sources puissantes d'altération de l'air. Il serait, en
conséquence, nécessaire que les cadavres ne séjour-
nassent pas aussi longtemps que cela a lieu aujour-
d'hui dans les salles d'hôpital ; que les corps des personnes qui ont succombé à des maladies contagieuses
soient enterrées à bref délai. C'est dans ces circonstances qu'il convient de ne pas négliger les précautions que nous avons mentionnées plus haut.

Les émanations de ce genre sont moins dangereuses
pour ceux qui y sont en quelque sorte habitués,

---

1. Becquerel, *loc. cit.*, p. 233. Les miasmes morbides ne sont
autres que des *microbes*, c'est-à-dire des êtres inférieurs de nature
animale ou végétale, visibles seulement au microscope.

comme les médecins, les infirmières, les garde-
malades, que pour les autres. C'est ainsi que les premiers s'aperçoivent peu de l'odeur particulière des salles, à moins qu'elle ne soit plus forte que d'habitude,
tandis que les seconds, dès qu'ils entrent dans ces salles, éprouvent une sensation olfactive très désagréable.

Les effets de l'altération de l'air sont dus, d'une part,
à la diminution de l'oxygène et à l'augmentation de
l'acide carbonique ; d'autre part, aux microbes qui se
dégagent des sources sus-indiquées. Si un grand
nombre de personnes sont confinées dans un espace
très restreint, durant un temps assez long, il peut
survenir un véritable empoisonnement et la mort peut
s'ensuivre ; si, au contraire, il s'agit d'habitations, de
chambres trop étroites, les accidents ont une marche
lente, c'est-à-dire *chronique*. Dans ce dernier cas, les
personnes qui respirent l'air confiné deviennent anémi-
ques, chlorotiques, scrofuleuses. Enfin, par suite de l'af-
faiblissement de leur organisme, de l'appauvrissement
de leur sang, elles sont plus aptes à subir les influences
morbides régnantes, à contracter, par exemple, la
fièvre typhoïde, etc.

Voyons maintenant quels sont les *moyens* d'atténuer
ou d'empêcher l'action des causes de viciation de l'air.
Ce sont : 1° la *ventilation* des salles et des chambres
de malades ; — 2° la *propreté* minutieuse de ces salles
ou de ces chambres. L'air impur de l'habitation des
malades est dangereux pour eux-mêmes et pour les
personnes qui les soignent. Déjà, sous l'influence de
la maladie, les malades ont leurs fonctions naturelles
troublées ; il faut donc éloigner avec le plus grand
soin toutes les causes capables d'accroître encore le
dérangement de ces fonctions.

La *ventilation* est destinée à chasser l'air vicié et

à le remplacer par un air pur. Les moyens qui permettent
de réaliser une bonne ventilation sont les portes,
les fenêtres, les cheminées et les appareils spéciaux
(ventilateurs). La meilleure ventilation, peut-être, est
celle qu'on obtient avec les cheminées. On sait que l'air
chaud est plus léger que l'air froid ; il en résulte que
l'air d'une chambre ou d'une salle, échauffée par le
feu de la cheminée, monte par le tuyau de cette cheminée. Si l'air froid a un accès facile, soit par une
fenêtre entr'ouverte ou munie d'un vasistas, soit par
une porte, cet air frais vient remplacer l'air échauffé
et chargé de miasmes. Rien n'est donc plus aisé que
de ventiler convenablement les chambres ou les salles
occupées par les malades. Il va de soi qu'on devra
prendre des précautions pour que l'entrée de l'air pur
se fasse doucement, pour qu'il n'y ait pas de courant
d'air rapide sur les malades. Lorsque cela est possible,
il est préférable de donner accès à l'air pur par une
pièce contiguë à celle où est couché le malade (*aération indirecte*). Il est aussi nécessaire que les malades
soient placés dans une chambre pourvue d'une cheminée. Dans l'été, ce mode de ventilation est moins efficace que dans l'hiver ; mais dans les temps chauds,
rien ne s'oppose à ce qu'on ouvre plus largement les
fenêtres. — Dans les saisons intermédiaires, il sera bon
de faire du feu matin et soir, pendant quelques heures.

Après les considérations précédentes, on conçoit
de quelle importance est la ventilation des salles d'hôpitaux, où les sources d'altération de l'air sont si multipliées. Les infirmières devront veiller soigneusement
à ce que les malades ne se trouvent pas dans les courants d'air ; partant, les fenêtres ne seront ouvertes
que d'un côté à la fois. Enfin, précaution trop souvent négligée, il serait à désirer qu'on eût toujours,
dans chaque salle, des paravents pour protéger les

malades couchés dans les lits situés auprès des portes.

DE LA TEMPÉRATURE. — Nous insisterons, dans un autre chapitre, sur les instruments qui servent à mesurer la température; nous dirons comment on prend la température des malades; nous montrerons l'utilité de la *thermométrie*, c'est-à-dire des notions fournies au médecin par la température. Nous n'avons ici qu'à parler de la *température des salles* ou de la *chambre* des malades.

Dans la saison chaude, c'est par la ventilation que l'on modère la température des habitations des malades (1). En hiver, c'est par la modération ou l'activité des foyers de chaleur que l'on peut modifier la température des salles. Les personnes qui les soignent maintiendront cette température entre 16 et 18°. Elles ne devront jamais laisser tomber le feu trop bas ; mais elles l'entretiendront régulièrement, profitant pour cela des moments où le malade est éveillé, et toujours elles le feront sans bruit.

DE LA PROPRETÉ. — La chambre du malade, les salles d'hôpital doivent être nettoyées avec le plus grand soin. Le balayage doit être fait avec précaution, afin de soulever le moins possible la poussière. Si la chambre ou la salle peut être essuyée avec des éponges ou des linges humides, cela vaudra mieux que le balayage. Les portes, les fenêtres, ainsi que tous les objets contenus dans la chambre — et qui seront réduits au strict nécessaire quand la chambre est petite — seront nettoyés, essuyés.

Le linge de corps, la literie, nous le répétons, doi-

1. Pour rafraîchir l'air, on peut disposer des linges mouillés sur le trajet du courant d'air qui va de la fenêtre à la cheminée.

vent être changés aussi souvent que possible ; le linge sale sera enlevé immédiatement et envoyé au blanchissage ; les couvertures, les matelas, seront exposés à l'air et au soleil. Tous les vêtements inutiles seront éloignés de la chambre ou de la salle des malades.

Les bassins, les pots de chambre, tous les ustensiles de ce genre devront être soigneusement serrés. Les évacuations des malades seront emportées de suite, les vases lavés avec de l'eau chaude, puis avec une solution désinfectante. Chaque fois que cela sera possible, on fera usage de vases en terre cuite ou en faïence, parce qu'il est plus facile de les tenir propres, et qu'ils conservent moins d'odeur que les vases en fer, en étain, etc.

Il sera bon, dans les cas de maladies contagieuses, de recourir aux désinfectants (acide phénique, chlorure de chaux, sulfate d'alumine, permanganate de fer, etc.) ; mais, sur ce point, c'est au médecin qu'il appartient d'indiquer et la substance et son mode d'emploi. Enfin, il est une dernière recommandation que nous ne devons pas oublier. Il faut éviter aux grands malades les visites longues et multipliées ; recommander aux visiteurs de causer peu, de ne pas raconter d'histoires de malades, s'opposer aux discussions, etc.

Si nos lectrices se pénètrent bien des conseils qui précèdent, si elles les mettent en pratique, elles aideront puissamment le médecin dans sa tâche difficile, et contribueront, pour une large part, au soulagement et à la guérison des malades.

CHAPITRE II
Des lits et de leurs accessoires.

Les lits en fer sont ceux qui conviennent le mieux pour les malades. Ils ne doivent pas être trop élevés, parce que cela gênerait l'infirmière pour soulever et pour aider le malade, quand il en est besoin ; — ils ne doivent pas être trop larges, parce que l'infirmière aurait de la peine à atteindre les deux côtés en passant son bras par-dessus le lit. Les lits ne doivent pas avoir de montants, excepté à la tête où ils sont nécessaires pour soutenir les oreillers.

Chaque fois que cela est possible, il est bon d'avoir deux lits placés à côté l'un de l'autre, afin que si le malade est dans un état qui permette de le transporter, on puisse le coucher le jour dans un de ces lits, la nuit dans l'autre. Si l'on dispose de deux lits, on devra chauffer le lit où l'on va placer le malade ; on le chauffera juste assez pour empêcher le malade d'éprouver le sentiment de frisson, de tremblement qui arriverait si on le mettait sur des draps froids. Cette précaution de chauffer le lit doit être prise surtout quand il s'agit de malades qui ont la fièvre. Il est indispensable qu'il y ait un espace suffisant tout autour du lit, pour que l'infirmière puisse circuler et ne soit pas obligée de passer les bras au travers du lit, par-dessus le malade.

Si le fond du lit (ou le sommier) est formé par des bandes de toile forte, un bon matelas de laine est suffisant; mais, dans ce cas, les bandes de toile doivent être tenues uniformément tendues, et on ne doit jamais les laisser former un creux au milieu du lit. Si le sommier est fait avec des lamelles de fer disposées en travers, il est préférable de mettre un *matelas de laine* par-dessus un *matelas de crin* : cela est meilleur pour deux raisons : 1° pour le bien-être du malade ; 2° et aussi pour protéger le matelas de laine contre les barreaux de fer, qui pourraient le couper, si le malade était très lourd ou s'il devait coucher dans le même lit pendant longtemps.

La surface du lit doit être parfaitement unie : pour élever un membre, ou une partie du corps, on passe au-dessous un oreiller ou des coussins : pour abaisser cette partie on retire l'oreiller ou les coussins. — Nous ne dirons rien des lits de plume, ils sont mauvais. Dans le cas où une infirmière aurait à soigner un malade couché sur un lit de ce genre, elle s'efforcera de l'arranger le plus convenablement possible.

Bien faire un lit est une partie très importante du travail de l'infirmière, spécialement dans les cas de chirurgie. Sur le matelas, on met le drap de dessous, qui doit être bien tendu, de façon que la surface du lit soit parfaitement lisse et tout à fait exempte de plis : c'est le meilleur moyen de prévenir la formation des *escarres*.

Garnir un lit, c'est placer au-dessous du siège ou de la partie blessée une toile cirée et une alèze. Le lit étant fait jusqu'au drap de dessous inclusivement, on aura soin d'arranger la toile cirée et l'alèze de telle façon que ni le sang, ni d'autres matières ne puissent atteindre et salir le drap de dessous, qu'il est souvent nécessaire,

1.

en raison de la maladie, de ne pas changer fréquemment. La toile cirée et l'alèze qui reçoivent les matières, le sang, etc., pouvant être aisément enlevées, permettront de tenir le drap de dessous aussi propre que possible.

L'*alèze* est généralement faite avec de vieux draps doublés et cousus ensemble. Elle doit avoir la même largeur que le drap, afin qu'on puisse la rentrer, de chaque côté, sous le matelas; elle doit avoir aussi une hauteur convenable, environ un mètre; elle peut être plus haute sans inconvénient. S'il s'agit de lits d'enfants, les dimensions de l'alèze devront avoir la même proportion par rapport aux draps.

Les parties supérieures du lit sont: le drap de dessus et les couvertures au nombre de une ou de deux au plus, suivant la température.

Il est bon de faire remonter le bord des couvertures et le repli du drap rabattu sur elles, assez haut pour que les épaules puissent être bien enveloppées. Il est bon également, au moins quand on emploie des couvertures épaisses, de ne pas doubler ces couvertures en haut du lit, pour éviter de surcharger la poitrine et de produire à son niveau un excès de chaleur nuisible ou seulement incommode. A ces deux points de vue, d'ailleurs, l'infirmière variera quelque peu sa manière d'arranger le lit suivant les habitudes, les goûts ou les besoins des personnes confiées à ses soins.

On peut toujours changer facilement la toile cirée et l'alèze. Cette petite opération demande le concours de deux infirmières, si le malade est lourd ou s'il ne peut pas s'aider. Voici comment il faut s'y prendre: une toile cirée et une alèze propres étant préparées et roulées lâchement, l'une des infirmières, placée du côté le plus commode, poussera la toile cirée et l'alèze sales de l'autre côté du malade et glissera aussitôt sous le malade la toile cirée et l'alèze propres. Elle est aidée par l'autre infirmière qui, placée en face, de l'autre côté du lit, passera ses mains sous le malade pour aller chercher, attirer et étendre la garniture que sa camarade a avancée : quelquefois aussi, le rôle de la seconde infirmière consiste à aider le malade à se soulever, ce qui est indispensable pour que le lit soit parfaitement uni et qu'il n'y ait aucun pli capable de causer des escarres.

Le changement du drap de dessous, sans placer le malade hors de son lit, est l'opération la plus difficile de toutes celles qui ont pour objet de faire le lit ; mais ce changement peut toujours être effectué sans faire souffrir le malade, si l'on y apporte un temps et un soin suffisants. Pour cela, il faut que l'infirmière soit aidée par une ou par deux de ses compagnes. D'abord, elle roulera lâchement le drap propre, ne laissant déroulée que juste la longueur nécessaire pour couvrir convenablement le traversin. Cela accompli, elle détachera le drap sale du côté de la tête du lit, l'enroulera sous le malade jusqu'à ce que le traversin soit découvert. Alors, elle prendra le drap propre, couvrira le traversin, roulera le drap sous le malade jusqu'à ce que le drap propre et le drap sale soient juste sous les épaules. Puis, elle déroulera le drap propre en même temps qu'elle enroulera le drap sale ; avec un peu de pratique, une bonne infirmière parviendra à faire cette petite opération sans difficulté. Dans beaucoup de cas, le malade sera capable de se soulever lui-même suffisamment pour laisser passer les deux draps. Si le malade n'est pas capable de se soulever, les personnes qui aident passeront leurs mains sous lui et l'aideront autant qu'il en sera besoin. S'il s'agissait d'un cas d'amputation, l'infirmière soulèverait elle-même le moignon lorsqu'elle passe le drap au-dessous de lui. Dans les cas de ce genre, si les aides de l'infirmière sont inexpérimentés, elle leur donnera, à voix basse, des indications détaillées.

Il est essentiel, pour la tranquillité du malade, partant pour son bien-être, qu'il ne soit pas tracassé par des paroles inutiles et des instructions données autour de son lit. On ne doit pas toucher au lit d'un malade, surtout d'un amputé, ou d'un opéré quelconque, avant d'avoir rassemblé tous les objets dont on aura besoin; et quand tout est préparé, on doit faire chaque chose avec le moins de paroles possibles. Le *changement des draps* fatigue considérablement un malade très malade; c'est pourquoi on lui donnera des stimulants — si le médecin en a prescrit — ou de la nourriture, soit avant, soit après, selon son désir, pour éviter l'épuisement qui succède au changement des draps.

Le plus grand soin devra toujours être pris pour que tout ce qui fait partie d'un lit sur lequel un malade doit être placé après une opération soit *parfaitement propre*, de telle sorte que le malade puisse être assuré d'un repos et d'une tranquillité parfaites pendant quelque temps, sans qu'on soit dans la nécessité de changer son lit. S'agit-il d'une opération pouvant être suivie d'hémorragie, ou de suppuration, on garnira le lit de façon à pouvoir sans trop troubler le malade changer la garniture au cas où elle viendrait à être salie. La chaleur d'un lit étant capable de rendre dangereux pour l'opéré le séjour du sang et des autres matières, on devra toujours les enlever aussitôt que possible; il suffira pour cela de changer la garniture.

Dans les cas d'amputation, soit de la cuisse, soit de la jambe, une alèze et une toile cirée seront disposées en travers du lit et descendront jusqu'au-dessous du moignon. Un *coussin* couvert d'une toile cirée et d'une alèze sera préparé pour recevoir et soutenir le moignon. Des *cerceaux*, pour empêcher les pièces supérieures de la literie de presser sur le moignon, seront aussi nécessaires.

Lorsque le malade est couché, on tire le drap de dessus sur lui, en couvrant la jambe saine. Grâce à cette précaution, le malade est tenu décemment couvert, quand il est nécessaire de soulever les couvertures. Il est bon d'arranger celles-ci, au niveau du cerceau, de telle façon que l'infirmière puisse voir facilement en dessous, à travers le cerceau, *si le moignon saigne*, sans être obligé de déranger et découvrir continuellement le malade.

Dans le cas d'opération de hernie, de taille, de lithotritie, d'ovariotomie, et dans toutes les opérations qui se pratiquent sur l'abdomen (ventre), il est nécessaire de placer une toile cirée et une alèze en travers du milieu du lit, pour empêcher que le drap de dessous ne soit sali. Un traversin ou un coussin couvert d'une toile cirée sera placé sous le drap, de façon à maintenir les genoux élevés; par cette précaution, on met les muscles du ventre dans le relâchement, ce qui contribue à la guérison de la plaie. Un grand cerceau, passant par-dessus tout le corps, s'oppose à la pression du drap de dessus et des couvertures.

Pour empêcher les malades, atteints de *délire*, de tomber de leur lit, on introduit de chaque côté du lit, entre le rebord et le matelas, une planche suffisamment longue et large. Dans les hôpitaux, il y a, pour les malades de cette catégorie, des lits pourvus d'un rebord articulé, matelassé ou non, qui s'abaisse et se relève à volonté.

Les lits destinés à recevoir des blessés atteints de fracture, surtout de fracture du membre inférieur, doivent être particulièrement unis et durs : pour atteindre ce double but, on place entre le sommier et le matelas une planche aussi large et aussi longue que le lit.

Ces indications suffiront amplement pour permettre à une bonne infirmière de préparer convenablement un lit, pour quelque opération que ce soit. Il lui suffira d'appliquer les conseils qui précèdent à chaque cas particulier.

On doit proscrire d'une façon absolue les rideaux aux lits : mauvais pour les gens bien portants, très mauvais pour les malades, ce sont des réservoirs à poussières et à germes infectieux. — Un paravent ou bien une alèze attachée à la galerie des lits qui en sont pourvus, permet d'isoler un malade pendant une visite, une opération ou une crise convulsive. On emploiera les mêmes moyens pour garantir des courants d'air, pendant l'aération de la salle, les grands malades et ceux qui sont en sueur.

Quand un malade succombe à une affection contagieuse (fièvre typhoïde, érysipèle, infection purulente, tétanos, etc.), les objets de literie et le lit devront être immédiatement enlevés, envoyés à la désinfection et remplacés à neuf. Toutes les affections fébriles doivent, à ce point de vue pratique, être considérés comme contagieuses.

Des coussins. — On se sert souvent de *coussins* remplis de balle d'avoine. L'enveloppe est faite avec du calicot ou de la toile. Les dimensions des coussins varient ; les plus gros se rapprochent des oreillers par leur volume ; les plus petits ont 8 à 10 centimètres de largeur, 15, 20 ou 30 centimètres de longueur. On les remplit modérément de balle d'avoine qui échauffe peu le malade, se déplace avec une grande facilité, de telle sorte qu'elle permet de donner au coussin une forme convenable. Le crin, la laine, ne présentent pas l'avantage de se déplacer aussi facilement que la balle. Tout coussin souillé doit être mis hors de service ; la balle d'avoine sera jetée, et l'enveloppe ne pourra servir de nouveau qu'après avoir été bien lavée et désinfectée.

On a encore fabriqué des coussins en *caoutchouc vulcanisé* qu'on remplit *d'air* ou *d'eau*. D'autres fois, au lieu de *coussins en toile* pleins de balle d'avoine, on se sert de coussins remplis de sable.

Des bassins. — On donne le nom de bassins à des vases aplatis, muni d'un manche, et qui servent à recevoir les garde-robes des malades qui sont incapables de se lever pour aller aux lieux d'aisances. Ils sont faits soit en métal, soit en faïence. Si les premiers ont l'avantage d'être plus solides, les seconds ont d'autres avantages qui devraient leur faire accorder la préférence. En effet, ils sont beaucoup plus faciles à nettoyer et ne gardent pas les mauvaises odeurs comme les bassins en métal, qu'il est plus difficile de tenir parfaitement propres.

Lorsque l'infirmière *place le bassin* sous le siège du malade, elle doit le glisser avec précaution. Quand il s'agit de personnes gravement malades, menacées d'escarres, il est bon d'enduire les bords du bassin d'une légère couche de vaseline. Cette petite précaution contribuera, elle aussi, à prévenir les écorchures ou les escarres. — Il est utile enfin de chauffer le bassin en le laissant quelques instants dans de l'eau chaude ; il faut alors, avant de le placer, s'assurer qu'il ne s'est pas échauffé au point de pouvoir produire une brûlure.

On donne le nom d'*urinal* à un vase dont le col est incliné et dans lequel les malades urinent commodément. — Les *bassins*, les *urinals*, les *vases de nuit* doivent être vidés de suite et nettoyés avec le plus grand soin, à moins que le médecin n'ait fait des recommandations spéciales.

CHAPITRE III

Transport des blessés.

Pour transporter les blessés, on se sert d'ordinaire de *brancards* ou *civières*, c'est-à-dire de légers lits transportables, composés essentiellement d'une *charpente* ou *cadre* en bois sur lequel est tendu un morceau de toile. A ses deux extrémités, le cadre se prolonge en des *bras* ou *brancards* munis de *bretelles*. Pour enlever le brancard, deux personnes ou servants sont nécessaires : ils se placent entre les brancards, ils se baissent à hauteur convenable, assujettissent les bretelles sur leurs épaules, saisissent à pleine main les brancards et se relèvent simultanément. Simultanément encore, ils se mettent en marche en ayant soin de partir d'un pied différent, et ils marchent d'un pas égal, régulier, cadencé, pour ne pas communiquer au blessé ou au malade des secousses trop fatigantes. Les porteurs doivent être, autant que possible, de taille égale ; s'ils sont de taille inégale, le plus grand se place du côté de la tête. Pour gravir un plan incliné ou un escalier, le porteur placé du côté de la tête doit marcher en avant ; lorsque l'on a à descendre ce sont les pieds qui doivent marcher en avant, de telle sorte que la tête du malade occupe toujours un plan plus élevé que le reste du corps. Une exception doit être faite à cette règle : lorsqu'on transporte un blessé atteint de fracture de jambe, le porteur placé du côté des pieds passe le premier si l'on monte, le dernier si l'on descend, afin que le corps ne puisse glisser et presser sur la partie blessée ; celle-ci sera donc toujours la plus élevée.

Relèvement des blessés. — Préhension des malades et blessés. — Le plus souvent on trouve le blessé ou malade couché sur le dos par terre ou dans un lit. Si le blessé est à terre, on n'a qu'à le soulever, à glisser le brancard au-dessous de lui, et à l'y déposer doucement. Rien n'est plus simple quand on a de la place pour se retourner et quand les brancardiers savent leur métier. Mais il arrive souvent que l'on est à l'étroit, et que, par surcroît, les porteurs, inexpérimentés ou inattentifs, amènent le brancard n'importe par quel bout, sans s'inquiéter de savoir s'il sera ou non en bonne position par rapport au malade; l'infirmier devra donc diriger lui-même le placement du brancard, après s'être, d'un coup d'œil, rendu compte de la situation. S'il a omis de le faire, et s'il est trop long ou trop malaisé de réparer la faute en faisant replacer le brancard convenablement — dans un corridor ou dans une petite chambre, par exemple — il aura soin, avant de soulever le malade, de regarder de quel côté il lui faudra le prendre pour pouvoir aborder le brancard dans le bon sens, c'est-à-dire en présentant la tête du malade du côté de la tête du brancard; en négligeant cette précaution, il s'exposerait à voir la manœuvre devenir beaucoup plus difficile pour lui, en même temps que beaucoup plus pénible pour le patient. La même prévoyance est nécessaire quand il s'agit de transporter un malade d'un lit sur un brancard, ou inversement. Ces indications sommaires suffisent pour le moment; elles seront d'ailleurs complétées un peu plus loin par des conseils détaillés sur la manière d'effectuer les *changements de lit* dans les diverses conditions qui peuvent se présenter, et il sera facile d'appliquer ces conseils aux divers cas de *relèvement d'un blessé.*

Soulever le blessé et glisser le brancard dessous. — Un infirmier étant placé à la tête du blessé, deux autres de chaque côté et à la hauteur du bassin, et un quatrième vers les pieds, l'infirmier de tête glisse ses mains sous les épaules du blessé et reçoit la tête dans la gouttière que forment ses avant-bras, les infirmiers qui se font vis-à-vis glissent leurs mains sous les reins et le bassin, le quatrième porte les jambes, une main sous les jarrets, l'autre sous les mollets : chacun étant ainsi placé, les quatre infirmiers se relèvent avec ensemble et douceur : le malade étant ainsi soulevé, on glisse au-dessous de lui le brancard ; enfin, les porteurs se baissent, déposent doucement le blessé sur le brancard et dégagent leurs mains. — Si le malade ou blessé peut s'aider pendant cette manœuvre, il faut l'engager à enlacer de ses bras le cou des brancardiers qui sont à ses côtés.

Nous avons employé pour cette manœuvre quatre infirmiers, mais la même manœuvre peut être faite par trois et même par deux personnes : alors l'infirmier de tête glisse ses mains presque sous les aisselles du malade et peut ainsi soulever et porter la tête et la partie supérieure du tronc, pendant qu'un deuxième infirmier, passant l'un de ses bras sous les reins et l'autre sous les cuisses, soulève et porte ces parties. Nous dirons, en parlant de la préhension et du relèvement des blessés atteints de fractures, comment un aide doit toujours être réservé et consacré uniquement à la préhension du membre blessé.

Il va sans dire que les infirmiers doivent, pendant le transport, se préoccuper de l'état du malade ou blessé et le surveiller attentivement. Il peut arriver, en effet, qu'une hémorragie ou une syncope, ou tout autre accident, oblige à interrompre le transport.

Manière de toucher à un malade, de le coucher, de déshabiller les malades et les blessés.

Ce n'est pas une chose aussi facile qu'on pourrait le croire de prime abord de toucher à des malades ; on n'arrive à bien le faire qu'après un assez long apprentissage. Il est toutefois possible de donner certaines indications générales qui faciliteront la tâche de l'infirmière. Elle devra, dans tous les cas, agir avec une grande douceur et une grande patience pour ne pas faire souffrir les malades, sans brusquer aucun mouvement, et en songeant que les gens auxquels elle a affaire ne peuvent, le plus souvent, se remuer que lentement. Mais il est également indispensable qu'elle agisse sans hésitation et avec une certaine fermeté, sans s'en laisser imposer par les plaintes de certains malades pusillanimes, qui se plaignent avant qu'on les touche, et dont on ne changerait jamais le linge si on voulait les écouter.

Lorsqu'un malade ou un blessé entre à l'hôpital, il faut d'abord le déshabiller. A part les cas de blessures graves, cas sur lesquels nous reviendrons tout à l'heure, voici comment l'on s'y prendra : le malade restant couché sur le brancard sur lequel on l'a apporté, ou bien étant assis sur une chaise, on commence par lui enlever sa blouse ou sa veste, son gilet et sa chemise, et on lui passe une chemise blanche ; alors seulement on lui enlève ses chaussures, ses bas et son pantalon. Tous ces vêtements sont immédiatement portés hors la salle, car le malade peut être atteint d'affection contagieuse, et de plus ses habits renferment souvent de la vermine qui se répandrait rapidement dans la salle. Si l'état ne paraît pas grave, s'il n'y a pas de blessure, si enfin les jointures ne sont pas douloureuses, on pourra donner au malade un grand bain, et ce n'est que lorsqu'il sera parfaitement propre qu'on le couchera dans son lit. Mieux vaudra, en tout cas, pour plus de sécurité, consulter préalablement le médecin ou l'interne de garde sur l'opportunité de ce grand bain. S'il était impossible de donner un bain, l'infirmière aurait soin de laver les parties sales du malade (les pieds surtout) avec de l'eau tiède et une éponge.

Si le malade entrant a été victime d'un accident, les choses seront beaucoup moins simples, car des mouvements inconsidérés, même faits avec grande douceur, pourraient non seulement occasionner de vives douleurs, mais encore augmenter beaucoup la gravité de la blessure. Si, par exemple, il s'agit d'un écrasement par une voiture ou une machine, les mouvements pourront faire revenir un écoulement de sang qui s'était arrêté de lui-même ; si un membre est cassé, les tractions pourront imprimer des mouvements aux fragments osseux, qui déchireront les parties profondes ou même pourront percer la peau. Il serait évidemment à désirer que, dans ces cas, un élève fût toujours présent, mais comme c'est là une condition qu'il n'est pas toujours possible de réaliser, l'infirmière devra savoir se tirer seule d'embarras. Les manœuvres différeront suivant qu'il s'agira du membre supérieur ou du membre inférieur.

Si c'est le membre inférieur qui est blessé, il faudra

commencer par découdre la couture externe du pantalon et du caleçon, s'il y en a un, depuis le bas jusqu'à la ceinture. Nous disons *découdre et non pas couper*, — ce qui serait peut-être plus commode et plus expéditif, — car, il ne faut pas l'oublier, les malades qui vont à l'hôpital sont en général pauvres, et il y a grand intérêt pour eux à ce qu'on ne gaspille pas leurs vêtements; si, cependant, cela était utile au bien-être et à la santé des blessés, il ne faudrait pas hésiter à couper avec des ciseaux. C'est ce qu'on sera presque toujours obligé de faire pour les chaussures, sur lesquelles on ne doit tirer que modérément, et que l'on coupera sans hésitation, si les tractions provoquent des douleurs trop vives. Les bas ou les chaussettes seront en général facilement retirés, en ayant soin de bien faire fixer le cou-de-pied par un aide, afin que les mouvements ne se transmettent pas jusqu'au point blessé.

Le membre blessé étant mis à découvert, on retirera avec douceur et grand ménagement la jambe de pantalon décousue de dessous ce membre, en ayant soin d'imprimer aussi peu de mouvements que possible. Puis, on achèvera de déshabiller le malade comme il a été dit plus haut, et on le couchera dans son lit. Pour cela deux aides vigoureux soulèveront le malade, et l'infirmière soutiendra le membre blessé en ayant soin de le tenir immobile, ce qu'on réalisera en faisant suivre à ce membre les moindres mouvements imprimés au corps par les porteurs. Dans ce cas encore, ne commencez pas le mouvement sans avoir regardé de quel côté il faut prendre le malade pour le porter au lit dans le bon sens, et que celui ou celle qui soutiendra le membre blessé ait le soin de se placer de façon à ne pas se trouver, au dernier moment, pris entre le lit et le malade, et réduit à l'impossibilité de se dégager sans imprimer au membre des secousses fâcheuses.

Si c'est le membre supérieur qui est blessé, il sera le plus souvent inutile de découdre l'habit. On commencera par enlever la manche du côté sain, et ensuite on tirera avec ménagement celle du côté malade ; il va sans dire que si cette manœuvre provoquait des douleurs, on n'hésiterait pas à découdre.

En dehors des blessures et des accidents, il pourra être aussi utile de découdre les vêtements dans certaines circonstances, par exemple dans des cas où les jointures sont très douloureuses (*rhumatisme articulaire aigu*). L'infirmière sera juge de la nécessité de cette mesure, elle devra y avoir recours toutes les fois que les tractions faites pour retirer les vêtements seront trop pénibles.

Le malade étant couché dans son lit, on aura encore à le remuer dans plusieurs circonstances, soit pour changer son linge, soit pour mettre des draps blancs, soit pour le transporter d'un lit dans un autre. Pour exécuter ces différentes manœuvres, il faudra toucher au malade franchement, et non pas du bout du doigt, ou en le saisissant par les manches de son tricot ou de sa chemise, comme le font souvent les personnes inexpérimentées.

Pour soulever le malade, un ou deux aides vigoureux seront nécessaires, le plus souvent ce sont les garçons de salle qui sont chargés de cette besogne. L'un deux se placera près de la tête du malade et lui soulèvera la partie supérieure du tronc, pendant que le malade lui entourera le cou de ses bras s'il le peut. Le second aide soulèvera les parties inférieures du corps avec ses deux bras placés l'un sous les reins, l'autre sous les cuisses ou sous les jarrets. Le malade ainsi soulevé, on pourra passer des draps propres ou des alèzes sous lui. S'il n'est pas trop lourd ou s'il peut faire des efforts, un seul aide suffira. Il placera un bras sous le tronc, un autre sous les jarrets, et le malade lui entourera le cou avec ses bras. S'il y avait un membre blessé, l'infirmière devrait soulever elle-même ce membre en lui faisant suivre tous les mouvements du corps.

Si l'on doit changer un malade de lit, deux cas peuvent se présenter : 1° Les deux lits sont placés en sens inverse, c'est-à-dire que la tête de l'un se trouve du côté où sont les pieds de l'autre ; c'est le cas le plus commode. Un aide ou deux, suivant le cas, disposés comme nous venons de le dire, et placés entre les deux lits, soulèvent le malade, lui font décrire un demi-tour, et le posent sur le second lit ; 2° les deux lits ont la tête dirigée du même côté ; c'est le cas le plus fréquent dans nos hôpitaux où les lits placés les uns à côté des autres seraient difficilement retournés. S'il est indifférent d'imprimer des mouvements au malade, un seul aide pourra suffire ; pour cela, il se placera d'un côté du premier lit à gauche, par exemple, soulèvera le malade et le portera sur le second lit qu'il abordera également du côté gauche. S'il était dangereux de trop remuer le patient, quatre aides seraient nécessaires ; deux se plaçant entre les deux lits soulèveront le malade comme il a été indiqué et le porteront hors du lit, les deux autres aides, placés de l'autre côté du malade en face des deux premiers, se substitueront alors à eux et porteront le malade sur le lit définitif.

Il est encore un moyen de porter un malade d'un lit dans un autre sans lui faire éprouver aucune secousse. Dans ce but, quatres aides prennent chacun un des angles du drap sur lequel est couché le malad., le soulèvent, et le reposent sur le second lit qui a été placé tout à côté du premier. Cette manœuvre, qui a le grand avantage de remuer le malade aussi peu que possible, est surtout recommandable lorsqu'on n'a pas à changer de draps.

Les infirmières pourront avoir aussi à soutenir les membres des blessés dans certains cas spéciaux ; elles devront alors se conformer strictement aux indications que leur donnera le chirurgien. Assez souvent on leur fera tenir un pied immobile, par exemple si l'on applique un appareil pour une fracture du membre inférieur. Pour cela, elles prendront la partie postérieure du talon dans la paume de la main gauche pendant que la main droite saisira et maintiendra le pied. Nous ne pouvons pas insister ici sur toutes ces manœuvres spéciales.

CHAPITRE IV.

Des pansements.

On donne le nom de *pansement* à une opération qui consiste à appliquer méthodiquement un *topique* ou un *appareil* sur une région blessée ou malade du corps. Dans les hôpitaux, les objets nécessaires aux pansements sont contenus dans des boîtes portatives, nommées *appareils*. — Ces appareils ont la forme d'un carré allongé, divisé en plusieurs compartiments destinés à recevoir les linges à pansements et les topiques (1). Les appareils doivent être complétés chaque jour.

Aujourd'hui la plupart de ces appareils sont placés dans les tiroirs d'une table roulante : cet *appareil roulant* porte encore, avec des seaux remplis d'eau froide et chaude, les flacons de *solutions antiseptiques*, le réservoir à eau et la cuvette, enfin tous les objets qui peuvent être nécessaires au cours d'un pansement ou de l'une de ces opérations que les chirurgiens et les médecins font souvent au lit du malade.

Dans quelques maisons particulières, on trouve quelquefois de petits appareils, connus sous le nom de *pharmacies portatives*. — Tout le monde ne peut se

1. On désigne ainsi tout médicament qu'on applique à la surface du corps. Exemples : les emplâtres, les onguents, les cataplasmes.

les procurer; mais toutes les mères de famille peuvent avoir sous la main les pièces les plus utiles aux

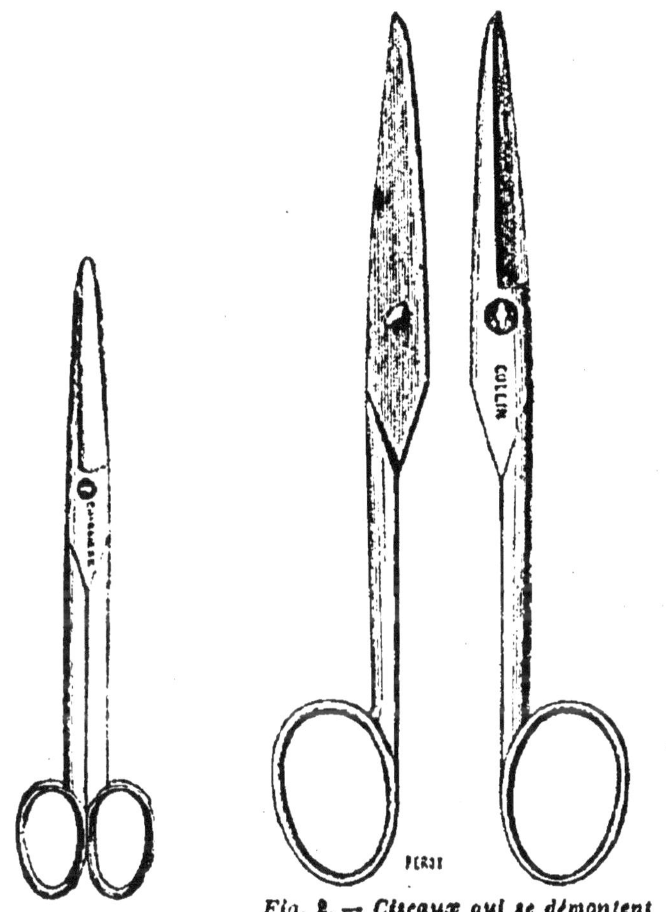

Fig. 1.

Fig. 2. — *Ciseaux qui se démontent
ou se désarticulent.*

pansements, et les médicaments les plus indispensables (ipéca, laudanum, sinapismes, farine de graines
de lin, etc).

INSTRUMENTS NÉCESSAIRES POUR LES PANSEMENTS. —
Pour la préparation comme pour l'exécution des pan-

sements, on a besoin d'une paire de ciseaux droits, d'un rasoir, d'une pince à pansements, d'une spatule et d'un porte-mèche. — *Les ciseaux droits* (*Fig.* 1, 2) sont d'un usage constant; ils servent à couper les différentes pièces de linge qui entrent dans la composition d'un pansement. — Des deux branches dont la réunion compose une paire de ciseaux, l'une est à bout pointu, l'autre à bout rond : lorsque l'infirmière veut

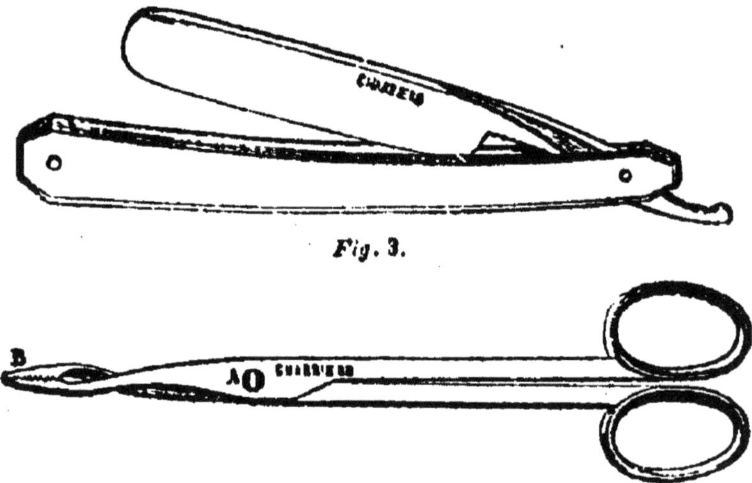

Fig. 3.

Fig. 4.

couper une bande, un appareil, un lien, appliqués sur une partie du corps, il faut qu'elle introduise l'une des branches des ciseaux entre la peau du malade et la pièce à couper : *dans ce cas, c'est la branche à bout rond qui doit être ainsi introduite.* En introduisant la branche à bout pointu entre la peau et un bandage qui peut être serré, on courrait risque de piquer le malade.—*Le rasoir* (*Fig.* 3) sert à couper les cheveux et les poils au voisinage des plaies et sur tous les points où l'on doit pratiquer une opération ou appliquer un topique. (Voir VÉSICATOIRE.) — La *pince à pansements* (*Fig.* 4, 5) est spécialement destinée à

enlever les pièces de linge souillées par le pus ou le
sang, et à porter sur les plaies des boulettes d'ouate ou

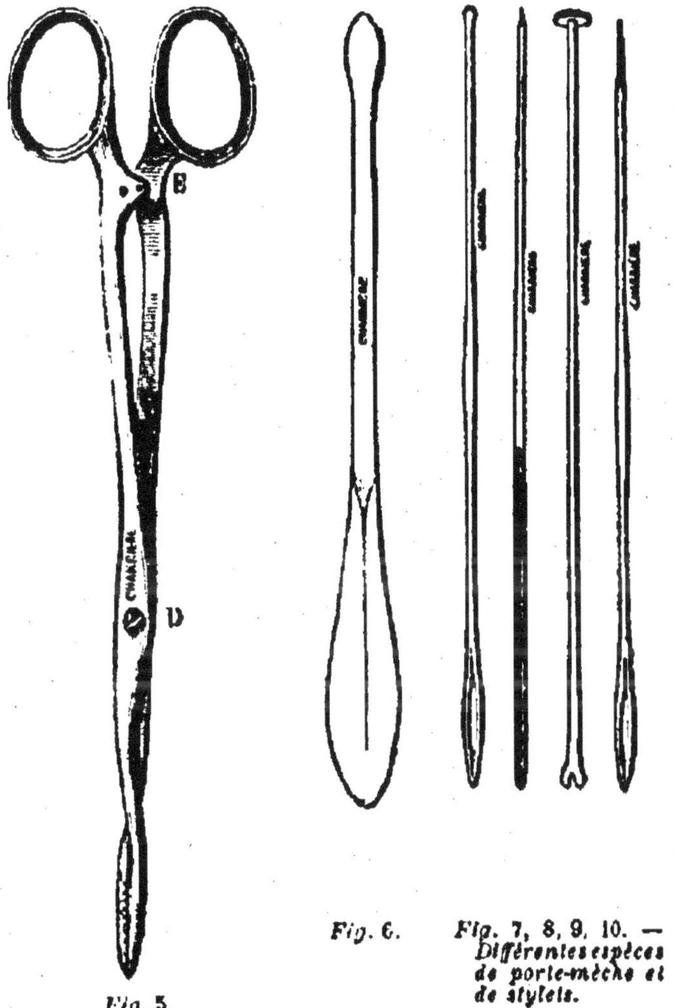

Fig. 5.

Fig. 6.

Fig. 7, 8, 9, 10. —
*Différentes espèces
de porte-mèche et
de stylets.*

de charpie afin de les nettoyer. — Cet instrument est
très difficile à bien nettoyer : le sang et le pus s'intro-
duisent et se dessèchent dans les rainures de ses mors.

2.

Il importe donc de les nettoyer, très consciencieusement, aussitôt après chaque pansement. Nous voudrions que l'on ne se servît que de pinces à mors plats ; il serait désirable aussi que les pinces et tous les instruments qui servent aux pansements fussent nickelés : la rouille, qui leur ôte le poli, les rend extrêmement difficiles à nettoyer. — La *spatule* (*Fig.* 6) est une lame métallique dont les deux extrémités sont légèrement relevées en sens inverse. L'une de ces extrémités est élargie et présente, sur le côté convexe (ou un peu arrondi), une face plane qui sert à étaler certains topiques ; l'autre face, concave (ou un peu creuse), offre au milieu une arête, de chaque côté de laquelle sont deux surfaces planes ; les deux bords, légèrement tranchants, servent à enlever le pus ou les topiques desséchés autour des plaies ; la pointe est un peu mousse. L'autre extrémité est plus étroite, et plus épaisse, présente des dentelures ; son usage est réservé au chirurgien ou au médecin. Elle sert, en effet, à soulever les parties osseuses enfoncées, *ce que ne doit jamais faire l'infirmière ou la garde-malade.*

Le *porte-mèche* (*Fig.* 7, 8, 9 et 10) est une petite tige de métal, longue de 12 à 15 centimètres. Elle offre à l'une de ses extrémités une bifurcation sur laquelle on place la partie moyenne de la mèche (*Fig.* 9), dont on rabat les extrémités de chaque côté.

Le *stylet* est une petite tige de métal terminée par un bouton à l'une de ses extrémités (*stylet boutonné, Fig.* 7) et portant à son autre extrémité, soit un large chas (*stylet aiguillé, Fig.* 7), soit une cannelure (*stylet cannelé, Fig.* 8.)

Des linges. — Les *linges* qui servent aux pansements doivent être demi-usés et blancs de lessive, —

chimiquement purs et imprégnés d'une substance antiseptique. Les linges sont employés : 1° à l'état de *charpie*, de *compresse*, de *bandes*, de *liens;* 2° à l'état de larges pièces, telles que : *alèzes, draps fanons, bandages de corps, mouchoirs,* etc.

DE LA CHARPIE ET DES SUBSTANCES QUI PEUVENT LA REMPLACER. — La *charpie* est une substance spongieuse et souple, préparée avec du linge demi usé, tantôt à l'état de filaments : c'est la *charpie brute;* d'autres fois, à l'état de duvet pulvérulent : c'est la *charpie râpée.*

La *charpie brute* se prépare avec des morceaux carrés de toile de chanvre ou de lin, de trois à quatre travers de doigt, pour avoir de la *charpie de moyenne longueur;* de même largeur, et d'une longueur double et plus, si l'on veut obtenir de la *charpie longue;* — de deux travers de doigt, en tout sens, pour la *charpie courte.* Ces carrés doivent être déchirés plutôt que coupés. On fixe la pièce de linge à convertir en charpie avec la main gauche, puis on l'effile brin à brin avec le pouce et l'index de la main droite.

Lorsqu'elle est belle et fraîche, la charpie brute est souple, douce au toucher, élastique; chaque brin présente des ondulations très variables, dues à la pression que les fils de la toile tissée exercent les uns sur les autres; elle est hérissée dans tous les sens d'un duvet cotonneux. La bonne charpie est exempte de nœuds. La charpie doit être récente, car, en vieillissant, elle s'affaisse, devient plus compacte, jaunit et prend une mauvaise odeur.

La *charpie râpée* se présente sous la forme d'un duvet floconneux. On la prépare en grattant avec un couteau un linge convenablement tendu.

La charpie doit être conservée dans un endroit sec, parfaitement aéré ; *elle ne doit pas être entassée. Il faut surtout avoir soin de ne pas la déposer dans des endroits d'où émaneraient de mauvaises odeurs, des miasmes putrides, qui seraient absorbés par elle, et lui feraient* contracter des propriétés nuisibles.

On emploie la charpie sous la forme de *plumasseaux*, de *gâteaux*, de *boulettes*, de *bourdonnets*, de *mèches* et de *tentes*.

Plumasseau. — On donne ce nom à un assemblage de plusieurs couches superposées de charpie de moyenne longueur, dont les filaments sont à peu près parallèles ou légèrement entre croisés.

L'épaisseur des *plumasseaux* varie, mais elle est toujours peu considérable : leur grandeur est en rapport avec l'étendue de la plaie, qu'ils doivent toujours dépasser sur toute sa circonférence.

Pour faire un plumasseau, on prend de la charpie brute de la main droite, et avec le pouce et l'indicateur de la main gauche on saisit tous les brins qui dépassent et ainsi de suite jusqu'à ce que l'on ait fait un plumasseau d'une grandeur et d'une épaisseur convenables ; la partie moyenne doit être plus épaisse que les bords. On obtient ainsi une masse molle, aérée, pouvant absorber les liquides. Les fils qui dépassent les bords des plumasseaux doivent être ébarbés avec des ciseaux, ou même repliés sur celle des faces du plumasseau qui ne doit pas être en contact avec la plaie. Il faut encore faire attention à ce qu'il n'y ait pas de nœuds surtout sur les bords et sur la face interne. — Les plumasseaux sont *appliqués* sur une plaie, tantôt à sec, tantôt recouverts de corps gras, ou imbibés de liquides médicamenteux.

Le *gâteau de charpie* est un grand plumasseau. — Pour le préparer, on prend de la main droite une poignée de charpie brute, on approche la charpie d'une table ou d'une planchette à pansement, et avec la face palmaire des doigts de la main gauche, on arrête les brins qui dépassent la poignée de charpie; on retire la main droite et on laisse sur la planchette les brins de charpie dont l'accumulation successive constitue le gâteau.

Les *boulettes* sont de petites masses de charpie qu'on roule dans la paume de la main, pour leur donner la forme soit d'une noisette, soit d'une petite noix. On les serre mollement si elles doivent servir à absorber les liquides; on les serre fortement si on les destine à établir un certain degré de compression.

Les *rouleaux* sont faits avec de la charpie qu'on roule dans la paume de la main, de manière à obtenir une masse allongée.

Les *bourdonnets* ne sont autre chose que des boulettes ou des rouleaux plus serrés. On les serre le plus ordinairement à leur partie moyenne, à l'aide d'un fil dont on laisse pendre les bouts, afin de les retirer avec plus de facilité des cavités où on les a engagés. — Lorsque plusieurs bourdonnets sont fixés de distance en distance sur un même fil on fait ce qu'on appelle une *queue de cerf-volant*. — La *mèche* est un amas ou mieux un petit faisceau de longs brins de charpie que l'on arrête, à leur milieu, avec un fil circulaire.

La *pelote* est un amas de charpie que l'on amoncelle dans un linge dont on noue les bords de manière à en former une espèce de sac. La pelote se prépare quelquefois à l'avance, mais souvent aussi, on place préalablement le linge, on introduit la charpie peu à peu, et quand il y en a une quantité suffisante, on noue les bords du linge. Lorsqu'on veut retirer la pelote on procède d'une manière inverse, c'est-à-dire que l'on retire petit à petit la charpie, puis le linge.

Du coton. — Le coton est employé sous la forme de *coton cardé*, d'*ouate* ou de *coton filé*. Il peut remplacer avec avantage la charpie comme moyen de remplissage ; il peut aussi la remplacer sous forme de mèche. — La ouate a l'inconvénient de ne point absorber les liquides avec lesquels elle est mise en contact ; on peut toutefois lui donner cette propriété en lui faisant subir une préparation spéciale. La ouate ou le coton ainsi préparés deviennent *la ouate et le coton absorbants ou hydrophiles*, très en usage dans nos hôpitaux. La ouate mélangée avec de la sciure de bois forme la *ouate de bois*, très absorbante.

De l'étoupe ; — de la gaze. — L'*étoupe* préparée et purifiée a remplacé la charpie dans presque tous ses usages. La *gaze* purifiée et imprégnée d'une substance antiseptique quelconque (acide phénique, iodoforme, sublimé, etc.) est très employée dans les pansements. On l'emploie sous la forme de compresses de bandes, de boulettes, etc., etc. A défaut de gaze purifiée, la gaze du commerce pourrait être utilisée pour pansements, mais à la condition d'être d'abord bien complètement débarrassée de son apprêt par un double lavage à l'eau bouillante.

Pièces de linge. — Les linges de toile sont préférables aux autres. Ils doivent être assez fins et demi-usés. Trop grosse ou trop neuve, la toile serait dure, s'appliquerait mal sur les régions que l'on veut couvrir ; enfin, elle irriterait les plaies. Les linges blancs de lessive sont les meilleurs : nettoyés par l'action des sels que l'on a employés pour les laver, ils absorbent plus facilement les liquides.

Les linges de coton peuvent être également mis en usage, surtout quand ils doivent servir de bande ou d'enveloppes aux pièces de pansement, en un mot, quand ils ne sont pas appliquées immédiatement sur les plaies. — Les linges qu'on emploie dans les pansements sont des *compresses*, des *linges pleins* ou *fenêtrés*, des *bandelettes découpées*, *effilées* et *à séton*.

I. COMPRESSES. — Les *compresses* sont des pièces de linge destinées à recouvrir les plaies et surtout à maintenir les premières pièces d'appareil, les plumasseaux par exemple, Dans ce cas, elles doivent être mises en place sans être traînées, sous peine de voir déranger tout le pansement. On les applique encore à nu pour empêcher le frottement entre deux surfaces qui pourraient s'écorcher. Elles doivent être sans aucune couture et coupées à droit fil dans du linge demi-usé et blanc de lessive. Il y a plusieurs *espèces* de compresses.

A. *Compresses proprement dites.* — Elles doivent être fines, sans plis et sans ourlets ; elles peuvent être simples ou pliées en plusieurs doubles. En général, les compresses sont repliées ; on leur donne diverses *formes* : elles sont *longues, carrées* ou *triangulaires*. Lorsque le longueur de la compresse pliée est trois ou quatre fois plus grande que sa largeur, on la désigne sous le nom de *compresse longuette*.

Les compresses sont *employées sèches* ou *mouillées*. Nous n'avons rien de particulier à dire de l'application des *compresses sèches*. Quant aux *compresses mouillées*, il faut avoir soin de les exprimer un peu, c'est-à-dire de les serrer légèrement entre les mains, afin qu'elles ne conservent pas dans leur épaisseur un excès de liquide, qui traverserait les autres pièces de pansement et mouillerait le lit ou les vêtements du malade.

B. *Compresses graduées.* — On désigne sous le nom de *compresse graduée* une compresse repliée plusieurs fois sur elle-même, de manière à obtenir une pyramide tronquée. — La compresse graduée *se fait* de la manière suivante : on prend une compresse longuette assez fine ; on fait un premier pli, qui doit former la base de la pyramide, puis un deuxième plus petit encore, jusqu'à ce que la largeur de la compresse soit épuisée. Le dernier pli est le plus étroit et constitue le sommet de la pyramide. La largeur de la base et la hauteur de la pyramide varient selon les cas. *Pour maintenir* en place les plis qui composent la *compresse graduée*, il est nécessaire de *passer un fil* d'espace en espace, de la base au sommet, sur toute la longueur de la compresse.

Un autre moyen de faire une compresse graduée consiste à superposer, c'est-à-dire à placer l'une au-dessus de l'autre, de petites compresses étroites ; elles doivent être d'autant plus étroites que l'on approche davantage du sommet de la pyramide. Comme les compresses graduées, dont nous avons parlé en commençant, elles doivent être fixées par un fil.

C. *Compresses fendues.* — Il y en a de trois espèces : 1° La *croix de Malte*, compresse carrée, simple, divisée à ses quatre angles, de manière à laisser au centre un espace entier de 2 ou 3 centimètres. — 2° La *demi-croix de Malte* est celle dont on n'a fendu que deux angles du même côté. — 3° La *compresse fendue* proprement dite est une compresse longuette divisée parallèlement à ses bords jusqu'au tiers ou à la moitié de sa longueur. Elle peut être fendue à deux ou trois chefs. — Si la compresse est très longue, très étroite, fendue à ses deux extrémités, de manière à ne laisser au milieu que quelques centimètres sans être coupés, on lui donne le nom de *fronde*. Cette compresse est souvent percée d'un trou à son milieu.

D. *Compresse fenêtrée*. — C'est une compresse percée d'une grande quantité de petits trous. Ces trous sont faits soit à l'emporte-pièce, soit avec des ciseaux, soit en tirant dans les deux sens de la compresse un certain nombre de fils parallèles. Cette variété de la compresse fenêtrée a reçu le nom de *linge troué*. Le nom de *compresse fenêtrée* s'applique plus particulièrement à une compresse percée d'un trou ou de quelques trous.

E. *Bandelettes découpées*. — On se sert encore de bandelettes étroites dont on a coupé les bords par de petites incisions perpendiculaires ou obliques à la longueur de la bandelette.

F. *Bandelette à séton*. — La *bandelette effilée pour séton*, est une longue bande, large d'un demi à un travers de doigt, effilée sur ses bords et faite d'un linge usé et fin.

Dimensions des compresses. — Les dimensions des compresses varient suivant l'étendue des parties à recouvrir et le but que l'on veut atteindre. Voici quelques indications approximatives à ce sujet : Les *grandes compresses* ont 0 m. 75 de long sur 0 m. 40 de large. — Les *compresses moyennes* ont 0 m. 55 de long sur 0 m. 30 de large. — Les *petites compresses* ont 0 m. 45 de long sur 0 m. 20 de large.

Nous répétons encore ici que tous les linges et objets employés pour les pansements : charpie, étoupe, gaze, ouate, etc., *doivent être chimiquement purs, et imprégnés d'une substance antiseptique.*

II. BANDES. — Les *bandes* sont des pièces de linge beaucoup plus longues que larges, destinées à maintenir les autres pièces d'appareil et à exercer sur elles une certaine pression. Chaque bande à deux *extrémités*, que l'on nomme *chefs*. L'un des chefs, dit *chef initial*, est celui par lequel on commence l'application ; l'autre chef est dit *chef terminal*.

Les *bandes doivent être faites* avec de la toile rendue souple par l'usage. Les bandes de linge neuf ont l'inconvénient d'êtres dures, de glisser, de s'appliquer difficilement. Elles ne peuvent former un bandage d'une solidité convenable. Il faut éviter la présence d'ourlets qui nuisent à l'application du bandage et qui peuvent blesser les malades. Les bandes *doivent être coupées de droit fil et surjetées*. Si l'on a besoin *d'ajouter une bande à une autre*, il faut avoir soin de faire la couture de telle façon qu'il n'y ait pas d'ourlet.

La *largeur* des bandes est variable : pour les *lèvres*, pour les *doigts*, les bandes n'ont qu'un travers de doigt ; — pour le *tronc* elles peuvent avoir quatre travers de doigt de largeur ; les bandes ordinaires ont 4 à 5 centimètres de largeur. — La *longueur* des bandes est aussi très variable. Cependant on ne doit jamais employer de bandes plus longues que 15 mètres.

Manière de rouler une bande. — Si les bandes n'étaient pas roulées, leur application serait longue et difficile. — *Pour rouler une bande*, on replie sur lui-même 4 ou 5 fois l'un des chefs, de manière à en faire un petit cylindre. Ensuite, on saisit entre le pouce et l'index de la main droite l'axe de ce petit cylindre. Cela fait, on place entre la base du pouce et l'indicateur de la main gauche, placée de champ, la portion non roulée de la bande qu'on laisse prendre. L'annulaire et le petit doigt de la même main maintiennent solidement la bande dans la paume de la main gauche. — Alors les deux doigts de la main droite font courir la bande de gauche à droite, sur l'axe du petit cylindre, autour duquel la bande s'enroule successivement. — Les doigts libres de la main droite maintiennent fixée dans la paume de la main la partie déjà roulée, et l'on continue jusqu'à ce la bande soit épuisée. — Il faut avoir soin que la bande soit bien serrée dès les premiers tours et dans toute l'épaisseur du rouleau qu'elle forme, afin qu'elle ne se déroule pas dans la main du chirurgien au premier effort qu'il fera pour l'appliquer.

Le *chef initial est fixé* par un point de couture, un fil ou une épingle *pour empêcher le déroulement.* — On doit détacher le fil ou l'épingle *au moment de remettre la bande au médecin ou au chirurgien.*

Les *bandes roulées* sont dites à *un globe* ou à *deux globes.* Nous venons de dire comment on roulait une bande à *un globe.* — Si la bande doit être roulée à *deux globes*, on en fait d'abord un premier, qu'on arrête avec une épingle ou un fil, avant d'épuiser la bande ; puis, avec la partie non roulée de la bande, on fait un nouveau globe par le même procédé. En général, dans les bandes à deux globes, il y a toujours un globe plus petit que l'autre.

Les bandes sont *employées sèches ou mouillées* soit avec de *l'eau*, soit avec des *substances médicamenteuses*, résolutives, narcotiques, etc. Les bandes mouillées s'appliquent mieux que les bandes sèches, mais elles ont l'inconvénient de se resserrer après leur application. — Souvent *on recouvre* les bandes de *dextrine*, d'*amidon*, de *plâtre*, de *silicate de potasse*, etc., afin de coller ensemble les différents tours de bande et de faire un bandage d'une seule pièce.

On se sert encore de bandes en *coton, flanelle percale, laine, caoutchouc,* etc.

Les *bandes de gaze,* taillées dans une pièce de gaze, ont remplacé de nos jours les bandes de toile ou de coton, dans presque tous les bandages destinés à maintenir les pansements. Elles ont sur les bandes de toile plusieurs avantages : elles s'appliquent plus facilement et mieux, sans former de godets ; elles sont moins lourdes, plus élastiques, plus imprégnables par les divers liquides antiseptiques ; enfin elles ne coûtent presque rien. Leur peu de valeur permet de ne les faire servir qu'une fois ; on doit donc les couper au moment d'enlever le pansement, et l'on évite ainsi au malade ou au blessé la manœuvre fatigante ou douloureuse qui consistait à dérouler la bande de toile.

Toutes les fois qu'un bandage est destiné à maintenir ou contenir un pansement (*bandage contentif*) on emploie les bandes de gaze ; mais lorsqu'il est nécessaire d'exercer une certaine compression (*bandage compressif*) on doit accorder la préférence aux bandes de toile, plus résistantes.

DES LIENS, DES LACS ET DES NŒUDS. — 1° *Liens.* — On donne le nom de *liens* aux pièces d'appareils destinées à fixer, à maintenir les différentes pièces des pansements, ou à immobiliser certaines parties du corps. Les liens ont une résistance, un volume et une longueur variables ; tantôt c'est un drap plié en cravate ou tordu, une alèze, une serviette, un mouchoir, tantôt une bande, un ruban, un cordon ou un fil.

2° *Lacs.* — On appelle *lacs* des liens portant à l'une des extrémités une boutonnière ou une boucle dans laquelle on fait passer l'autre extrémité du fil. — On a encore appelé *lac* tout lien destiné à embrasser un organe pour exercer sur lui une traction plus ou moins forte. Quelquefois on se sert, comme liens, de *tubes en caoutchouc.*

3° *Nœuds.* — *Les liens et les lacs* sont fixés au moyen de *nœuds.* Les plus fréquemment en usage sont : 1° *le nœud simple ;* 2° *le nœud double ;* 3° *la rosette simple ;* 4° *le nœud simple et la simple rosette superposés ;* 5° *le nœud simple et la double rosette ;* 6° *le nœud du chirurgien ;* 7° *le nœud d'emballeur ;* 8° *le nœud de tisserand ;* celui-ci se compose d'une simple rosette faite sur l'un des chefs du lien et dans l'anse duquel on passe l'autre chef ; — 9° *le nœud coulant simple ou double ;* — 10° *le nœud d'allonge.*

Objets accessoires de pansement. — Les objets accessoires de pansement sont : 1° les *alèzes* ou draps pliés en plusieurs doubles pour garantir le lit ou les vêtements du malade du contact du pus, du sang, de l'urine ou d'autres matières ; — 2° les *toiles cirées,* le *taffetas gommé,* la *gutta-percha laminée,* le *mackintosh* ; — 3° les *bassins* ou vases de différentes dimensions ; — 4° les *éponges* destinées à nettoyer les plaies ; on doit leur préférer des boulettes d'ouate ou d'étoupe absorbantes et antiseptiques ; ces boulettes ne servent qu'une fois et doivent être jetées après le pansement. On n'en peut faire autant des éponges, qui sont d'ailleurs très difficiles à bien nettoyer ; — 5° le *panier* destiné à recevoir les pièces d'appareil qui, en raison de leurs souillures, ne doivent plus être réappliquées ; — 6° les *cerceaux* en fer ou en bois pour soustraire les parties malades au poids des couvertures. — On a enfin besoin, dans les salles ou les chambres de malades, de divers vases ou récipients : *crachoirs, urinoirs, bassins pour les garde-robes, chaises percées, palettes pour les saignées, seringues à injections, drains, pulvérisateurs,* etc., etc.

CHAPITRE V

Des pansements en général
et de la méthode antiseptique.

Un chirurgien moderne renommé, Nélaton, avait coutume de dire que, si un homme se rencontrait qui donnât le moyen de supprimer *l'infection purulente*, il faudrait lui élever une statue d'or. L'infection purulente est une terrible maladie qui menace tous les blessés ou opérés qui ne sont point pansés avec une extrême propreté, ou qui ne sont point mis dans des conditions de salubrité suffisantes. Cette redoutable complication, qui prélevait autrefois une dîme énorme sur les opérés et les blessés dans les hôpitaux du monde entier, a disparu de nos jours presque entièrement, grâce aux procédés opératoires et de pansement de la *méthode antiseptique*. Les chirurgiens anciens connaissaient par expérience la fermentation et la putréfaction si redoutables dont les plaies sont le théâtre ; beaucoup d'entre eux l'attribuaient à l'action nocive que l'air exerce par son contact sur les solutions de continuité du corps humain, et ils cherchaient à en défendre leurs plaies. Les recherches et les découvertes modernes devaient vérifier leurs appréhensions et légitimer leurs précautions. Dans ces derniers temps, en effet, un savant français, M. Pasteur, a montré que les pernicieux effets de l'atmosphère où vivent les blessés doivent être attribués à la présence dans l'air de germes (vibrions, microbes, etc.), et que ces germes sont la source de la putréfaction et de l'infection des plaies, et la cause de tous les accidents qui les compliquent.

On donne le nom de *méthode antiseptique* à des procédés de pansement qui ont pour but d'empêcher l'arrivée de ces germes sur les plaies et leur production dans leur intérieur, soit en tamisant l'air comme dans le *pansement ouaté* de M. A. Guérin, soit en détruisant les éléments nuisibles qu'il renferme, ou en empêchant leur production à l'aide de substances, de topiques particuliers (acide phénique, borax, chlorure de zinc, etc.), soit en empêchant l'accès de l'air d'une part, tandis que de l'autre, on détruit les germes dans la plaie, comme dans le pansement de Lister. Toutes les personnes qui approchent les malades, et particulièrement les personnes chargées de les toucher, de les panser, doivent être partisans très convaincus de cette *théorie des germes aériens*, afin d'en mieux défendre leurs malades. Il faut qu'elles aient sans cesse présent à l'esprit que l'air ambiant est plein d'organismes mortels pour un blessé, que le terrible microbe est partout cherchant sa proie, qu'il se fixe à toutes les parties du corps, vêtements, mains, surtout à toutes les pièces de linge, draps, rideaux (1), et qu'il suffit d'un moment de négligence, d'une minute d'oubli pour qu'il se précipite sur une plaie, quand il n'y est pas apporté par une main, un linge, un instrument mal lavés. Elle doivent voir les germes dans l'atmosphère comme on voit les oiseaux dans le ciel,

1. D'où la nécessité de supprimer les rideaux dans toutes les salles de malades.

suivant le mot pittoresque du chirurgien d'Edimbourg. C'est surtout dans l'air de nos salles d'hôpitaux que ces germes ont été trouvés, et les précautions si minutieuses que nous allons indiquer pour les pansements devront être encore exagérées par les personnes employées au service des malades dans ces établissements.

La *méthode antiseptique* compte bien des procédés de pansement. Le plus employé actuellement est le pansement par le procédé d'un chirurgien écossais, Lister.

La *méthode antiseptique de Lister* étant actuellement appliquée par la plupart des chirurgiens et beaucoup de médecins de nos hôpitaux, il est de toute nécessité que les infirmiers et infirmières soient familiarisés avec ses pratiques. Nous allons d'abord énumérer et décrire les instruments, les linges et les effets de pansement employés dans la méthode antiseptique.

DE LA PULVÉRISATION ANTISEPTIQUE. — Pour obtenir la pureté de l'atmosphère opératoire et pour protéger la plaie contre les germes que contient l'air de nos salles d'hôpitaux, il est d'usage d'envelopper la région à opérer ou à panser d'un nuage d'acide phénique pulvérisé pendant toute la durée de l'opération ou du pansement. On arrive à ce résultat à l'aide d'un instrument nommé *pulvérisateur*.

Description du pulvérisateur. — C'est une chaudière sphérique que l'on chauffe par une lampe d'alcool placée au-dessous; cette chaudière porte à la partie supérieure une ouverture que ferme un bouchon à vis pour l'entrée de l'eau, et deux tubes pour la sortie de la vapeur; ces deux tubes, mobiles de haut en bas, se ferment d'eux-mêmes quand on les relève fortement en haut. Au devant de la chaudière et sur le même support est placé un vase en verre destiné à recevoir la solution à pulvériser ; enfin deux tubes en caoutchouc, plongeant par leur extrémité inférieure garnie d'une petite éponge dans le liquide de ce vase, vont aboutir par leur extrémité supérieure près du bec des tubes de la chaudière. Cet appareil est muni d'une poignée qui en rend le transport et le mouvement très faciles ; il a été construit sur les indications de M. Lucas-Championnière, l'introducteur en France de la méthode listérienne.

Préparation et mise en marche du pulvérisateur. — Pour préparer le pulvérisateur il faut :

1° Dévisser le bouchon qui est à la partie supérieure de la chaudière ; remplir celle-ci d'eau chaude ; puis la fermer aussi hermétiquement que possible en vissant le bouchon avec soin ;

2° Remplir le vase en verre de la solution à pulvériser ;

3° Relever les deux tubes ou becs du pulvérisateur ;

4° S'assurer que la lampe à alcool est remplie de ce liquide et l'allumer.

Au bout de quelques minutes, plus ou moins, l'eau versée dans la chaudière chante et commence à bouillir ; l'appareil va entrer en pression. Pour s'assurer que le pulvérisateur est en pression, c'est-à-dire en état de servir, il suffit d'abaisser un des deux tubes (becs de pulvérisation). Si l'appareil est en pression suffisante, on verra alors s'échapper par ce tube un jet de vapeur qui deviendra un véritable nuage à 1 m. 50 environ de l'appareil. C'est ainsi que l'on met l'appareil en marche.

Si le jet de vapeur n'est pas assez fort, s'il diminue ou cesse après quelques instants, c'est que la pression n'est pas suffisante ; il faut alors relever le tube, hausser un peu la mèche de la lampe à alcool, et après quelques minutes, faire, en abaissant le tube, un nouvel essai qui cette fois réussira.

Si l'appareil ne devait pas resservir immédiatement, il faudrait, après avoir obtenu la mise en pression, relever le tube et abaisser un peu la mèche de la lampe de façon que l'eau continuât de bouillir, mais à petit feu ; ainsi le pulvérisateur resterait sous pression, c'est-à-dire en état de marcher dès que le tube serait abaissé.

C'est à l'infirmière qu'il appartient de préparer le pulvérisateur et de le mettre en pression quelques instants avant la visite du matin, afin que le médecin ou le chirurgien n'aient pas à attendre, lorsqu'ils auront besoin de l'instrument pour une opération urgente ou un pansement. Le pulvérisateur devra être mis sous pression pendant la journée pour une opération urgente, à l'heure de la visite du soir dans les services de chirurgie, et quelquefois même il sera nécessaire de le maintenir en marche pendant la journée, pour entretenir dans les salles ou près d'un lit de malade une atmosphère humide et antiseptique.

Usage et maniement du pulvérisateur. — Nous avons dit que la pulvérisation antiseptique avait pour but d'entretenir la pureté de l'atmosphère opératoire, et de protéger la plaie contre les germes que contient l'air de nos salles d'hôpitaux. Pour cela le pulvérisateur mis d'avance en pression doit être placé, au commencement d'une opération ou d'un pansement, soit sur un meuble près du lit, soit dans les mains d'un aide qui le porte, à une distance de la plaie et dans une direction telles, que la plaie ou la région à opérer se trouvent au point où le nuage de pulvérisation est le plus large. Cette distance varie de 1 à 2 mètres suivant la puissance du pulvérisateur, suivant aussi sa pression. Si le jet diminue de force, on rapprochera l'appareil et on haussera un peu la lampe à alcool ; le contraire devra être fait si le jet venait à être trop fort. Avec un peu d'habitude, on arrive vite à placer le pulvérisateur à la distance convenable, sans trop de tâtonnements. Il faut être prévenu que, lorsqu'on abaisse un des becs de pulvérisation pour mettre l'appareil en marche, le premier jet lance quelques gouttelettes d'eau chaude qui pourraient brûler le malade ou le chirurgien, si l'on n'avait la précaution de recevoir ce premier jet dans le creux de la main, ou, ce qui vaut mieux, de le diriger d'abord dans une direction où ces gouttes bouillantes ne peuvent atteindre personne.

Le rôle de l'aide qui s'occupe de la pulvérisation consiste à veiller à la continuité du jet, à l'empêcher de dévier, à s'assurer qu'il ne gêne ni l'opérateur, ni l'opéré, enfin à maintenir l'appareil en marche quelle que soit la durée de l'opération. Si, au cours de l'opération, l'opérateur ou un de ses aides se déplacent, le pulvérisateur doit suivre le mouvement, c'est-à-dire être toujours placé de telle sorte, que son nuage arrive sur la plaie et non dans le dos ou sur la figure du chirurgien.

Précautions à prendre dans le maniement du pulvérisateur. — Le pulvérisateur de M. Lucas-Championnière marche plus de deux heures sans interruption, si l'on a eu le soin d'emplir la chaudière et la lampe à alcool au début de la séance. Il doit donner, quand il est bien manié, un nuage de pulvérisation très fine, qui ne mouille guère et couvre un grand espace.

L'aide chargé de la pulvérisation doit surveiller l'appareil et bien l'entretenir du liquide à pulvériser que contient le vase antérieur. Si l'appareil vient à ne plus donner de vapeur, c'est que la lampe s'est éteinte par défaut d'alcool ou que la chaudière est vide. Dans le premier cas, il faut vivement remplir la lampe à alcool et la rallumer. Dans le second, quand l'eau manque, il faut s'empresser d'éteindre la lampe pour ne pas brûler la chaudière. Après quoi, on remplit la chaudière en y versant de l'eau chaude comme il a été dit plus haut. *Mais avant de dévisser le bouchon pour remplir la chaudière, il faut soigneusement vider celle-ci de la vapeur qu'elle contient.*

Pour vider la chaudière de sa vapeur, il suffit d'abaisser les deux becs de pulvérisation, et d'appuyer en même temps avec un doigt sur la tige d'une petite soupape placée entre eux, jusqu'à ce que toute la vapeur soit sortie. Sans cette précaution, la vapeur s'échapperait dès que l'on viendrait à dévisser le bouchon et brûlerait les doigts.

La chaudière du pulvérisateur contient environ 1 litre d'eau : il est bon de la vider complètement quand l'appareil a fonctionné. Cela permet, à la séance prochaine, de la remplir entièrement d'eau chaude, et d'obtenir ainsi plus rapidement la mise en pression. Nous avons dit qu'il y avait à la partie supérieure du pulvérisateur deux tubes ou becs de pulvérisation, et en même temps, nous avons recommandé d'abaisser un seul de ces tubes pour mettre l'appareil en marche. L'autre tube est là pour remplacer le premier au cas où il viendrait à se boucher au cours d'une opération ; il faudrait alors abaisser celui-ci immédiatement, en relevant le tube bouché, inutile désormais.

L'opération ou le pansement étant finis, il faut relever le bec de pulvérisation, et baisser un peu la mèche de la lampe à alcool, de façon à maintenir le pulvérisateur sous pression pour qu'il soit immédiatement prêt à servir de nouveau au premier besoin.

SOLUTIONS PHÉNIQUÉES. — Les solutions ordinairement employées sont au nombre de deux : la *solution forte*, qui contient 5 p. 100 d'acide phénique ; la *solution faible*, qui en contient 2 1/2. Ces solutions ont des usages très distincts ; il importe donc au plus haut point de ne pas les confondre ; dans ce but, on a l'habitude de colorer *en rouge* la *solution forte*.

L'infirmière devra veiller très attentivement à ne pas confondre ces deux solutions et à ne point verser l'une quand on lui demande l'autre. Il pourrait résulter de cette confusion de grands inconvénients pour le malade. Quelques chirurgiens ont modifié les proportions d'acide phénique dans ces solutions ; mais toujours il y a, dans chaque service, une *solution faible* et une *solution forte*, et c'est cette division seule que l'infirmier devra retenir avec soin.

D'ailleurs, toutes les fois que vous avez à employer une substance quelconque, topique ou médicament interne, assurez-vous bien d'abord que c'est la substance prescrite par le médecin que vous prenez, et non pas une autre qui lui ressemble plus ou moins ; regardez l'étiquette, voyez si elle correspond bien au médicament ordonné et *à la dose indiquée*, et faites attention à tout : couleur, consistance, odeur, etc., afin de vous mettre à l'abri d'une erreur dont les conséquences pourraient être graves et même mortelles, comme cela a eu lieu dans quelques cas désastreux.

GAZE ANTISEPTIQUE. — C'est une gaze ordinaire de tarlatane fine, colorée en jaune par un mélange phéniqué dont elle exhale l'odeur. Elle doit être conservée dans une boîte imperméable à l'abri de la chaleur.

MACKINTOSH. — Le mackintosh est une étoffe de coton mince, souple, résistante, et revêtue d'une couche de caoutchouc imperméable ; sa couleur est rosée. Au moment de se servir du mackintosh dont nous verrons plus loin les usages, il est bon de passer sur les deux faces du morceau une éponge humectée de solution phéniquée forte pour détruire les germes qui s'y seraient déposés. Le mackintosh est d'un prix coûteux, il peut resservir sans inconvénient pour plusieurs pansements ; il suffit, pour lui rendre une pureté entière, de le passer après chaque pansement dans une eau savonneuse, puis de le laisser séjourner quelques heures dans la solution forte d'acide phénique. Par ce procédé, deux pièces de mackintosh suffisent pour toute la durée du traitement d'une plaie quelconque.

Le mackintosh cesse d'être bon aussitôt qu'il présente le plus petit trou ; il faut alors le jeter, car il est devenu dangereux n'étant plus imperméable. Il remplace dans le pansement de Lister notre *taffetas ciré* ; il est comme celui-ci imperméable, mais il a l'avantage d'être plus souple ; ses usages sont les mêmes.

PROTECTIVE. — C'est un taffetas vert fait avec une soie mince, et recouvert d'une couche légère de vernis copal qui le rend imperméable à l'acide phénique. On le pose en petites lamelles sur les lèvres d'une plaie pour les protéger contre l'action irritante de l'acide phénique.

CATGUT. — Dans les opérations faites avec toutes les précautions de la méthode listérienne, on emploie communément pour lier les vaisseaux et autres parties, au lieu du fil ciré ou du fil de soie, un fil spécial, le *catgut*.

Le catgut est une corde à boyau fabriquée avec des intestins de mouton. Il en est de différents calibres : petit, moyen et gros. Le catgut nous est délivré dans de petits flacons où il baigne dans l'huile phéniquée.

L'infirmier devra réunir avant une opération les flacons contenant des fils de catgut de différents calibres, et après l'opération, il aura soin de reboucher ces flacons, en veillant à ce que le catgut baigne complètement dans l'huile.

Drains. — Les tubes à drainage ou drains employés dans le pansement de Lister sont des tubes en caoutchouc percés latéralement de place en place. Ces tubes, de calibres différents, en caoutchouc rouge ou noir, doivent être toujours maintenus dans un bocal rempli d'eau phéniquée forte, et il ne faut les sortir du bocal qu'au moment même où le chirurgien les demande.

Éponges. — Ce sont des éponges ordinaires, mais qui doivent être laissées à demeure dans un bocal rempli d'une solution phéniquée forte. Au moment de l'opération, l'infirmier sort les éponges du bocal et prend soin de les exprimer (serrer) avec force avant de les remettre à l'opérateur. Après l'opération, les éponges seront minutieusement nettoyées puis replongées dans le bocal d'acide phénique. Il ne suffit pas, pour ce nettoyage, de passer les éponges dans l'eau ordinaire jusqu'à ce qu'elles paraissent propres ; il faut aussitôt les laver à l'eau bouillante et achever de les purifier par l'action plus ou moins prolongée d'un liquide antiseptique puissant : les chirurgiens vous donneront à cet égard les indications nécessaires. Pendant une opération, le temps manque absolument pour nettoyer ainsi les éponges ; il faut donc, autant que possible, en préparer une provision assez considérable pour ne pas avoir besoin d'employer les mêmes à deux reprises le même jour. — Il y a avantage à remplacer les éponges par de petits tampons d'ouate hydrophile, que l'on jette au fur et à mesure qu'ils ont servi à étancher le sang ou les autres liquides.

Bandes. — Elles sont faites avec la gaze phéniquée ; il faut leur donner la dimension des bandes de toile. — Les bandes de gaze, souples et résistantes, sont fort commodes pour maintenir un pansement en place.

On peut également en fabriquer avec la toile ordinaire, à condition de les mettre tremper après les avoir roulées, et longtemps avant de s'en servir, dans un bocal rempli d'une solution phéniquée faible (1), d'où elles ne sortent qu'au moment même d'être employées.

Nous connaissons maintenant les objets nécessaires à la pratique des opérations et des pansements par la méthode antiseptique de Lister ; il nous reste à décrire les précautions qu'exige cette méthode pour les opérations, et aussi comment et dans quel ordre les différents objets doivent être disposés pour le pansement.

Préparatifs nécessaires pour une opération par la méthode antiseptique de Lister. — Toutes les fois que le chirurgien devra procéder à une opération, opération ou ouverture d'abcès, l'infirmière prévenue devra prendre les précautions suivantes : 1° allumer le pulvérisateur et le mettre en pression, afin qu'il soit tout prêt à servir au moment voulu ; — 2° avoir sous la main et en quantités suffisantes les deux solutions

1. Conservées dans la solution forte, elles deviendraient trop irritantes pour les portions de la peau avec lesquelles elles pourraient se trouver en contact immédiat.

phéniquées dont le chirurgien du service a l'habitude de se servir ; — 3° déposer sur une table les instruments nécessaires à l'opération, le catgut, les éponges et les drains dans leurs bocaux remplis de solutions phéniquées, des bassins et des cuvettes ; — 4° verser dans un bassin une quantité suffisante de solution forte et y mettre les instruments qui vont servir, de telle sorte qu'ils y baignent complètement ; — 5° réunir d'avance les pièces qui vont servir au pansement : gaze phéniquée, bandes de gaze, ouate, etc. Il faut encore préparer dans une cuvette de l'eau phéniquée forte et une éponge pour laver la partie sur laquelle porte l'opération. Enfin, au commencement de l'opération, il faut retirer les éponges de leur bocal et, après les avoir exprimées fortement, les placer dans un bassin ou même dans une serviette dont on replie les bords.

Quand l'opération commencera, l'infirmière présentera à l'opérateur et à ses aides une cuvette remplie de solution phéniquée faible, afin qu'ils puissent y purifier leurs mains. Au cours d'une longue opération le chirurgien demande souvent de l'eau phéniquée pour y tremper ses mains ; c'est toujours la solution faible qu'il faut passer dans ce cas.

Pendant l'opération, l'infirmière doit prêter une oreille attentive à toutes les demandes que lui feront le chirurgien et ses aides et aux ordres qu'ils lui donneront. Elle recevra les bassins qui auront servi et les nettoiera immédiatement ; on lui passera les éponges sales et elle devra les nettoyer, puis les retremper dans la solution phéniquée forte, et les exprimer avant de les remettre à l'opérateur ou à l'aide chargé du service des éponges ; elle devra veiller à la marche du pulvérisateur et donner la plus grande attention à ne point se tromper de solution, apportant par exemple la faible quand on lui demande la forte et réciproquement. Vers la fin de l'opération l'infirmière devra commencer à disposer les différentes pièces du pansement.

Pansement de Lister. — Il comprend deux temps: 1° la réunion et la préparation des objets nécessaires ; — 2° leur application.

1er temps. On dispose sur les bords d'un bassin ou d'une cuvette, contenant une petite quantité de solution phéniquée faible, deux ou trois petites languettes de *protective* (taffetas vert), larges de deux centimètres, et de la longueur même de la plaie ; à côté de ces petits morceaux de protective et à cheval sur les bords de la même cuvette, on place en quantité plus ou moins grande, suivant l'importance de l'opération, des morceaux de gaze phéniquée découpés en bandes de 10 centimètres de large sur environ 1 mètre de long. Cette cuvette ou ce bassin, ainsi préparés d'avance, seront passés au chirurgien quand il demandera le pansement. Il reste à préparer la principale pièce de pansement.

Cette pièce principale se compose de huit morceaux de gaze phéniquée superposés, ayant des dimensions variables selon le volume ou l'étendue de la partie à recouvrir, et d'un morceau de mackintosh de même grandeur, qui doit être placé entre la septième et la huitième feuille, en prenant soin de tourner sa surface lisse du côté de la plaie.

2e temps. C'est en regardant le chirurgien faire le pansement dont elle vient de préparer les pièces que l'infirmière parviendra à appliquer un pansement de Lister. Cette connaissance lui est absolument nécessaire ; car souvent elle sera appelée à faire elle-même des pansements de ce genre, soit pour un malade venu du dehors pendant la journée, soit encore à la consultation.

Le morceau de protective, taillé comme nous l'avons dit et trempé dans l'eau phéniquée faible, est appliqué sur les lèvres de la plaie qu'il doit protéger. Par-dessus le morceau de protective, on place en nombre considérable les morceaux de gaze antiseptique, trempés préalablement dans la solution faible puis légèrement exprimés.

Enfin, on enveloppe le tout avec la dernière pièce principale, qui, elle aussi, doit être légèrement mouillée de solution phéniquée faible. Il faut que cette pièce dépasse largement les limites de la plaie et les pièces sous-jacentes ; s'il s'agit d'un membre, elle doit l'entourer tout entier. Le pansement doit être fixé avec de la gaze antiseptique, il doit être modérément serré ; les bandes seront placées de manière à ce que le pansement ne puisse glisser. Un grand nombre de chirurgiens, pour compléter la fermeture du pansement ou pour combler une cavité voisine, appliquent encore par-dessus la pièce principale une couche plus ou moins épaisse de ouate. Instruite de cette particularité, l'infirmière préparera toujours, et aura soin d'avoir sous la main plusieurs rouleaux de ouate.

En résumé, le pansement de Lister se compose de la superposition des pièces suivantes: 1° Le *protective* trempé dans la solution faible ; 2° quelques morceaux de *gaze* humectés d'un peu de solution faible; 3° les huit doubles de gaze avec le mackintosh (*pièce principale*) ; 4° la bande de gaze.

Certains de nos chirurgiens ont apporté quelques variantes à la confection du pansement Lister ; il va sans dire que l'infirmière abandonnera le procédé de pansement antiseptique que nous venons de lui enseigner pour adopter celui en usage dans le service dont elle fait partie. Les *pansements antiseptiques* les plus employés aujourd'hui sont : le *pansement au sublimé*, à l'*iodoforme*, etc., etc., fondés sur le même principe que le pansement de Lister.

En finissant ce chapitre, nous éprouvons le besoin de répéter ce que nous avons déjà dit en commençant : de la propreté dans les mains, les instruments, les linges, les vêtements, en un mot dans tout ce qui approche de près ou de loin le blessé, de la *propreté vraie*, de la *propreté méticuleuse*, de la *propreté exagérée*.

CHAPITRE VI

Des médicaments topiques.

Les *topiques* sont des médicaments que l'on applique à la surface de la peau, ou seulement à l'entrée des cavités naturelles, mais qui ne traversent jamais l'appareil digestif. Au point de vue de leur consistance, on les divise en quatre variétés : *topiques solides, liquides, pulvérulents* ou *gazeux*. Les *topiques mous* tiennent le milieu entre les solides et les liquides. Ils sont, en général, composés d'une partie liquide et d'une partie solide. L'*emploi des topiques* détermine quelquefois des *lésions* (1) qui rendent nécessaires des soins consécutifs : telles sont les *escarres* que produisent les *cautères*, les *phlyctènes* ou *cloches* que produisent les *vésicatoires*, etc.

Les topiques *s'appliquent* ordinairement sur la peau recouverte de son *épiderme*. D'autres fois, l'épiderme est soulevé par un vésicatoire, et l'on met en contact avec le *derme* dénudé les substances médicamenteuses destinées à être absorbées. Ce mode d'administration des médicaments est désigné sous le nom d'*endermie*

1. On donne le nom de *lésion* à un changement des tissus ou des organes occasionné par une maladie, par des coups, par des substances médicamenteuses, etc.

ou *méthode endermique*. Nous y reviendrons plus loin quand nous décrirons le pansement des *vésicatoires*.

ARTICLE PREMIER. — Topiques liquides.

Nous étudierons successivement les *pansements par imbibition*, qui se font avec de l'eau, de l'alcool, de l'eau-de-vie camphrée, ou, plus généralement, avec une solution antiseptique (acide phénique, acide borique, sublimé, etc.); les *pansements par irrigation*; la *glace pilée*; les *fomentations*, les *liniments*, les *embrocations*; puis, dans une seconde catégorie, les topiques liquides employés à l'intérieur, *mais qui ne traversent pas le tube digestif:* ce sont les *collutoires*, les *dentifrices*, les *gargarismes*, les *collyres*, les *injections*, les *lavements*, etc.

IMBIBITION. — Il arrive parfois que le chirurgien ordonne un *pansement par imbibition*, ou *pansement humide*. Dans sa plus grande simplicité, ce pansement consiste en compresses mouillées que l'on applique sur la partie malade, et que l'on arrose souvent de façon à ce qu'elles restent toujours humides. Mais il est préférable de recouvrir la partie malade, plaie ou ulcère, d'un linge fenêtré sur lequel on place une épaisse couche de charpie ou de gaze mouillées. En soulevant le linge fenêtré, on pourra enlever le pansement d'une seule pièce. Sans lui, les fils de charpie se colleraient à la plaie; il serait difficile et douloureux de les retirer. Le linge fenêtré, souvent oublié, est indispensable quand on se sert de charpie ou de ouate; il est inutile quand le pansement est fait avec des compresses de gaze. Ce pansement devra être mouillé plusieurs fois dans la journée et la nuit. On le mouillera encore avant de l'enlever, afin qu'il se détache plus facilement.

Si le médicament liquide ou topique liquide dont on se sert pour mouiller les pièces du pansement est l'eau, on a alors le *pansement à l'eau*. Le même pansement peut se faire avec de l'alcool pur ou étendu d'eau, suivant les indications du chirurgien. On a alors le *pansement à l'alcool*. — On se sert encore, pour ces pansements par imbibition, d'alcool camphré, d'eau blanche, d'eau phéniquée, etc., étendus d'eau dans la proportion d'une partie du liquide actif pour six d'eau environ. — Les linges et la charpie qui entrent dans ces pansements seront maintenus en place par une pièce de linge plus grande et quelques tours de bande. On devra encore recouvrir le pansement d'un large morceau de taffetas ciré, afin qu'il garde plus longtemps son humidité.

Les deux termes de *pansement par imbibition* et de *pansement humide* n'ont pas absolument la même signification dans le langage de la pratique courante, et ils correspondent à des différences dans l'application d'un même moyen de traitement. *Pansement par imbibition* signifie pansement qu'on humecte plusieurs fois par jour; *pansement humide* signifie pansement qu'on humecte une fois pour toutes en l'appliquant, et qu'on ne touche plus que pour le changer au bout d'un temps variable : 24 heures le plus souvent, quelquefois 12 heures seulement, ou même moins, dans le cas de plaies septiques suppurant abondamment. C'est dans ce dernier surtout que l'emploi du taffetas ciré est indispensable, afin d'empêcher le dessèchement des pièces qui le composent; dans le même but, et aussi parce que ce pansement doit rester en place plus longtemps, il faut prendre le soin de bien le fixer avec des bandes de gaze modérément serrées, qui le ferment exactement en haut et en bas, c'est-à-dire qui recouvrent et appliquent sur la peau les bords de la feuille de taffetas ou de mackintosh.

IRRIGATIONS. — *Employé* surtout pour les plaies des extrémités (pieds et mains), le *pansement par irrigation* consiste à faire couler sur la partie malade un filet d'eau, froide ou tiède, et cela SANS INTERRUPTION. — *L'appareil* à irrigation se compose : 1° d'un vase ou réservoir (seau en bois ou en zinc, fontaine à robinet, etc., etc.); 2° d'un tube conducteur (en verre ou en caoutchouc), qui conduira le liquide sur la partie malade; 3° d'un vase quelconque (seau ou terrine), pour recevoir l'eau.

L'infirmière devra d'abord réunir ces différents objets, puis elle les disposera de la façon suivante : la partie blessée étant placée dans une gouttière recouverte d'une toile cirée pour protéger le lit du malade et les parties saines, on placera le premier vase ou réservoir, rempli d'eau, en un point élevé au-dessus du malade, soit sur la planchette du lit, soit sur un meuble à côté, ou attaché aux traverses du lit.

On plonge une des extrémités du tube conducteur dans ce vase, et on dispose l'autre extrémité de telle sorte qu'elle vienne aboutir un peu au-dessus de la partie malade. Enfin, on met le second vase sur le parquet à côté du lit, et on dispose les plis de la toile cirée de façon à ce qu'ils conduisent l'eau dans ce vase. Cela fait, il suffit, pour mettre l'appareil en marche, d'aspirer l'eau avec la bouche par l'extrémité libre du tube. On retire la bouche quand l'eau y arrive. À partir de ce moment, elle s'écoulera d'elle-même; l'appareil fonctionne. Il ne reste plus qu'à en régler la marche ou débit.

Le filet d'eau qui tombe sur la plaie doit être très fin. Pour l'amincir s'il est trop gros, on pourra rétrécir l'extrémité du tube en caoutchouc, en la serrant avec une ficelle dont les bouts conduiront l'eau sur la plaie ; ou, si l'on se sert d'un tube de verre, en y introduisant quelques fils de charpie ou un petit morceau d'éponge. La partie blessée doit être recouverte d'une compresse pour mieux étendre l'eau ; cette compresse doit être changée dès qu'elle est souillée par les sécrétions de la plaie.

L'eau employée pour l'irrigation sera *tiède* ou *froide*, filtrée ou purifiée par l'ébullition ou l'addition d'une substance antiseptique, suivant l'indication du chirurgien. Elle devra couler constamment, en quantité égale ; de là, la nécessité urgente de veiller à remplir le réservoir à mesure qu'il se vide. — Pendant la nuit, ce sera l'affaire de la veilleuse qui aura été prévenue.

Ce mode de pansement, peu usité aujourd'hui, *exige beaucoup de soins* et d'attention de la part de la personne chargée de le faire et de l'entretenir. Le plus souvent l'interne du service dispose lui-même l'appareil ; mais l'infirmière doit le connaître, afin de pouvoir veiller à son fonctionnement et le construire au besoin.

GLACE. — D'un usage fréquent en médecine et en chirurgie, la glace doit toujours être réduite en morceaux de moyenne grosseur (du volume d'une noix, par exemple). A défaut de marteau, on peut se servir, pour briser les blocs, d'une épingle sur la tête de laquelle on frappe un petit coup sec avec une paire de ciseaux ou tout autre objet qui se trouvera sous la main. La glace pilée *s'emploie à l'intérieur* et à *l'extérieur* :

A l'intérieur : par petits morceaux que le malade ne

doit pas avaler, mais laisser fondre dans sa bouche, à moins d'avis spécial du médecin. L'infirmière devra détacher ces petits fragments un à un, suivant les besoins du malade ; et le bloc, enveloppé dans un morceau de laine, afin qu'il ne fonde pas trop vite, sera maintenu dans un endroit frais.

A l'extérieur : On emplit de petits fragments de glace un sac imperméable (vessie de porc, sac en caoutchouc ou en baudruche), de telle sorte que les parties envi-

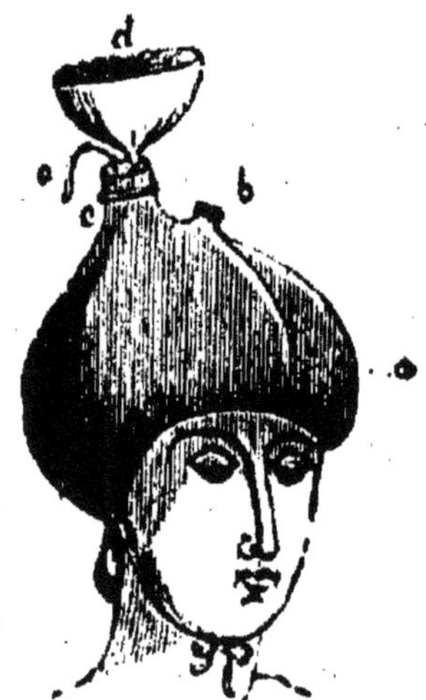

Fig. 11. — *Bonnet à glace.* — *a*, double sac formant le bonnet. — *b*, espèce de cheminée de dégagement pour les vapeurs qui s'échappent du cuir chevelu. — Une seconde ouverture communiquant avec l'intérieur du bonnet, reçoit un bouchon de liège percé de deux trous dont l'un communique avec le réservoir *d*, et dont l'autre *e* se rend dans un récipient inférieur. On peut remplacer le bouchon percé de deux trous, et servant à établir un double courant, par un bouchon plein. (*Galante.*)

ronnantes soient préservées de l'humidité. Puis, on applique ce sac sur la partie malade et on l'y maintient par un bandage approprié. — Au pubis, à la tête, il est urgent de raser ou tout au moins de couper très ras les cheveux ou poils avant d'appliquer la glace. — Pour la tête, on se servira d'un bonnet spécial (*Fig.* 11), ou, à son défaut, d'une vessie de porc sur laquelle on serrera convenablement un bonnet ordinaire, ou mieux un bonnet en toile cirée afin de ralentir la fusion de la glace. — On met encore des vessies de glace sur la *région de l'ovaire* et sur la *colonne ver-tébrale*.

L'application de la glace, moyen très énergique, doit être surveillée avec un soin extrême ; le froid longtemps prolongé sur une partie peut en déterminer la gangrène. Aussi est-il prudent de se mettre en garde contre ce grave accident en plaçant une compresse pliée en quatre doubles entre la vessie de glace et la peau ; sans empêcher l'action réfrigérante de la glace, cette précaution l'atténue et la rend plus facile à supporter ; elle ne dispense pas néanmoins d'une surveillance active. Si le malade venait à se plaindre, ou même sans cela, l'infirmière devra toujours soulever de temps en temps le cataplasme de glace, et, au cas où elle verrait la partie malade devenir blanche et insensible, faire prévenir l'interne de garde qui jugera s'il est opportun de suspendre l'application.

La chaleur du corps fait vite fondre la glace ainsi employée ; c'est pourquoi l'infirmière doit renouveler le contenu du sac, *aussitôt que les morceaux sont fondus*. Elle doit aussi faire ce changement très vite ; il est même préférable d'avoir une seconde vessie toute pleine que l'on met à la place de celle dont la glace est fondue.

La glace sert encore à l'extérieur pour produire l'insensibilité au niveau d'un panaris ou d'un abcès que l'on va ouvrir. Dans ce cas, on réduit la glace en fragments très petits, que l'on mélange avec une quantité égale de gros sel. On fait avec ce mélange un petit cataplasme que l'on applique sur la partie malade quelques minutes seulement avant l'opération, *sous les yeux du chirurgien*, qui en surveillera lui-même les effets et le retirera en temps voulu.

Le mélange réfrigérant ainsi obtenu avec de la glace pilée et du sel produit un abaissement de température considérable, et il ne faudrait pas plus de cinq minutes pour que la partie sur laquelle on l'applique fût gelée d'une façon irrémédiable. L'infirmière ne doit donc jamais l'employer en dehors des conditions particulières que nous venons d'indiquer. Elle se gardera bien, à plus forte raison, d'ajouter du sel dans les vessies de glace dans l'espoir d'en retarder la fonte; le plus simple bon sens permet de comprendre tout le danger qu'il y aurait à cela, et nous n'aurions certes pas pensé à vous mettre en garde contre une aussi énorme sottise, si nous n'avions connaissance d'un cas déjà ancien où elle fut commise par une garde ignorante, et eut pour conséquence, après de vives douleurs, la production d'une plaque de gangrène étendue et profonde.

FOMENTATIONS. — On donne le nom de *fomentations* à des applications *sèches* ou *humides*, à la surface des parties malades. — Les *fomentations humides* se font pour amollir et détendre une partie malade. — Les *fomentations sèches* ont pour but de ranimer la circulation, de réchauffer des parties refroidies. Pour les *fomentations humides*, on prend une pièce de linge de grandeur convenable, on la trempe dans le liquide médicamenteux prescrit, puis on exprime l'étoffe entre les mains, et on l'applique bien exactement sur la région à fomenter.

Les fomentations humides sont très employées contre l'érysipèle de la face; — dans ce cas particulier, l'infirmière devra ménager à la pièce de linge un trou transversal au-devant de la bouche et un autre au-devant des narines pour faciliter la respiration, et deux au niveau des yeux afin de ne pas supprimer la vision.

La pièce de linge doit être souvent retrempée dans

le liquide, car elle se refroidit et sèche rapidement. Pour obvier à cet inconvénient, on pourra appliquer par-dessus la fomentation un morceau de taffetas gommé. Ceci est bon surtout quand des fomentations sont faites sur le ventre à la place de cataplasmes qui seraient trop lourds. Le liquide des fomentations est *chaud*, *tiède* ou *froid*, suivant la prescription.

Pour faire les *fomentations sèches* destinées à réchauffer les parties, on se sert de serviettes ou de flanelles fortement chauffées, avec lesquelles on entoure les parties refroidies ; d'un fer à repasser chaud, d'une brique chaude ; de boules d'étain ou de grès remplies d'eau chaude. Eviter de brûler le malade par une fomentation trop chaude, bien boucher les boules ou les bouteilles afin que le bouchon ne puisse être arraché dans les mouvements du malade ; voilà deux points principaux sur lesquels devra se porter l'attention d'une infirmière soigneuse.

Affusion et Lotion. — Les *affusions* et les *lotions* sont deux variantes de l'application d'un même moyen thérapeutique, qui est l'action de l'eau froide à la surface du corps. L'*affusion* consiste à verser sur la totalité ou sur une partie du corps une certaine quantité d'eau, *en nappe et seulement d'une faible hauteur*, ce qui la distingue de la douche, dans laquelle l'eau est projetée d'une distance plus considérable et avec plus ou moins de force. La *lotion* consiste à promener rapidement sur la surface du corps un linge ou une éponge trempés dans un liquide. C'est surtout dans les affections qui s'accompagnent d'une grande élévation de température, comme la fièvre typhoïde, que l'on emploie les affusions ou les lotions, destinées à modérer la chaleur fébrile et à ranimer les fonctions de la peau. Les affusions et les lotions se font ordinairement avec de

4.

l'eau froide, c'est-à-dire de 12° à 18° centigrades ; néanmoins la température du liquide doit être subordonnée à la chaleur du corps. La durée d'une lotion varie, selon la chaleur de la peau, la force du pouls et le degré de réaction du malade, depuis deux minutes jusqu'à cinq ou six, car en la prolongeant trop longtemps, on exposerait les malades à des refroidissements dangereux. Au double point de vue de l'eau et de la durée de l'affusion et de la lotion, l'infirmière doit se conformer scrupuleusement aux prescriptions du médecin.

Pour ce qui concerne la manière de donner une *affusion*, nous ne pouvons mieux faire que de reproduire textuellement les indications formulées par Trousseau : « Le malade est mis dans une baignoire vide, on lui jette sur le corps trois ou quatres seaux d'eau à la température de 20° à 25° centigrades. Cette affusion dure d'un quart de minute à une minute au maximum. Immédiatement après, le patient est enveloppé dans des couvertures, puis remis au lit sans être essuyé, mais recouvert convenablement. Généralement la réaction s'est établie avant que quinze à vingt minutes se soient écoulées. »

Voici comment on procède d'ordinaire pour faire une *lotion* : le malade est découvert et transporté rapidement sur un lit placé aussi près que possible de celui qu'il quitte. L'infirmière, qui a préparé *d'avance* le liquide à la température ordonnée, promène rapidement sur tout le corps, en commençant par la poitrine et les bras pour finir par les pieds, l'éponge ou la serviette assez mouillées pour laisser à la surface du corps une légère couche de liquide ; puis elle essuie très rapidement. Le malade est alors retourné et l'on procède sur la partie postérieure du corps à la même manœuvre. On remet ensuite le malade dans son ancien lit, qui a dû être aéré et refait pendant l'affusion.

On peut également bien faire une *lotion sans changer le malade de lit*. Pour cela, on passe sous lui une couverture destinée à empêcher que le lit ne soit mouillé; puis, aussitôt la lotion faite, on replie cette couverture sur le malade, en l'enveloppant bien pour qu'il ne se refroidisse pas, on ramène les draps par-dessus, et on le laisse ainsi une demi-heure, une heure, jusqu'à ce qu'il soit bien séché et qu'il ait bien fait sa réaction ; on le rhabille alors, on enlève la couverture et l'on rarrange définitivement le lit.

La manière de procéder décrite en premier lieu permet d'aérer et de refaire le lit pendant la lotion, ce qui est un avantage assurément; mais elle nécessite le concours d'une personne assez robuste pour transporter le malade tout à la fois lestement et avec douceur, et elle expose celui-ci à un refroidissement pour peu que ce transport ne soit pas effectué très vite; de plus, elle impose au malade deux déplacement successifs, qui ne sont pas sans inconvénients quand il est dans un état de grande faiblesse, ou quand il est atteint d'une affection qui lui rend tout mouvement douloureux; enfin, on n'a pas toujours deux lits à sa disposition, ou l'espace peut manquer pour placer le second. On peut bien parer au danger de refroidissement en ayant le soin de préparer sur le second lit une couverture, pour en envelopper le malade comme il a été dit à propos de la lotion sans changement de lit, et cette précaution, indispensable dans les saisons froides, est toujours bonne à prendre même pendant les chaleurs; mais les autres objections subsistent, et suffisent pour nous faire préférer le second procédé, c'est-à-dire la lotion pratiquée sur le lit ordinaire du malade.

Toutes ces manœuvres doivent être exécutées rapidement et en silence; quand la lotion est bien faite, le fiévreux accuse d'ordinaire un grand soulagement; il se sent comme rafraîchi, reposé; bientôt il réclamera de lui-même une nouvelle lotion. Mais, nous le répétons, c'est le médecin qui règle le nombre, la durée et la température des lotions.

LINIMENTS. — ONCTIONS. — EMBROCATIONS. — FRICTIONS. — Les *liniments* sont des liquides onctueux, composés d'un liquide gras, l'huile en général, et d'une substance active variable : camphre, laudanum, chloroforme, etc. Ils *s'appliquent* en onctions, en embrocations et en frictions sur les parties malades.

Les *onctions* consistent à étaler simplement, avec douceur et précaution, le liniment sur la partie malade, soit avec la main, soit avec un morceau de flanelle. — Les *embrocations* ne sont autre chose que des onctions pratiquées sur une plus grande surface. — Pour les *frictions*, on verse dans le creux de la main une certaine quantité du liniment, et l'on exerce des frottements répétés, pendant dix minutes environ, en passant la main avec douceur. — On peut encore se servir, pour faire une friction, d'un morceau de flanelle imbibée du liquide médicamenteux.

Il est bon, avant de commencer l'onction ou la friction, de laver la région avec une éponge imbibée d'eau tiède savonneuse. Après la friction ou l'onction, la *partie ne doit jamais être lavée ou même essuyée;* il convient, au contraire, d'y *laisser séjourner* la substance médicamenteuse, en recouvrant la partie de la pièce de linge qui a servi à faire la friction, et en mettant par-dessus une feuille de taffetas gommé que l'on maintiendra en place avec un bandage léger approprié à la région.

TEINTURE D'IODE. — La *teinture d'iode* s'emploie fréquemment à l'*extérieur en badigeonnages*. Quelques longs brins de charpie, fixés par un fil à l'extrémité d'une petite baguette de bois, forment le pinceau employé d'ordinaire pour ces badigeonnages. On trempe le pinceau dans la teinture, puis on peint uniformément la peau au lieu et dans l'étendue prescrits. Une seule couche ne suffit pas, il faut en passer une seconde, puis une troisième, jusqu'à ce que la peau soit devenue d'un brun noirâtre.

On laisse à l'air, pendant une ou deux minutes, la place ainsi badigeonnée ; en général, au bout de ce temps, la peau est sèche et le malade peut se rhabiller sans crainte de tacher sa chemise ou ses vêtements. Toutefois, il vaut mieux placer une compresse ou une couche d'ouate recouverte d'un morceau de taffetas gommé, entre la chemise et la peau du malade.

Après un badigeonnage à la teinture d'iode, le malade éprouve un sentiment de cuisson qui ne se maintient pas au delà de deux ou trois heures ; les jours suivants, l'épiderme s'épaissit, se gerce, et tombe par écailles au bout d'un temps plus ou moins long suivant le nombre et la durée des badigeonnages, suivant aussi la susceptibilité de la région et du malade. — Chez les *enfants*, il convient de commencer par une seule couche, afin d'étudier la sensibilité de la peau. — Si, par hasard, la teinture d'iode produit une ampoule, comme le vésicatoire, il faudra la percer et faire un pansement avec du papier brouillard ou mieux un linge fin enduit de cérat ou de vaseline, tel qu'on le fait pour le vésicatoire.

La teinture d'iode étant une solution d'iode dans de l'alcool et l'alcool étant inflammable, il est prudent de ne pas approcher de lumières des vases qui la contiennent ou des parties sur lesquelles on en fait un badigeonnage.

ARTICLE II. — Topiques liquides appliqués à l'intérieur, mais ne traversant pas le tube digestif.

COLLUTOIRES. — On donne le nom de *collutoires* à des médicaments destinés aux *maladies de la bouche* et du *pharynx (gorge)*. Le plus souvent, on les emploie à l'état liquide ou semi-liquide. Ils sont portés sur les parties malades à l'aide : 1° de *pinceaux de charpie;* 2° d'un petit tampon d'ouate enroulé autour de l'extrémité d'un bâtonnet; 3° ou enfin, d'un morceau d'éponge fixé au bout d'un petit bâtonnet. On trempe le tampon, l'éponge ou le pinceau dans le collutoire, puis on le promène doucement sur les parties malades. Dans quelques cas, il y a lieu d'appuyer un peu et de frotter, pour détacher des fausses membranes, par exemple, mais l'infirmière ne le fera que quand le médecin le lui aura spécialement recommandé. Il convient de *nettoyer* d'abord la bouche en engageant le malade à se gargariser avec un peu d'eau tiède.

La même opération doit être répétée quatre ou cinq fois dans le courant de la journée, ou même davantage, selon les recommandations du médecin.

DENTIFRICES. — HYGIÈNE DE LA BOUCHE. — L'infirmière doit veiller à la propreté de la bouche des grands malades, c'est-à-dire de tous ceux qui, par suite de maladies aiguës graves, d'affections chroniques ou d'aliénation mentale, ont perdu le souci ou la possibilité de procéder à cette partie si importante de la toilette.

Dans les maladies aiguës (*fièvre typhoïde, pneumonie, délire,* etc.), la bouche se sèche, la langue, les dents, les lèvres, se couvrent de croûtes noirâtres ou jaunâtres qu'il importe de détacher à mesure qu'elles se produisent. Il faut donc humecter et nettoyer plusieurs fois par jour la bouche de ces malades; pour cela, on se sert d'une compresse mouillée, ou plutôt d'une tranche de citron taillé en long et débarrassée des pépins, avec laquelle on frotte les dents, en l'introduisant jusqu'aux dernières molaires, de façon à détacher complètement ces croûtes ou *fuliginosités* dont nous avons parlé. On procédera de même à l'égard des malades paralytiques, déments, mélancoliques, gâteux, etc., à l'égard des enfants, de telle sorte qu'il ne reste jamais aucune parcelle d'aliments dans aucun coin de la bouche.

Nous ne saurions terminer ce chapitre sans engager vivement les infirmières, dans leur intérêt personnel, à ne jamais négliger les soins que chacun de nous doit à sa bouche. Sans dents, point de beauté, point de bonnes digestions. Lorsque les dents sont négligées, elles se couvrent d'un dépôt jaunâtre, dur (*tartre*), qui déforme la dent; celle-ci, devenue noirâtre, irrite les gencives et les décolle; bientôt c'est la carie, et les terribles maux de dents qui l'accompagnent.

Pour conserver ses dents, il faut les nettoyer au moins une fois chaque jour ; se rincer la bouche après chaque repas, afin d'éviter le séjour de parcelles d'aliments qui, en se décomposant, amènent la mauvaise odeur et la carie ; ne jamais boire trop chaud ni

trop froid ; enfin, *ne jamais essayer de briser* ou seulement de mordre des objets durs, comme les noyaux
des fruits. Il ne faut pas se' curer les dents avec des
objets métalliques, qui sont assez durs pour endommager l'émail des dents; il faut employer des cure-
dents en bois tendre, en plume ou en os flexible, et
éviter de faire saigner les gencives.

Les *dentifrices* sont des préparations destinées à
entretenir la propreté des dents. Les meilleurs sont le
charbon et la craie ordinaire, très finement pulvérisés.
Leur prix modique rend inexcusables ceux et celles
qui négligent de s'en servir.

Pour les employer, on mouille le coin d'une serviette ou mieux une *brosse à dents* douce, que l'on
trempe ensuite dans la poudre dentifrice, et on frotte
les dents avec soin sur toutes les faces, en dehors et
en dedans. Cette petite opération est bien vite faite, et
quand on pense aux terribles inconvénients qu'elle
prévient, on comprend mal qu'elle soit si souvent
omise.

GARGARISMES. — Les *gargarismes* sont des liquides
simples ou *médicamenteux*, employés contre les *maladies de la bouche* et du *pharynx*, quelquefois encore
pour laver ces mêmes parties. Se *gargariser*, c'est
promener ces liquides dans la bouche et la gorge.

Pour se gargariser, on verse dans la bouche une
petite quantité de liquide et l'on renverse la tête en
arrière, en ayant soin de ne rien avaler et de maintenir la bouche ouverte; puis, on chasse lentement l'air
renfermé dans la poitrine; cet air expiré traverse le
liquide, l'agite en le traversant et, détermine un bruit
particulier de glouglou. Cela fait, on baisse la tête en
maintenant toujours la bouche grande ouverte, et le

liquide s'écoule de lui-même dans le crachoir ou la cuvette. Ainsi toutes les parties de la gorge ont été baignées par le liquide médicamenteux.

Si l'on veut seulement se gargariser la bouche, il est inutile de renverser la tête en arrière; on ferme seulement les lèvres et on promène le liquide dans tous les coins de la bouche à l'aide de la langue et des joues.

Il convient dans tous les cas de garder le liquide un certain temps dans la bouche, on a ainsi un *bain local* et *l'action du gargarisme est d'autant meilleure qu'elle est plus prolongée*. — L'infirmière engagera le malade à se gargariser au moins dix fois par jour, et elle lui enseignera la manière de le faire, car il est fréquent de rencontrer des malades qui ne savent pas se gargariser (1).

COLLYRES. — Les *collyres* sont des substances médicamenteuses spécialement employées pour le traitement des *maladies des yeux;* ils sont *pulvérulents, liquides, gazeux* ou *mous.* Ces topiques sont d'un usage fréquent, d'une grande utilité; mais leur emploi exige beaucoup d'attention et de grandes précautions.

Collyres pulvérulents. — Ce sont des poudres très fines que l'on introduit par insufflation entre les paupières écartées.

Écarter les paupières est une opération toujours délicate, souvent difficile. Si le malade ne résiste pas trop, on peut écarter les paupières avec les doigts de la main gauche, pendant que la main droite y intro-

1. On ne saurait trop recommander aux mères d'apprendre à leurs enfants à se gargariser : cela est d'autant plus facile qu'ils sont disposés à *imiter* ce qu'on fait devant eux.

duit le liquide ou la poudre. Le malade doit être couché, et l'infirmière placée du côté de l'œil à soigner; elle applique le pouce et le médius de la main gauche, le premier sur la paupière inférieure, tout près du bord libre, le second sur la paupière supérieure; enfin, l'infirmière appuie légèrement et écarte ces deux doigts, qui entraînent les paupières dans leur mouvement. L'écartement est ainsi produit.

Mais si l'on a affaire à un enfant indocile, ou si les paupières sont gonflées, on devra employer les deux mains pour bien les écarter, en appliquant la pulpe des doigts de chaque main près du bord libre de chaque paupière, et l'on fera appel à un aide qui sera chargé d'introduire le médicament ou collyre. On reconnaît que les paupières sont suffisamment écartées, quand on aperçoit bien leur face interne (muqueuse) rougeâtre, sur laquelle le médicament est alors directement appliqué.

Pour insuffler un collyre pulvérulent, on introduit une petite pincée de la poudre dans un tube quelconque (paille, plume, verre, ou papier roulé); on écarte les paupières avec les doigts de la main gauche, puis on souffle légèrement, et par un coup sec, cette poudre sur l'œil malade. — Il convient de ne pas souffler trop fort, et de ne pas approcher le tube trop près de l'œil, qui pourrait être blessé dans un mouvement du malade.

On arrive au même résultat en trempant un pinceau dans la poudre prescrite, et en le secouant au-devant de l'œil ouvert, de façon à y faire tomber cette poudre. Cette petite manœuvre s'exécute en tenant ferme le pinceau à un ou deux centimètres de l'œil, et en donnant de l'autre main une légère chiquenaude sur le manche du pinceau; la main qui tient celui-ci sera plus fixe si l'on prend la précaution de l'appuyer sur le front;

on arrive même facilement, avec un peu d'exercice, à faire le tout d'une seule main, l'index et le pouce maintenant le pinceau, et le médius ou l'annulaire venant le choquer d'un petit coup sec.

Collyres liquides. — Ils sont destinés : 1° tantôt à laver les bords des paupières : on se sert pour cela d'une compresse très fine, trempée dans le collyre, et que l'on passe très légèrement et à plusieurs reprises sur les paupières ; — 2° tantôt à donner à l'œil des bains locaux dans un petit vase de forme particulière appelée *œillère* ; pour cela, on verse une petite quantité du liquide dans l'œillère, puis on baisse la tête de telle sorte que le rebord du petit vase s'adapte exactement à la circonférence de l'œil dont il reproduit la forme : enfin on renverse la tête en arrière en maintenant l'œillère au-devant de l'œil, et l'on ouvre et ferme à plusieurs reprises cet œil ainsi bouché, de façon à ce que le liquide entre bien en contact avec toutes ses parties ; — 3° tantôt les collyres sont destinés à faire des fomentations sur des yeux malades ; on place alors sur les yeux une ou deux compresses imbibées du collyre, en ayant soin de les renouveler souvent ; — 4° tantôt enfin, et c'est leur mode d'emploi le plus fréquent, les collyres sont destinés à être introduits entre les paupières pour agir directement sur l'œil malade. On donne à cette introduction le nom d'*instillation*.

Pour instiller un collyre, le malade étant couché ou assis, on lui renverse la tête en arrière, on écarte les paupières, et l'on fait tomber quelques gouttes du collyre sur la surface de l'œil, dans l'angle interne des paupières. Il faut avoir bien soin de maintenir les paupières ouvertes pendant une demi-minute environ, et de mettre le liquide en contact avec toutes les parties de l'œil en imprimant à la tête quelques petits mouvements de gauche à droite. On peut régler le débit du liquide en appliquant un doigt sur l'ouverture de la fiole qui contient le collyre, de façon à n'en laisser tomber que quelques gouttes sur l'œil ; mais il est préférable de se servir d'un petit appareil dit *compte-gouttes* : c'est un tube de verre terminé par un tube ou une ampoule de caoutchouc.

Pour puiser le collyre, on trempe l'extrémité effilée du tube de verre dans le liquide, en pressant avec deux doigts le tube ou l'ampoule de caoutchouc, puis on écarte subitement les doigts, le caoutchouc reprend alors sa forme et le liquide monte dans l'appareil. Pour instiller, il suffit de presser doucement le caoutchouc ; le liquide est alors versé goutte à goutte dans l'œil malade.

Toutes ces manœuvres sont d'une extrême simplicité, mais elles exigent la plus grande attention, tant est délicat l'organe sur lequel on agit. *L'infirmière ne devra jamais se servir d'un collyre avant de s'être assurée qu'elle a bien en main le collyre prescrit ;* une erreur de ce genre entraînerait quelquefois la perte de l'œil.

On applique aussi les collyres avec un *pinceau* que l'on promène sur la face interne des paupières convenablement renversées ; ce mode d'application est généralement réservé aux collyres énergiques dont il est important de bien localiser l'action, et ce sont les chirurgiens qui s'en chargent eux-mêmes. Lorsque l'infirmière sait qu'on aura à employer ainsi des collyres forts au nitrate d'argent, elle devra, sans qu'on ait besoin de le lui dire, préparer d'avance, à côté du collyre, un petit vase contenant de l'eau salée avec un pinceau dedans ; l'eau salée, en effet, est utile dans ce cas pour neutraliser l'excès du nitrate, ce que l'on fait en passant sur la conjonctive le pinceau d'eau salée aussitôt après le pinceau de nitrate d'argent. Les pinceaux qui auront servi pour un malade devront être mis de côté, de façon à ne pas servir pour un autre avant d'avoir été très soigneusement nettoyés, passés dans une solution antiseptique, et *bien essuyés*; il ne faudrait pas, en effet, qu'ils conserrvassent dans leur épaisseur des résidus de cette solution, qui seraient des irritants dangereux pour un organe aussi délicat que l'œil.

Collyres gazeux ou *en vapeur.* — Ces collyres, moins souvent employés que les précédents, consistent en vapeurs de différente nature que l'on dirige sur l'œil malade (voir *Douches de vapeur*); ou en gaz renfermés dans des flacons bien bouchés à l'action desquels on expose les yeux.

Collyres mous. — Ils sont à l'état de pommade ou d'onguent; pour les employer on prend au bout d'un stylet très mousse un petit fragment (tête d'épingle ou grain de mil) du collyre mou prescrit, et on le dépose bien doucement entre les paupières très légèrement écartées; puis on frotte doucement l'œil par-dessus les paupières rapprochées, de façon à étendre la pommade ou *l'onguent-collyre.*

INJECTIONS. — *L'injection* est une petite opération qui a pour but de mettre un liquide simple ou médicamenteux en contact avec les parois d'une cavité naturelle ou accidentelle. Les *injections se font* avec des *seringues* ou autres appareils analogues. La *nature* et la *quantité des liquides* employés dans les injections varient suivant les indications du médecin. Nous étudierons successivement les détails pratiques relatifs aux injections *dans les plaies*, aux injections *nasales, buccales, oculaires, auriculaires, vaginales, uréthrales*, et enfin aux injections *rectales*, ou *lavements*.

Injections dans les plaies, lavage des plaies. — Après avoir enlevé le pansement qui recouvre une plaie, il est nécessaire de la laver pour chasser le pus et combattre la putridité. Le liquide employé est généralement de l'*eau* additionnée d'*alcool camphré*, d'*acide phénique*, ou de tout autre *liquide antiseptique*, etc.—On se sert, pour ces lavages, d'une seringue à canule étroite. Il faut dévisser la canule pour emplir la seringue. En faisant l'injection, on poussera le piston avec une énergie modérée, assez fort pour que le jet d'eau soit capable d'entraîner les détritus et les brins de charpie collés à surface de la plaie, mais pas assez pour qu'il puisse déterminer de la douleur et faire saigner les bourgeons charnus. Les injections dans les plaies fistuleuses, ou trajets fistuleux, se font avec une seringue plus petite, et le piston doit être poussé avec la plus grande douceur. — Quand on emploie des médicaments qui peuvent attaquer la seringue, le *nitrate d'argent* par exemple, il faut se servir d'une seringue en verre.

On se sert encore, pour le lavage des plaies, d'irrigateurs sur le tube desquels sont montées des canules métalliques spéciales, pourvues ou non d'un robinet quelconque que le chirurgien ouvre lui-même plus ou moins, suivant la force qu'il veut donner au jet. Quand la canule n'est pas arrangée de la sorte, c'est l'infirmier porteur de l'irrigateur qui aura à régler ce jet avec le robinet placé sur l'appareil à l'origine du tube flexible; il devra, en ouvrant ce robinet, souvent difficile à régler, aller doucement et progressivement, afin de ne pas donner un jet trop fort, qui ferait mal

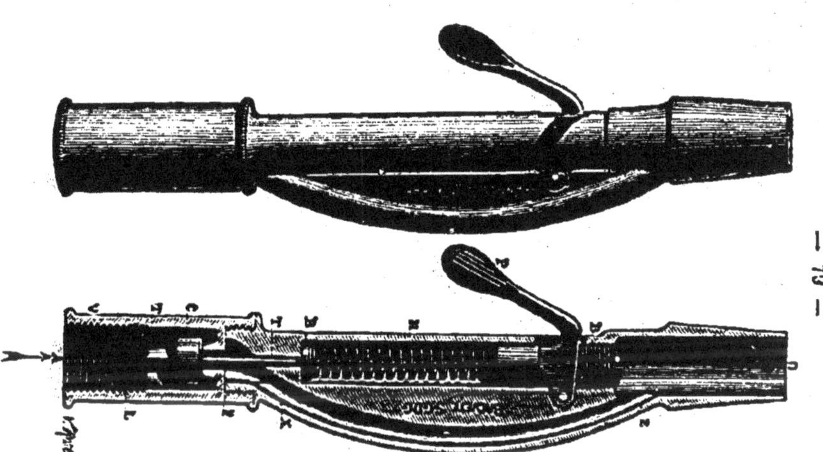

Fig. 13. Robinet à pédale, de Grandcollot

Le tube de caoutchouc de l'irrigateur ou de l'appareil à pression d'eau s'adapte à l'extrémité gauche, et la canule à l'extrémité droite, disposée à cet effet en forme de cône. La seconde figure représente la disposition intérieure du robinet.

au blessé et éclabousserait tout le monde ; il devra aussi prendre garde, quand on lui dira d'arrêter l'écoulement, de ne pas se tromper sur la manœuvre, et de ne pas ouvrir en grand en croyant fermer, étourderie que nous avons vu commettre plus d'une fois.

L'irrigateur, malgré ces petits inconvénients, est infiniment plus commode, pour le lavage des plaies, que la vieille seringue à trois anneaux, mais il y a quelque chose de mieux : c'est le *laveur* que l'on voit maintenant dans beaucoup de services de chirurgie. Cet appareil se compose des quatre pièces suivantes : 1° un grand flacon, de 2 ou 3 litres de capacité, contenant le liquide à injecter ; 2° un bouchon de caoutchouc qui le ferme solidement, et que traversent deux conduits métalliques, l'un débouchant à la partie supérieure du flacon, au-dessus du niveau du liquide, l'autre plongeant jusqu'au fond ; 3° une poire à insufflation, accompagnée de son réservoir d'air (1), et dont le tube s'adapte au premier de ces conduits (celui qui ne plonge pas) ; enfin, 4° un long tube de caoutchouc, partant du second conduit (celui qui plonge), et muni à son extrémité d'une canule à robinet, soit ordinaire, soit à poussette ou à pédale (fig. 13) ce qui est beaucoup plus commode, attendu qu'une seule main suffit pour le manœuvrer. Le fonctionnement de cet appareil est bien facile à comprendre : en comprimant la poire, on accumule de l'air dans la partie supérieure du flacon, et cet air, pressant sur la surface du liquide, tend à le chasser par le conduit

1. Ce réservoir comme celui de l'appareil insufflateur du thermocautère et du pulvérisateur de Richardson, est entouré d'un filet qui a pour usage d'en limiter la distension : quand il remplit le filet, il faut cesser de faire agir la poire, sans quoi l'on risquerait de faire crever, soit le réservoir, soit le tube, soit la poire elle-même.

plongeant et par le tube et la canule qui lui font suite. Le chirurgien règle l'écoulement avec le robinet qu'il a sous la main, tandis que, de son côté, l'infirmier entretient la pression, en donnant de temps en temps un coup de poire quand il voit, par l'affaissement du réservoir d'air, que cette pression devient insuffisante.

Quelle que soit l'injection à faire, et que l'on se serve d'une seringue ou d'un irrigateur, l'instrument devra toujours être *amorcé*, c'est-à-dire ne plus contenir dans son intérieur que le liquide à injecter, sans mélange d'air. S'il s'agit d'une seringue, on devra, après l'avoir remplie, la placer verticalement, canule en haut, et pousser le piston jusqu'à ce que le liquide commence à sortir. Par cette manœuvre, on aura chassé tout l'air qui pouvait avoir pénétré dans la seringue, et l'on sera sûr de n'injecter que du liquide ; cela s'appelle *purger* la seringue. Cette précaution est très importante. Combien de fois avons-nous vu une infirmière émotive ou trop pressée donner au chirurgien une seringue contenant plus d'air que de liquide ! Quant aux autres instruments qui servent pour les injections, irrigateurs, laveurs, etc., on les purge en ouvrant quelques instants le robinet jusqu'à ce que le liquide n'entraîne plus de bulles d'air avec lui.

Les *injections nasales* se font avec une petite seringue à canule renflée en olive et percée d'un seul trou à son sommet. L'infirmière fera asseoir son malade en face du jour, la tête un peu renversée en arrière et le menton porté en avant sur le bord d'un bassin, maintenu par un aide ; elle relèvera légèrement l'extrémité du nez avec la main gauche, pendant que l'autre main fera manœuvrer la seringue, dont l'olive doit être placée à l'entrée des fosses nasales. Le jet de liquide devra être dirigé droit d'avant en arrière, suivant la direction du plancher (paroi inférieure) des fosses nasales, et non pas de bas en haut, parce qu'en le faisant remonter vers les parties supérieures du nez, on rendrait l'injection plus désagréable à supporter, et l'on pourrait même provoquer une véritable douleur. A moins d'indications particulières du médecin, l'infirmière ne devra donner au jet qu'une force très modérée.

Injections buccales. — Elles ont pour but de laver et de désinfecter la bouche et le fond de la gorge dans les cas d'inflammation, d'ulcérations ou de tumeurs de ces régions, dans les angines, etc. Elles se font avec une seringue à trois anneaux ou avec un irrigateur. Le malade est placé devant une fenêtre, de façon que le fond de la bouche puisse être bien éclairé ; la tête est légèrement penchée en avant, au-dessus d'une cuvette maintenue sous le menton par le malade lui-même ou par un aide ; une alèze entourant le cou et retombant largement par-devant préserve les vêtements. Les choses étant ainsi disposées, l'infirmier invite le malade à bien ouvrir la bouche et à respirer tranquillement par le nez, puis, tenant la canule au niveau de l'orifice buccal, il fait l'injection, d'abord avec un jet très modéré, pour accoutumer le patient, ensuite avec un jet plus fort, en dirigeant de son mieux le liquide sur les parties malades. Il n'est pas nécessaire d'introduire profondément la canule dans la bouche ; il suffit de l'approcher à quelques centimètres en avant des lèvres, et l'on n'a pas, de la sorte, à redouter que le malade se heurte contre elle dans des mouvements intempestifs. Lorsque c'est à un enfant que l'on a à pratiquer une injection buccale, il faut souvent user d'artifices pour lui faire accepter ce moyen de traitement : on commence très doucement, comme en jouant, on charge la première seringue avec de l'eau sucrée ou quelque autre douceur, et l'on arrive ainsi plus ou moins vite à voir le petit malade tolérer ces injections avec le liquide prescrit par le médecin et avec la force de projection nécessaire. — L'infirmière recommandera au malade de ne pas avaler le liquide médicamenteux injecté, parce que cette absorption pourrait entraîner parfois des inconvénients plus ou moins graves ; d'ailleurs, quand on reçoit au fond de la gorge un jet liquide poussé un peu énergiquement, le mouvement instinctif qui se produit est un mouvement pour recracher et non pour avaler. — En ce qui la concerne, l'infirmière devra se garer de son mieux des éclaboussures, surtout si le malade auquel elle fait une injection buccale est atteint d'une maladie contagieuse (diphthérie, syphilis, etc.); si, malgré ces précautions, elle se trouve éclaboussée, elle se lavera aussitôt la figure avec de la solution boriquée, ou avec une solution mercurielle faible: solution de biiodure au 1/20.000, ou solution de sublimé au 1/1.000 étendue d'eau (une partie de solution pour trois parties d'eau) (1).

Injections oculaires. — Les injections oculaires ont pour but de laver la cavité conjonctivale, c'est-à-dire l'espace compris entre le globe de l'œil et la face interne des paupières. On les emploie surtout dans le traitement de *l'ophthalmie purulente*, et ce sont les chirurgiens ou leurs assistants qui les font eux-mêmes, parce que la difficulté que l'on éprouve presque toujours à écarter les paupières, et la nécessité où l'on se trouve d'employer pour cela des écar-

---

1. Nous ne parlons pas, pour ce lavage, de solution phéniquée faible, parce que la peau fine de la face tolère généralement mal le contact de l'acide phénique, et parce que, même assez fortement étendue d'eau, cette solution faible pourrait encore être trop irritante pour elle.

leurs, ne permettent pas d'abandonner à des mains inexpérimentées cette manœuvre préliminaire, que rendent délicate et même dangereuse les lésions du globe oculaire.

Les objets à préparer sont :

1° Un *irrigateur* (irrigateur Eguisier ou irrigateur à pression d'eau) ou bien un laveur, rempli du liquide prescrit par le chirurgien, et portant à l'extrémité de son tube de caoutchouc une canule à bout mousse. Les seringues ne sont pas bonnes pour cette opération délicate: elles ne sont pas assez faciles à manœuvrer avec précision. La température du liquide de l'injection sera réglée conformément aux indications du chirurgien.

2° Une large *cuvette* destinée à être placée sous la tête du malade et à recevoir le liquide. Dans les services d'yeux des hôpitaux d'enfants, la cuvette mobile est remplacée par un grand bassin métallique, installé à poste fixe le long d'un mur, sous le réservoir qui contient le liquide à injecter; un lit spécial, à matelas garni de toile cirée, est disposé tout auprès, de telle sorte que la tête du malade, débordant le bord de ce lit, vienne se placer au-dessus du bassin.

3° Des *compresses* pour les mains et des *boulettes de coton hydrophile* pour éponger. Lorsqu'il n'y a qu'un seul œil malade, il faut préparer de plus des *rondelles de coton ordinaire* (1) et un *bandeau*, pour garantir l'œil sain contre le danger de contagion par les éclaboussures du liquide projeté dans l'œil malade.

4° Une *alèse* qui sera placée autour du cou et du

---

1. Le coton ordinaire doit être employé pour cet usage, de préférence au coton hydrophile, parce qu'il ne se laisse pas imbiber par l'eau. La couche de coton doit être assez épaisse, et le bandeau large et bien serré.

tronc du malade, pour préserver les vêtements contre les échappées du liquide. Cette alèze aura une autre utilité quand il s'agira de donner une injection oculaire à un enfant trop jeune ou trop peu raisonnable pour se prêter à l'opération : elle servira alors en outre, et surtout, à l'immobiliser en enveloppant solidement son buste et ses bras.

8° Enfin, deux *écarteurs de paupières*. La *boîte d'instruments* pour les yeux sera également préparée à portée, pour le cas où le chirurgien aurait quelque opération à pratiquer sur l'œil après le lavage.

Le rôle de l'infirmière *pendant l'injection oculaire* se bornera à maintenir sur le lit l'enfant enveloppé et entravé dans son alèze, et à fixer sa tête en bonne position. S'il n'y a qu'un œil malade, elle tournera bien la tête de l'enfant du côté correspondant, afin que le liquide s'écoule vers la tempe, et que les cheveux soient aussi peu mouillés que possible ; dans ce cas, bien entendu, elle n'aura pas oublié de préserver d'autre part l'œil sain avec le bandeau ouaté dont nous avons parlé tout à l'heure. Si les deux yeux sont malades, elle fera successivement la même manœuvre à droite et à gauche, quand le chirurgien, après avoir lavé l'un des yeux, passera au lavage de l'autre, et elle préservera le premier avec un tampon de coton pendant le lavage du second. Elle devra éviter soigneusement d'appuyer sur le globe de l'œil, ce qui pourrait avoir les plus graves inconvénients sur un organe parfois si compromis, qu'une légère pression suffirait à le crever : ce n'est donc pas avec le bout des doigts qu'elle maintiendra son tampon de coton sur l'œil, mais avec la main entière, appliquée à plat, prenant son point d'appui sur le front et sur la pommette, et présentant son creux au niveau de l'œil.

Après l'injection, l'infirmière essuiera bien la face

et les cheveux de l'enfant, nettoiera les instruments, fera disparaître les linges salis ou mouillés, etc.

En raison de la nature contagieuse au premier chef et de la gravité des maladies oculaires que l'on traite par les injections, l'infirmière devra, tout en aidant, ne rien négliger pour garantir sa face et ses yeux contre les éclaboussures ; elle tiendra sa tête aussi éloignée que possible de celle de l'enfant, elle la détournera dès qu'elle verra le chirurgien se mettre en mesure de commencer le lavage, car c'est surtout au début de l'injection, pendant le réglage du jet, que l'on est exposé à être éclaboussé, et elle ne quittera cette position que quand le jet sera complètement arrêté. Si, malgré ces précautions, il lui jaillissait du liquide sur la figure ou dans les yeux, elle se laverait sans retard, et minutieusement, avec un linge fin imbibé de solution boriquée à 3 p. 100 ou de solution de biiodure au 1/20.000 ; d'ailleurs, le chirurgien étant présent, elle recevrait aussitôt toutes les indications nécessaires pour prévenir les conséquences de cet accident. — Toujours en raison de ce danger de contagion, elle devra, *aussitôt l'opération terminée et ses rangements faits, se laver les mains au savon et à la brosse, puis les rincer dans une solution antiseptique.*

Injections auriculaires. — L'infirmière fera ces injections avec une petite seringue en verre semblable à celles dont on se sert pour les injections nasales. —On emploie aussi la seringue à trois anneaux ou l'irrigateur, particulièrement dans les cas où il s'agit de déloger par une injection puissante un corps étranger du conduit auditif, mais alors le chirurgien lui-même se charge de l'injection. — Le malade doit avoir la tête penchée du côté opposé à l'oreille malade, et la main gauche doit tirer en haut et en arrière le pavillon de l'oreille saisi entre le pouce et l'index, pendant que l'on fait l'injection de la main droite. Il ne faut pas introduire le bec de la canule profondément, dans la crainte de blesser, soit la paroi du conduit, soit, ce qui serait plus grave, la membrane du tympan, qui forme le fond de ce conduit. On a pris préalablement la précaution de jeter sur les épaules du malade une alèze pliée en plusieurs doubles, qui entoure bien exactement le cou *au-dessus des vêtements*, et recouvre toute la partie supérieure de la poitrine, et l'on devra, pendant l'opération, veiller à ce que cette alèze ne se déplace pas. Un aide tient, au-dessous de l'oreille, un bassin dont il a soin de bien appliquer le bord sur la partie latérale du cou, pour empêcher le liquide d'aller inonder l'alèze d'abord et les vêtements du malade ensuite; les bassins en haricot sont particulièrement commodes pour cet usage. L'emploi du bassin seul, bien tenu, peut suffire avec un malade qui sait rester immobile et se prêter à la manœuvre ; néanmoins, même dans ce cas, il est prudent de mettre l'alèze, car il suffit d'un rien pour que les vêtements du malade se trouvent trempés; cela devient une précaution absolument indispensable quand on a affaire à un malade qui ne sait pas se tenir, ou, à plus forte raison, à un enfant qui se débat.

Pour les *injections dans le vagin*, on se sert d'une seringue à siphon terminé en olive et percé d'un grand nombre de petits trous comme un arrosoir ; quelquefois encore, on se sert d'un simple irrigateur, dont le tube est muni d'une canule particulière, ou d'un *clysoir anglais* (*Fig* 14), ou d'un autre petit clysoir (*Fig* 16).

On emploie beaucoup maintenant, dans les services d'accouchements, un appareil à injections qui remplace très avantageusement tous ceux-ci, à cause de sa manœuvre commode et de la facilité de son entretien en parfait état de propreté. Cet appareil consiste en un grand vase de verre muni d'une anse, comme un grand verre à bière, et de la partie inférieure duquel part un long tube de caoutchouc muni à son autre

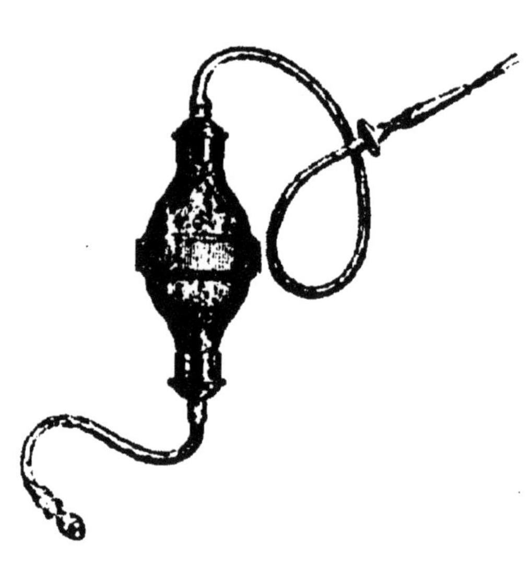

Fig. 14. — Ce clysoir se compose : 1° d'une sorte d'œuf creux, muni de soupapes ; — 2° d'un tube d'aspiration avec embout métallique ; — 3° d'un tube d'émission avec canule. — Pour le faire fonctionner, on place l'extrémité inférieure (embout) dans un vase rempli du liquide à injecter ; — on comprime l'œuf ou l'ovoïde avec une main, à diverses reprises et on détermine ainsi l'aspiration. — En modifiant la canule, on a un *clysoir pour lavement* (Voir la figure 13), ou un *injecteur vaginal*.

extrémité d'une canule en verre. Au repos, la canule est mise dans le vase, et le tube est enroulé autour de celui-ci ; quand on veut s'en servir, on prend la canule en serrant le tube au-dessus, puis, après l'avoir introduite, on élève ou l'on fait élever le vase par un aide, plus ou moins haut, suivant que l'on veut donner plus ou moins de rapidité au jet de liquide. Si l'on veut interrompre l'injection avant d'avoir soutiré tout le liquide, on pince à nouveau le tube au-des-

sus de la canule, on retire celle-ci du vagin, et on la
replace dans le vase qu'on a abaissé à cet effet ; bien
entendu, le restant de liquide est jeté, et le vase immédiatement nettoyé.

La malade doit être couchée, le bassin plus élevé
que la poitrine, de telle sorte que le fond du vagin
soit dans une position déclive (c'est-à-dire plus bas que
l'entrée). Pour bien introduire la canule, il faut se sou-

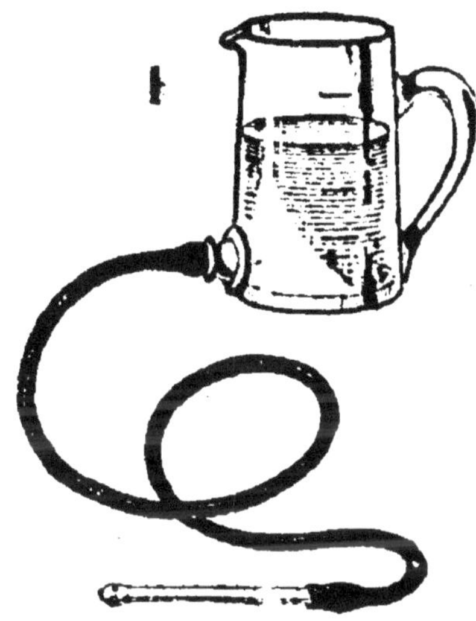

Fig. 15.

venir que le vagin s'ouvre à la partie postérieure de la
vulve et qu'il décrit une courbe dont la concavité (le côté
creux) regarde en avant. Il faut donc présenter la canule
dans la partie postérieure de la vulve et la diriger un peu
en arrière ; en essayant de l'enfoncer vers le milieu de
la vulve, et tout droit de bas en haut, on buterait contre
la paroi antérieure du vagin. Puis, quand elle a pénétré
de deux à trois centimètres dans la direction en arrière
que nous venons d'indiquer, on abaisse un peu la

main qui la dirige, tout en continuant de la pousser avec douceur plus profondément ; si l'on négligeait cet abaissement de la main, on irait, cette fois, buter contre la paroi postérieure du vagin. Ces précautions sont surtout nécessaires lorsqu'on emploie des canules droites et rigides (non flexibles), comme les canules de verre dont on se sert dans les services d'accouchements ; les canules souples, en gomme noire, sont plus faciles à introduire, mais elles offrent infiniment moins de sécurité au point de vue de l'entretien en parfait état de propreté, et, pour cette raison, nous en déconseillons l'usage. Si l'on sent une résistance, il ne faut jamais la forcer ; on retire un peu la canule, pour recommencer à l'introduire en lui donnant une meilleure direction. On la fait pénétrer de sept à huit centimètres en moyenne.

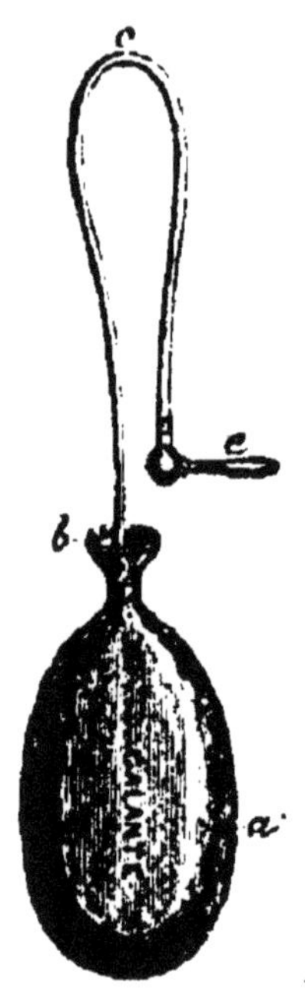

Fig. 16. — Clysoir de poche et de voyage. — Après avoir dévissé le tube c, on remplit d'eau le réservoir a, en versant l'eau par l'entonnoir b ; on replace le tube c, et il suffit de presser entre les deux mains le réservoir a pour que le liquide s'échappe avec force par la canule e. (Galante.)

Le jet de liquide doit être modéré et ne pas faire douche, ce qui serait douloureux et pourrait même être dangereux ; il faut donc presser doucement, sans secousses, la poire de l'injecteur, ou bien ouvrir lentement, et presque jamais en totalité, le robinet de l'irrigateur, dont le jet est souvent trop fort, ou encore, si l'on se sert de l'excellent appareil à pression d'eau décrit et figuré ci-dessus, l'élever progressivement, sans brusquerie, et pas trop haut (en moyenne à hauteur de l'épaule) ; on devra surtout prendre ces précautions lorsque, faute d'avoir à sa disposition une canule à bout percé de plusieurs trous en pomme d'arrosoir, qui débite trop de liquide à la fois pour que chaque jet puisse avoir une grande force, on sera réduit à se servir d'une canule ordinaire percée d'un seul trou au bout, qui projette un jet unique et plus fort, droit dans la direction du fond du vagin. Les ménagements à apporter dans l'introduction de la canule et dans le réglage du jet sont particulièrement importants quand il s'agit de femmes en couches.

On doit veiller à ce que le liquide injecté ressorte bien, et si sa sortie ne se faisait pas assez librement, on pourrait la favoriser, soit en déplaçant légèrement la canule de droite et de gauche, soit en écartant un peu les lèvres de la vulve. Il va sans dire qu'avant de procéder à l'introduction de la canule et à l'injection, on aura eu le soin de glisser sous la malade un bassin plat pour recevoir le liquide.

Le nombre et la durée des injections seront réglées par le médecin ou l'accoucheur, ainsi que la quantité et la température du liquide à faire passer à chaque injection. Lorsque l'on pratique une injection avec des liquides émollients ou calmants, il est bon de laver d'abord le vagin en y faisant passer un demi-litre ou un litre d'eau simple, et de faire en sorte que l'injection médicamenteuse administrée ensuite séjourne quelques minutes dans ce conduit. Pour cela, on invite la malade à rester bien à plat dans son lit, le siège aussi relevé que possible ; au bout de quelques minutes seulement on la fait asseoir sur son plat bassin, qui n'a pas été enlevé, et le liquide retenu jusque-là dans le vagin s'échappe par son propre poids. Au contraire, quand l'injection est composée de substances antiseptiques, qui sont en même temps plus ou moins toxiques,et dont l'absorption pourrait avoir de sérieux inconvénients, il faut faire en sorte qu'il en reste le moins possible dans le vagin après l'injection, et alors on fait asseoir la malade aussitôt la canule retirée.

Injections uréthrales. — Les injections uréthrales proprement dites sont faites, sauf très rares exceptions, par les malades eux-mêmes, d'après les indications du médecin ; nous ne nous en occuperons donc pas ici. Nous dirons seulement quelques mots des injections que l'infirmière aura quelquefois à faire, chez l'enfant, *dans la cavité du prépuce*, en cas de *phimosis* (étroitesse de l'orifice du prépuce) avec *balano-posthite* (inflammation du gland et de la muqueuse qui tapisse la face interne du prépuce). On fait ces *injections sous-préputiales* avec une petite seringue uréthrale en verre, chargée du liquide prescrit par le médecin. L'enfant étant couché sur un lit,et un bassin triangulaire ayant été installé entre ses cuisses pour recevoir les liquides, l'infirmière, placée à sa droite, prend la verge entre le pouce et les deux premiers doigts, attire un peu le prépuce en arrière sur le gland, et introduit la canule dans l'orifice pré-putial, *doucement, sans forcer, si peu que ce soit,* en dirigeant son extrémité vers le dos de la verge. Elle évitera ainsi à peu près sûrement de l'engager dans le méat urinaire (orifice de l'urèthre situé au sommet du gland) ; d'ailleurs, elle reconnaîtra que la canule est dans la cavité préputiale, à la possibilité de la mouvoir facilement de droite et de gauche, ce qui n'aurait pas lieu si l'instrument avait été introduit dans l'urèthre. La canule, dont l'index peut suivre la marche sous le prépuce, est introduite à une profondeur de 1 centimètre, 1 centimètre et demi, suivant la longueur du prépuce et les dimensions de la verge ; il est inutile de la faire pénétrer jusqu'au niveau de la base du gland, et mieux vaut rester en deçà, que de s'exposer à aller blesser le fond du cul-de-sac formé en ce point par la soudure du prépuce au pourtour du gland. On pousse alors l'injection sans violence, mais de façon à distendre un peu le prépuce pour que le liquide pénètre bien dans toute sa cavité ; dans ce but, on peut encore faire varier avec précaution la direction de la canule de droite et de gauche. Généralement le liquide ressort aisément autour de la base de la canule ; s'il en était autrement, on aiderait sa sortie par quelques pressions des doigts. On emploie ainsi le contenu d'une ou deux seringues.

Après cette injection, l'infirmière lavera l'instrument dans un liquide antiseptique. et se nettoiera elle-même les mains avec le même soin que dans les cas précédents.

LAVEMENTS. — Les *lavements* sont des injections que l'on fait dans le *gros intestin* par l'anus. — On les divise en *lavements entiers* (500 grammes) ; — *demi-lavements* ; — *tiers de lavements* ; — *quarts de lavements* (125 grammes). Dans quelques cas, on donne des *lavements forcés* de 8 à 10 litres au moyen d'appareils spéciaux ; le médecin les administre alors lui-même. Chez les enfants, on donne toujours de *petits* lavements. La *composition* de l'injection varie comme la quantité du liquide qu'on injecte.

Le lavements sont *simples* ou *médicamenteux* ; on prescrit aussi des lavements *nutritifs*. — Les *lavements simples* sont préparés avec de l'eau ordinaire ou avec une décoction de graine de lin, de racine de guimauve, de son : c'est ce qui constitue le lavement *émollient* ou *laxatif*, d'usage vulgaire.

Les *lavements médicamenteux* se font avec un lavement ordinaire, additionné du remède à introduire. Ils sont *purgatifs, calmants, astringents*, etc., suivant le but que le médecin se propose. Ceux qu'on est appelé à administrer le plus souvent dans les hôpitaux sont les lavements avec le *miel de mercuriale*, avec le *miel commun*, avec le *sulfate de soude*, avec la *glycérine*, le *lavement laudanisé* (1). — On emploie surtout les *demi-lavements* ou les *quarts de lavements*, pour pratiquer des *injections médicamenteuses*. — Le médecin recommande généralement de faire précéder les lavements de cette espèce d'un lavement simple, à rendre aussitôt, dans le but de débarrasser le rectum des matières qu'il peut contenir.

La même remarque s'applique aux *lavements nutritifs* ou *alimentaires*, qui sont prescrits dans certains cas. L'intestin une fois vidé, on administre un quart de lavement avec du *bouillon*, du *lait*, du *vin*, de la *purée de viande* ou des *peptones*, suivant la prescription.

Les lavements se donnent le plus souvent *tièdes* ; leur température ne doit jamais dépasser 33° du thermomètre centigrade. On ordonne quelquefois des *lavements d'eau froide* ou *d'eau glacée*.

Mode d'administration. — Un grand nombre d'instruments ont été employés pour pratiquer les injections intestinales. Celui qui est aujourd'hui d'un usage général est le *clyso-pompe* ou *irrigateur Éguisier*. Il *se compose* d'un réservoir, d'un piston qui refoule le liquide et qui est mis en mouvement par un ressort, enfin d'un tube flexible s'adaptant au réservoir, et terminé à son autre extrémité par une canule d'ivoire.

Avec cet instrument, il est facile de donner toute espèce de lavements. Cependant, *chez les enfants*, et

1. Voir pour plus de détails le tome IV du *Manuel*.

pour l'administration de certaines substances médicamenteuses, on préfère quelquefois se servir de la *seringue ordinaire*. Trois pièces composent celle-ci : le corps, le piston et la canule. Il est toujours prudent d'adapter à la canule d'étain une deuxième canule en gomme élastique.

Qu'on emploie le clyso-pompe, l'irrigateur ou la seringue, il ne faut jamais oublier, après avoir chargé l'instrument, de le *purger* comme il a été indiqué plus haut. La canule, *qu'on a eu le soin d'enduire d'un corps gras*, est alors introduite. Cette petite opération, bien que très simple, est soumise, cependant, à de certaines règles, dont l'oubli pourrait entraîner des accidents quelquefois graves.

Le malade étant couché au bord du lit, sur le côté droit, le corps légèrement fléchi en avant, introduisez doucement la canule, non pas directement en haut, comme ne manquent pas de le faire les personnes inexpérimentées, mais *en haut et en avant*, suivant une ligne qui aboutirait à l'ombilic et dans une longueur de 2 ou 3 centimètres ; puis, par un second mouvement, poussez-là *en haut et en arrière*. La canule pénètre alors aisément, sans rencontrer de résistance, *parce qu'elle suit la direction même du rectum* (1). Si, au contraire, on néglige ces indications, on est arrêté par le coude que forme l'intestin ; on s'expose à le blesser en cherchant à vaincre cet obstacle, et l'on occasionne, dans tous les cas, une vive souffrance au malade.

Une fois que la canule est en place, on ouvre avec lenteur le robinet de l'irrigateur, ou l'on pousse doucement le piston de la seringue, suivant l'instrument dont on se sert, en recommandant bien au malade

1. Dernière partie du gros intestin.

de ne faire aucun effort. Si l'introduction de la canule
est rendue difficile par suite d'une plaie ou d'un obstacle quelconque siégeant à l'ouverture anale, il faut
redoubler d'attention et de ménagements. Mais, dans
aucun cas, on ne doit employer de force pour franchir
l'obstacle quand même ; mieux vaut attendre et de-
mander l'avis du médecin.

L'introduction d'une canule dure et rigide, comme
les canules d'os ou d'ivoire des irrigateurs et comme
les canules métalliques des seringues, est parfois un
peu difficile, surtout chez les tout jeunes enfants, et
les mouvements intempestifs du patient peuvent même
la rendre dangereuse. On peut, dans une certaine
mesure, parer à cet inconvénient, en appuyant sur
l'une des fesses du malade la main qui dirige la canule, et en prenant celle-ci par son milieu ; on suit
ainsi tous les mouvements du malade, et l'on n'est pas
exposé à pousser la canule trop profondément ou dans
une mauvaise direction, comme cela peut arriver
quand on agit à main levée, en tenant la canule près
de son talon ou la seringue par son extrémité supérieure. Mais il est bien préférable, pour tous les cas
où l'on peut prévoir une difficulté quelconque d'introduction, et en particulier pour les enfants, d'avoir
recours à une sonde uréthrale de caoutchouc rouge, du
n° 15 ou du n° 16, que l'on adapte à l'extrémité de la
canule. Grâce à leur extrême souplesse, ces sondes
s'accommodent d'elles-mêmes aux courbures du conduit ano-rectal, et pénètrent sans provoquer la moindre douleur ; si elles butent quelque part ou si le malade s'agite, elles ne peuvent le blesser, car elles flé-
chissent sous le moindre effort ; en outre, on peut,
en raison de leur longueur et de la facilité de leur introduction, les faire au besoin pénétrer dans l'intestin
bien plus avant que les canules ordinaires. Nous

recommandons beaucoup cette manière de procéder, à cause des grandes garanties de sécurité qu'elle offre, même entre les mains les moins expérimentées.

L'infirmière doit insister auprès de son malade pour qu'il garde le plus longtemps possible les lavements *nutritifs* et *médicamenteux ;* il les gardera plus longtemps et avec plus de profit, si l'intestin a été au préalable nettoyé et vidé par un grand lavement.

APPLICATIONS LOCALES DE L'ÉTHER ET DU CHLOROFORME. — L'*éther* et le *chloroforme* servent comme topiques liquides ; on imbibe des compresses de ces médicaments et on les applique sur les parties malades ; mais comme nous avons vu qu'ils s'évaporaient très vite, ils agissent, à partir du moment de leur application, l'éther surtout, comme *topiques gazeux* en même temps que comme topiques liquides.

On emploie le chloroforme et l'éther comme topiques de la façon suivante : on imbibe d'un peu d'eau la partie centrale d'une compresse, puis on verse sur la partie imbibée d'eau une demi-cuillerée à café ou une cuillerée à café de chloroforme ou d'éther, et on applique aussitôt la compresse ainsi préparée sur la région malade. On maintient la compresse à l'aide d'une bande ou d'un bandage approprié. Il est souvent besoin de renouveler ces compresses à plusieurs reprises. Il est bon de mettre d'abord une petite quantité du médicament parce que, chez certaines personnes, le chloroforme produit très facilement une trop vive irritation de la peau et fait vésicatoire. — Les *compresses de chloroforme* ou d'*éther* sont surtout employées pour combattre la douleur.

ARTICLE III. — Topiques mous.

Corps gras. — Cérats. — Vaseline. — Les *cérats* sont des médicaments destinés au pansement des plaies. *Ils consistent* en une substance demi-liquide, ayant la consistance du miel, tantôt blanche, tantôt jaune, suivant qu'ils sont composés de cire blanche ou de cire jaune. Le *cérat simple*, formé d'huile d'amandes douces et de cire, était autrefois employé pour la plupart des pansements ; il s'altère et rancit rapidement ; aussi est-il aujourd'hui presque complétement abandonné, et remplacé dans tous ses usages par la vaseline. Les *cérats composés* (*cérat opiacé*, *cérat belladoné*) sont aussi remplacés presque partout par les *vaselines composées* ou *médicamenteuses*.

Vaseline. — La vaseline remplace actuellement presque tous les corps gras usités en thérapeutique. C'est un produit obtenu par la distillation des goudrons de pétrole ; de consistance molle et grasse, de couleur blanc vitreux, la vaseline est inodore et ne rancit pas. On l'emploie pure pour enduire une partie qui doit être rasée ; les médecins et chirurgiens s'en enduisent les doigts lorsqu'ils ont à faire certains examens (toucher rectal ou vaginal) ; elle sert encore à graisser les sondes, spéculums, etc. On ne se sert pas de vaseline pure pour les pansements, mais bien d'une vaseline à laquelle a été incorporé un médicament antiseptique (vaselines boriquée, phéniquée, salicylée, etc., etc.). La vaseline doit être conservée dans des pots couverts, que l'on n'ouvre qu'au moment du besoin, et que l'on referme aussitôt, afin d'éviter qu'elle ne soit souillé et infectée par la poussière du dehors ; les couches supérieures qui auraient été ainsi salies par de la poussière doivent être enlevées avec une spatule et jetées.

Pour faire un pansement avec cette vaseline médicamenteuse, on en étale, avec une spatule, une certaine quantité sur un *linge fenêtré ou troué*. Puis on applique immédiatement sur la plaie le linge enduit du médicament ; par-dessus on place un gâteau d'une substance molle et absorbante (charpie ou ouate antiseptiques). Une compresse doit recouvrir le pansement, qui est maintenu en place par un bandage approprié à la région.

GLYCÉRINE, — GLYCÉROLÉS. — La *glycérine* est encore quelquefois employée pour les pansements. C'est une substance liquide, incolore, transparente, ayant, à peu de chose près, la consistance de l'huile. La *vaseline* et la *glycérine* doivent se trouver en assez grande quantité dans tous les appareils.

On emploie la glycérine pour imprégner des pièces de pansement, sous forme de glycérine pure, ou, ce qui est préférable, de glycérine rendue antiseptique par l'addition d'un médicament (acide phénique, iodoforme, etc.).

Les *glycérolés* sont des médicaments composés de glycérine dans laquelle a été incorporé un autre médicament (tannin, bismuth, etc.).

La glycérine ou un glycérolé peuvent devenir acides, et cette acidité peut devenir la cause de vives démangeaisons ou même de douleurs. Dans ce cas l'infirmière doit prévenir le médecin, afin qu'il puisse s'assurer par lui-même de la qualité du médicament, et prescrire, s'il y a lieu, un autre genre de pansement.

POMMADES ET ONGUENTS. — Les *pommades* sont des médicaments de consistance molle, gras au toucher,

composés de graisse de porc ou axonge et d'une substance médicamenteuse qui donne son nom à chacune
d'elles. On applique les pommades sur la peau dans
une étendue variable, indiquée pas le médecin; il
suffit de les étaler avec le doigt sur les parties malades, et la chaleur du corps facilite l'égale répartition
du médicament.

Les pommades *les plus employées* sont la pommade
mercurielle, la pommade à l'*iodure de plomb*, la *pommade épispastique* dont il sera question dans le chapitre relatif aux vésicatoires, les *pommades* au précipité
rouge, au calomel, etc. — Il n'y a rien de particulier
à dire sur les premières. Pour ce qui est de la pommade mercurielle, il faut seulement se rappeller que
son application peut produire quelquefois des accidents ; aussi devra-t-on toujours surveiller attentivement les malades pour lesquels on en aura fait usage,
Il faudra s'informer si la salive ne leur vient pas plus
abondamment à la bouche, s'ils n'ont pas d'ulcérations aux lèvres, à la langue et surtout aux gencives.
Dans ce cas, le médecin devra en être averti immédiatement. — Il est bon d'être prévenu que le mercure
attaque et détériore l'or et l'argent; il est donc prudent d'ôter ses bagues, quand on applique une pommade à base de mercure.

Les *pommades au calomel* et au *précipité rouge* sont
employées, la plupart du temps, dans le traitement
des maladies des yeux. On en prend une très petite
quantité (la grosseur d'une tête d'égingle), et, avec
l'extrémité du doigt, on promène doucement cette
petite masse sur le rebord de la paupière qu'on aura
préalablement renversée.

Les *onguents* sont des médicaments très analogues
aux pommades. On s'en sert de la même façon.

EMPLÂTRES. — Les *emplâtres* sont des médicaments qui ont la consistance des onguents, quoique un peu plus résistants. Ils sont appliqués sur la peau directement, après avoir été étalés sur une toile taillée exactement de la grandeur indiquée par le médecin. Aujourd'hui, les emplâtres sont presque toujours préparés dans les pharmacies de la même façon que le diachylon, qui est lui-même un emplâtre, de telle sorte qu'on n'a à se servir le plus souvent que d'un sparadrap recouvert de la matière spéciale dont l'emplâtre est formé. Généralement on applique des emplâtres de forme carrée. Afin que les bords s'accolent bien exactement à la peau, il faut prendre la précaution de faire avec des ciseaux quelques entailles ou encoches à ces bords.

Les emplâtres dont on fait *le plus ordinairement usage* sont l'*emplâtre vésicant* ou toile à *vésicatoires*, l'*emplâtre de poix de Bourgogne*, l'*emplâtre de Vigo* (ce dernier peut remplacer souvent le diachylon dans le pansement de certaines plaies); l'*emplâtre de thapsia*. Tout ce qui concerne le premier sera indiqué avec détails à l'article VÉSICATOIRES.

L'emplâtre de Vigo, dans la composition duquel il entre du mercure, est très employé pour le pansement de certaines plaies, sous forme de *sparadrap de Vigo;* il s'applique alors exactement comme le diachylon, dont il va être parlé quelques lignes plus bas.— *L'emplâtre de poix de Bourgogne* et l'*emplâtre de thapsia* s'appliquent en écussons; ils sont destinés l'un et l'autre à produire une irritation de la peau, irritation lente et relativement légère avec le premier, irritation rapide et intense avec le second ; leur durée d'application sera indiquée par le médecin. — L'infirmier devra surveiller attentivement les malades auxquels on aura mis un *thapsia*, et cela à plusieurs points de vue. D'abord, pour être prêt à enlever l'emplâtre dès qu'il aura produit l'effet voulu, c'est-à-dire une rougeur vive, accompagnée d'une cuisson intense, et bientôt suivie d'une éruption de petites vésicules remplies de sérosité purulente ; or il suffit pour cela de quelques heures, et en laissant trop longtemps l'emplâtre en place, on risquerait d'avoir une véritable surface suppurante, douloureuse et longue à guérir. Ensuite, pour empêcher les malades de se gratter : en se grattant, ils étendraient la substance irritante bien au delà des limites de l'écusson, se donneraient ainsi une éruption étendue, et seraient exposés, en portant après leurs doigts à leur face ou à leurs yeux, à provoquer dans ces régions délicates une irritation plus ou moins grave et pénible. Enfin, l'infirmier devra encore, après la levée de l'emplâtre, surveiller le malade pour renouveler les pansements en temps convenable, et pour être à même d'aviser le médecin des accidents d'inflammation excessive ou de douleur trop forte qui pourraient survenir pendant les diverses phases de l'évolution des pustules. Quant aux pansements, ils seront, sauf avis différent du médecin, les mêmes que ceux que nous indiquerons plus loin pour le vésicatoire volant : linge fin enduit de vaseline jusqu'à ce que la surface soit sèche ; poudre d'amidon ensuite ; cataplasmes de fécule en cas d'irritation excessive. (Voir plus loin l'article Vésicatoire.)

AGGLUTINATIFS. — On réserve aujourd'hui le nom d'*agglutinatifs* aux médicaments destinés à maintenir réunies ou accolées les lèvres des plaies, ou bien à fixer sur la peau certaines pièces de pansement. Les agglutinatifs les plus vulgairement employés sont : le *taffetas d'Angleterre*, le *taffetas Marinier*, le *sparadrap diachylon*, enfin le *collodion*.

Le *taffetas d'Angleterre*, connu de tout le monde, sert à réunir les bords des plaies de très petite dimension. On fait du taffetas noir et du taffetas rose ; ce dernier est préférable, parce que le taffetas noir a l'inconvénient de laisser quelquefois dans les cicatrices des petits débris qui forment un *tatouage*. Il suffit de le mouiller sur le côté verni qui est recouvert de la matière collante ou agglutinative. Puis, on l'applique sur la plaie après l'avoir doucement fermée, et on le maintient en place pendant quelques instants, afin que la peau, en vertu de son élasticité, ne le décolle pas. — *Pour enlever le taffetas d'Angleterre*, qui, une fois qu'il a pris, reste très fortement adhérent, il faut toujours le mouiller d'eau tiède, et ne pas se contenter de le tirer par un de ses bords. Si l'on ne prend pas cette précaution, on s'expose à faire souffrir le malade. Les mêmes remarques s'appliquent au *taffetas Marinier*.

Il est à peine besoin, après ce qui vient d'être dit, d'ajouter que ces deux taffetas ne doivent pas être appliqués sur des parties exposées à être mouillées, car ils se laisseraient de suite imbiber et se déplaceraient aussitôt. Ils sont donc absolument insuffisants comme moyen de protection des petites plaies que l'infirmier peut avoir aux doigts, et qu'il est urgent de préserver soigneusement contre le contact des liquides septiques, pus, urine, etc. ; c'est au diachylon et au collodion qu'il faut recourir pour cela.

Le *diachylon* ou *sparadrap diachylon* est le plus usité de tous les agglutinatifs. Il se compose d'une matière collante étalée, ainsi que pour le taffetas d'Angleterre, sur une étoffe. Ici, l'étoffe est plus résistante. C'est une bande de toile ou de coton, longue de deux mètres environ sur quinze centimètres de large. Dans les *appareils*, cette bande est roulée de manière à tenir peu de place. Il est important de ne pas laisser traîner sur les appareils les pièces de diachylon entamées : au contact de l'air, l'emplâtre se sèche, devient cassant, et perd en partie ses propriétés agglutinatives ; en outre, et ceci est plus grave, les poussières qui tombent sur lui s'y attachent facilement, le salissent et l'infectent. L'infirmier doit donc, dès qu'il a taillé les bandelettes dont il a besoin, replier la bande et la remettre en place dans le tiroir ou dans l'étui qui lui est réservé ; il est bon de ne pas mettre ensemble l'emplâtre vésicant et le diachylon, parce que des parcelles du premier pourraient venir s'agglutiner au second et le rendre irritant. Il faut éviter de conserver le diachylon dans des endroits trop chauds, de le placer étourdiment à courte distance du feu ou sur des calorifères : trop de chaleur le ramollit, et le rend si collant, qu'il devient alors fort incommode à tailler et à appliquer.

Quand on doit appliquer du diachylon sur une petite plaie ou sur un vésicatoire, on taille dans la bande agglutinative un carré de la grandeur voulue, et on le pose sur la peau, dont la chaleur suffit à le faire adhérer. S'il a un peu perdu de ses propriétés adhésives, par suite de la sécheresse ou du froid, il suffit, pour les lui rendre, de le présenter pendant quelques instants au devant du feu d'une cheminée ou de la bouche d'un calorifère. Pour que les bords de ce carré *ne godent pas,* il est utile d'y pratiquer des encoches ou des entailles plus ou moins profondes. — Mais on se sert surtout du *diachylon* sous forme de *bandelettes,* larges de 1 à 2 centimètres, longues de 20, 30, 100 et plus, suivant les besoins. Pour tailler ces bandelettes, il faut dérouler la bande de diachylon, faire tenir par un aide ce qui reste du rouleau, puis saisir soi-même de la main gauche l'extrémité libre de la bande et tailler les bandelettes parallèlement aux bords, dans le sens de la longueur du fil, avec des ciseaux légèrement ouverts et tenus dans la main droite. Il ne faut pas couper : il suffit de pousser doucement les ciseaux ainsi ouverts pour que la bande se divise. On obtient de cette façon des bandelettes qui ont quelquefois toute la longueur de la bande, et qui servent à entourer les membres ou le tronc. Pour les membres, leur longueur doit avoir une fois et demie la circonférence du membre.

Le diachylon étant moins collant que le taffetas d'Angleterre, il est plus facile à détacher que ce dernier; aussi peut-on l'enlever en le soulevant doucement par un de ses bords ou par un de ses angles. Pour enlever un pansement aux bandelettes, on insinue avec précaution, sous l'un des bords de la carapace de diachylon, l'une des pointes mousses d'un ciseau de trousse, et l'on coupe successivement, à petits coups, toutes ces bandelettes en travers, jusqu'à ce qu'on ait rejoint l'autre bord ; on n'a plus qu'à écarter peu à peu les deux bords de la fente ainsi faite dans l'appareil, pour arriver à dégager le membre qu'il enfermait.

Quand on a à faire une application de diachylon sur des parties recouvertes de *poils, on doit toujours raser* ceux-ci préalablement, sinon ils seraient tiraillés par le diachylon, et la douleur qui en résulterait pourrait enflammer les régions où ils se trouvent. Enfin, une *autre précaution* qu'on ne doit non plus jamais négliger, c'est de sacrifier les bords de le bande de sparadrap dans laquelle on taille les bandelettes. Ces bords sont généralement rugueux et recouverts de petites masses dures où l'emplâtre s'est inégalement accumulé. Il y a encore là une cause d'irritation qu'il faut éviter.

Un pansement bien fait au diachylon ne craint pas l'eau et n'est ni détérioré, ni traversé par elle ; la surface libre de la toile s'humecte bien un peu au contact des liquides, mais l'emplâtre qui adhère à l'autre surface empêche complètement ceux-ci d'arriver jusqu'à la peau. Le pansement au diachylon constitue donc le meilleur mode de préservation que l'on puisse appliquer à la plupart des coupures ou écorchures des mains, et l'infirmier, quand il aura de ces petites blessures, *si insignifiantes qu'elles puissent lui paraître*, ne devra jamais négliger de les protéger ainsi contre les dangers multiples d'infection auxquels il est incessamment exposé par sa profession. Ces pansements au diachylon ont quelques petits inconvénients : ils se ramollissent par la chaleur des mains, et par suite de ce ramollissement, ils se déforment, s'effilochent sur les bords, se salissent vite, et se déplacent sous l'influence des mouvements ; mais on y parera aisément en prenant les précautions suivantes. On fera son pansement assez large pour qu'il abrite sérieusement la blessure et son pourtour, et que celle-ci ne se découvre pas au premier mouvement ; on le renouvellera dès qu'il sera relâché, déplacé ou sali ; enfin, on se trouvera bien, surtout pour les doigtiers de diachylon, d'appliquer par-dessus une couche de *collodion élastique* (1), qui donne plus de solidité au pansement, prévient l'effilochage de ses bords, et le transforme en une carapace lisse, non collante, et absolument imperméable.

COLLODION. — Le *collodion* est une substance liquide,

1. Il faut prendre du collodion élastique et non du collodion ordinaire, parce que ce dernier se rétracte (resserre) trop, et détermine des tiraillements ou une compression qui rendent le petit appareil incommode et même douloureux.

blanche, d'apparence visqueuse, et qu'on emploie très fréquemment comme agglutinatif. Il a la propriété de se dessécher en fort peu de temps, ce qui fait que, lorsqu'on en a étendu une certaine quantité sur la peau, soit avec un pinceau, soit avec un petit bourdonnet de charpie, il ne reste au bout de quelques secondes qu'une sorte de tissu feutré, résistant, très adhérent à la peau. Le collodion pur, ou collodion ordinaire, se resserre fortement et se fendille facilement ; aussi se sert-on ordinairement de collodion rendu élastique par addition d'une petite quantité d'huile de ricin : c'est le *collodion riciné* ou *collodion élastique*, bien plus souple, bien plus doux à la peau, bien préférable, par conséquent, au collodion ordinaire. — Le collodion n'est autre chose que du fulmi-coton dissous dans un mélange d'*éther* et d'*alcool* c'est-à-dire de deux substances très volatiles (se réduisant très facilement en vapeur) et dont les vapeurs sont très inflammables ; il faut donc : 1° bien boucher les flacons qui le contiennent, sans quoi il s'épaissirait bien vite et ne tarderait pas à se dessécher complètement ; et 2° éviter avec grand soin d'approcher des lumières, soit des bouteilles de collodion, soit des pinceaux chargés de cette substance, soit des parties du corps sur lesquelles on est en train d'en appliquer. — Le collodion n'est pas attaqué par l'eau : qu'elle soit froide ou qu'elle soit chaude, elle ne le fond pas et ne le traverse pas. En vertu de cette qualité précieuse, une couche de collodion, bien continue et sans fissures, protège parfaitement une plaie contre le contact des liquides ; en revanche, quand vous voulez enlever du collodion, vous n'avez pas à compter sur l'eau pour vous y aider : il faut, ou le décoller patiemment par petits lambeaux, ou attendre sa chute spontanée, ou le dissoudre petit à petit avec un pinceau imbibé d'éther, moyen que nous ne recommandons pas d'ailleurs à cause de plusieurs inconvénients, dont le moindre est d'être d'une application assez longue. — De même que l'on a incorporé de l'huile de ricin à du collodion ordinaire pour le rendre élastique, on lui a incorporé diverses substances médicamenteuses pour lui communiquer leurs propriétés : nous ne citerons, parmi ces divers collodions médicamenteux, que le *collodion iodoformé*, qu'on emploie beaucoup maintenant, et dans lequel les propriétés agglutinatives du collodion s'unissent de la manière la plus heureuse aux propriétés de l'iodoforme. — On peut le répandre directement sur la peau en petite quantité lorsqu'il s'agit de fermer une plaie simple de faible dimension. C'est ainsi qu'on en laisse tomber une ou deux gouttes sur les écorchures qu'on peut avoir aux doigts ou aux mains, et c'est là une bonne précaution à prendre toutes les fois qu'on doit faire des pansements, dans lesquels on risque de mettre ses doigts en contact avec le pus. Si les plaies sont plus étendues, on peut tremper un petit linge dans le collodion et étaler ce linge ainsi imbibé sur la plaie ; ou bien encore tailler de petites bandelettes de toile que l'on trempe dans le collodion, et que l'on place les unes par-dessus les autres, de telle sorte que la deuxième recouvre la moitié de la première, etc.

Ne vous mettez pas de collodion sur une coupure avant d'avoir bien arrêté le sang et asséché complètement les bords de la plaie ; il ferait saigner, provoquerait une vive cuisson, et ne tiendrait pas. N'en mettez pas davantage sur une écorchure récente, parce que, là encore, il vous en cuirait ; de plus, vous aurez grande chance de voir les sécrétions de cette écorchure s'accumuler sous la couche de collodion, et alors, de deux choses l'une : ou bien la pellicule de collodion cédera, et votre plaie ne sera plus protégée, ou bien cette accumulation produira une distension douloureuse. Dans ces différents cas, le diachylon vaut beaucoup mieux, et d'une façon générale, nous vous conseillons de n'employer le collodion que quand il s'agira de préserver des plaies toutes petites, piqûres ou toutes petites coupures, non entr'ouvertes, ne saignant plus, ou des envies, ou encore des petites écorchures superficielles, en voie de guérison sous une croûte insuffisante pour les protéger contre le contact des liquides septiques. Pour ces divers usages, comme pour vernir les pansements au diachylon de la manière indiquée dans l'article précédent, ayez soin de ne vous servir que de collodion élastique ou collodion riciné, qui ne tiraille pas la peau et ne se fendille pas autant que le collodion ordinaire.

CataPLASMES. — On donne le nom de *cataplasme* à une bouillie épaisse, étalée sur un linge pour être appliquée ensuite à la surface des parties malades. Les cataplasmes se font le plus souvent avec les farines de graine de lin, de riz, de pomme de terre, que l'on délaie dans de l'eau ; mais on emploie aussi la mie de pain, l'oignon écrasé et cuit, les feuilles de guimauve, de mauve, etc. Ce sont là les cataplasmes *simples* ou *émollients*.

Le cataplasme se *prépare* en délayant dans de l'eau une de ces substances de manière à former une bouillie épaisse. Le mode de préparation indiqué par le Codex pour la préparation du cataplasme de farine de lin est le suivant: Délayer la farine de lin dans l'eau froide pour obtenir une bouillie très claire. et faire chauffer ensuite en remuant, jusqu'à ce que la masse ait pris une consistance convenable ; le Formulaire des Hôpitaux militaires prescrit de chauffer au bain-marie, et c'est là une excellente précaution, car le cataplasme cuit à feu nu s'attache souvent, quelque attention qu'on y fasse, pour peu que ce feu soit vif. — La bouillie étant faite, on la verse et on l'étend, avec une spatule de bois ou une cuiller, sur une pièce de toile bien propre, plus grande que le cataplasme que l'on veut préparer, et étalée sur une table de bois ou de marbre bien nettoyée; on la recouvre ensuite d'une pièce de gaze ou de mousseline des mêmes dimensions que la pièce de toile; enfin, on replie régulièrement sur eux-mêmes les quatre bords de ces deux pièces de linge, jusqu'aux limites de l'espace recouvert par la pâte, de façon que celle-ci soit bien enfermée de toutes parts. Quand on a procédé ainsi, la bordure constituée au cataplasme fait saillie du côté destiné à être appliqué sur la peau, c'est-à-dire du côté de la mousseline, mais ce n'est là qu'un inconvénient de peu d'importance, et il est d'ailleurs facile de l'éviter en repliant toile et mousseline en arrière, c'est-à-dire du côté de la toile; dans un cas comme dans l'autre, il sera bon de faufiler rapidement cette bordure, pour empêcher plus sûrement le pâte de s'échapper au dehors. Il ne faut pas étaler la pâte sur la mousseline, pour mettre ensuite la toile par-dessus, comme l'on pourrait être tenté de le faire dans l'espoir de border plus commodément le cataplasme sur son côté toile; la mousseline serait de suite traversée, le cataplasme collerait à la table sur laquelle on le prépare, et l'on risquerait de tout déranger en l'enlevant; il vaut mieux que la face du cataplasme qui va être appliquée sur les parties malades, ne touche pas la table, au contact de laquelle elle pourrait se salir et s'infecter.

Pour des cataplasmes de petites dimensions, il faut varier un peu cette manière de procéder, parce que la bordure se trouve alors trop grosse relativement à leurs dimensions ; on n'emploie alors que de la mousseline pour les envelopper. Une pièce de mousseline ayant trois fois la longueur et trois fois la largeur du cataplasme que l'on veut faire est établie sur la table, et l'on place sous son milieu, au niveau duquel on va étaler la bouillie de graine de lin, une large compresse très propre ; puis, la bouillie étendue, on replie les quatre bords de la mousseline de telle sorte qu'ils se recouvrent complètement les uns les autres, et on les faufile. La compresse placée au-dessous du cataplasme sert à le soulever et à le transporter, elle est retirée au moment de l'application. — Le cataplasme une fois fermé, bordé et faufilé au besoin, on égalise la couche de bouillie avec la cuiller ou la spatule, préalablement essuyée pour qu'elle ne laisse pas de grumeaux de farine de lin sur la surface libre de la mousseline, et trempée dans l'eau chaude pour qu'elle glisse bien ; l'épaisseur que l'on doit donner au cataplasme est de un centimètre et demi à deux centimètres environ.

Pour *appliquer* le cataplasme, il faut le saisir par les deux bords opposés, le tenir bien horizontalement, et le renverser promptement sur la partie malade, sans choc brusque et sans frottement. Quand il s'agit d'appliquer un grand cataplasme, dont on ne peut pas bien tenir les bords, on le replie en deux, la mousseline en dehors, on le soulève par les angles ramassés deux à deux entre les doigts, et on l'apporte ainsi au-dessus de la partie malade, pour l'y déposer par son milieu et rabattre ensuite chacune de ses moitiés à droite et à gauche. Avant de l'appliquer, on devra s'assurer, en le touchant avec le dos de la main, qu'il n'est pas trop chaud et ne brûlera pas le malade au lieu de le soulager.

Les cataplasmes ne sont utiles qu'autant qu'ils restent *humides* et *mous*; si on les laisse trop longtemps,
ils deviennent durs et irritent la peau. Aussi, pour
éviter qu'ils se dessèchent trop vite, est-il bon de les
entourer d'un large morceau de taffetas ciré. Le cataplasme étant appliqué et recouvert du taffetas, il
faudra le fixer à l'aide d'un bandage ou de quelques
tours de bande peu serrés.

Un cataplasme de farine de graine de lin préparé
avec de la farine bien fraîche, convenablement protégé par un taffetas gommé, soigneusement recouvert
de compresses d'ouate et fixé par un bon bandage,
peut rester en place, en moyenne de 5 à 6 heures,
sans trop se refroidir, sans se dessécher et sans s'aigrir sensiblement. Mais encore, que de différences au
point de vue de la rapidité de son altération suivant
qu'il sera appliqué sur la peau saine, sur une plaie
suppurante ou sur une plaie gangreneuse, sur un
malade qui reste immobile ou sur un malade qui
dérange sans cesse son pansement... etc. Il ne faut
donc considérer l'appréciation ci-dessus que comme
une formule très générale, susceptible de nombreuses
exceptions, et l'infirmière devra toujours s'en référer
à l'avis du médecin relativement à la durée d'application des cataplasmes dans chaque cas particulier.

A côté de ces cataplasmes ordinairement employés,
il nous faut citer quelques *variétés*: Le *cataplasme froid*,
qui se prépare de la même façon en substituant l'eau
froide à l'eau chaude; le *cataplasme sinapisé*, qui
n'est autre qu'un cataplasme ordinaire dont la surface
sera soupoudrée de farine de moutarde; les cataplasmes *médicamenteux* ou *composés*, cataplasmes
simples auxquels on ajoute diverses substances ou
solutions médicamenteuses, sur l'indication du médecin. Le plus employé est le *cataplasme laudanisé*:

c'est un cataplasme ordinaire sur lequel on verse, du côté qui doit toucher la peau, vingt à trente gouttes de laudanum. A moins d'indication formelle du médecin, les cataplasmes laudanisés ne devront pas être appliqués sur une plaie, sur une surface excoriée (écorchée, éraflée), ni sur le derme mis à nu par un vésicatoire.

Il est essentiel de tenir en aussi parfait état de propreté que possible la bassine et les spatules qui servent à préparer la bouillie à cataplasmes. L'idéal serait de ne préparer de cette bouillie que la quantité qui devra être utilisée immédiatement, de façon à n'en jamais conserver d'une fois à l'autre, et de nettoyer chaque fois à fond bassine et spatules. En effet, la pâte conservée s'altère et fermente facilement, surtout l'été, elle s'attache, se dessèche sur les bords du vase, et le tout prend vite un aspect peu ragoûtant et une odeur aigre fort désagréable; on ne peut dès lors compter avoir quelque chose de bien propre et de bien sain, quand on refait d'autres cataplasmes en rajoutant de la farine fraîche à ces restes. Malheureusement, dans un hôpital, où l'on prépare de la pâte à cataplasmes en grandes quantités à la fois, et où l'on en a besoin pour ainsi dire à toute heure, il est à peu près impossible de réaliser les précautions rigoureuses indiquées plus haut. L'infirmière devra donc s'efforcer d'atténuer de son mieux les inconvénients résultant de la conservation d'une certaine quantité de bouillie à cataplasmes préparée d'avance. Dans ce but, une fois ses cataplasmes faits, elle essuiera soigneusement les bords de la bassine avec une compresse propre, la recouvrira d'un linge pour la garantir contre la poussière, et la déposera dans un endroit frais jusqu'au moment de la prochaine préparation de cataplasmes ; elle se gardera bien de laisser, comme nous l'avons vu faire trop souvent, la bassine sur un coin du fourneau de l'office, où la pâte s'épaissit indéfiniment et quelquefois s'attache ; enfin, elle fera, aussi fréquemment qu'elle le pourra, le nettoyage complet que nous avons conseillé.

Sɪɴᴀᴘɪꜱᴍᴇꜱ. — *Définition.* — On donne le nom de *sinapisme* à une pâte de farine de moutarde enfermée dans un linge et appliquée à nu sur la peau.

Préparation. — Pour préparer un sinapisme, on prend une certaine quantité de farine de moutarde. une poignée en général ; on la mêle avec de l'eau froide ou à peine tiède, de manière à en faire une pâte assez consistante ; puis on étend cette pâte sur un linge fin ou sur une mousseline, comme pour un cataplasme ; enfin, on replie les bords du linge sur les côtés pour bien enfermer la pâte, on le faufile au besoin, et on applique le sinapisme ainsi préparé sur la peau. *Un sinapisme est donc un cataplasme de farine de moutarde préparé à froid.*

On avait conseillé autrefois d'ajouter un peu de vinaigre à l'eau destinée à la préparation des cataplasmes de farine de moutarde, et quelques personnes s'en servent encore, soit pour ce genre de sinapismes, soit pour les sinapismes Rigollot dont nous allons parler ; c'est un tort, car il a été parfaitement démontré que, loin de favoriser l'action de la moutarde, le vinaigre la rend au contraire bien plus lente.

Sinapismes Rigollot. — Très employés dans les hôpitaux. Ce sont des feuilles de papier épais recouvertes sur une de leurs faces de couches superposées de farine de moutarde. On a ainsi des sinapismes préparés d'avance, applicables immédiatement. On les humecte avec de l'eau froide ou *mieux* chaude, durant quelques secondes, puis on les applique sur l'endroit indiqué.

Application. — Le sinapisme doit être appliqué sur la *peau nue.* Pour éviter qu'il se déplace, on le fixe à l'aide d'une serviette, d'un mouchoir, d'une cravate ou d'une bande. C'est là une règle qu'il ne faut point oublier.

Lieux d'application. — On applique généralement les sinapismes sur les membres, à la face interne des cuisses et au mollet pour les membres inférieurs, sur la face antérieure du bras et de l'avant-bras, autour des poignets pour les membres supérieurs. On peut aussi les appliquer sur le tronc ou corps. *On ne met pas de sinapismes sur la face.*

Durée de l'application. — Il faut en général laisser le sinapisme en place cinq à dix minutes, quelquefois un quart d'heure, vingt minutes au plus. L'effet se produit plus vite chez les *femmes* et surtout pour les *enfants*, dont la peau est plus fine. Chez ceux-ci, l'effet voulu est souvent obtenu au bout de trois, quatre ou cinq minutes. — Chez les malades ayant leur connaissance, il faudra retirer le sinapisme dès qu'ils déclareront ressentir une vive douleur (cuisson, sensation de brûlure) et que la peau sera devenue rouge, ce dont on s'assurera en soulevant de temps en temps un coin du sinapisme. — Chez les malades qui n'ont pas leur connaissance, on surveillera encore plus *attentivement* l'application et on ne devra *jamais* laisser le sinapisme plus de quinze à vingt minutes à la même place. En ne se conformant pas à ces règles, on s'exposerait à produire une irritation *grave* de la peau, pouvant aller jusqu'à déterminer une cloche ou ampoule comme avec le vésicatoire.

Le cataplasme sinapisé, ou cataplasme de farine de graine de lin saupoudré de farine de moutarde, agit naturellement moins vite et moins énergiquement que le cataplasme de farine de moutarde pure ou le sinapisme Rigollot, et doit, en conséquence, être laissé un peu plus longtemps. Il faut néanmoins le surveiller comme ces derniers, parce qu'il y a de grandes différences d'un individu à l'autre au point de vue de la sensibilité de la peau à l'action de la moutarde ; chez certaines personnes, en particulier chez les enfants, il suffit parfois de deux, trois ou quatre minutes d'application seulement, pour qu'un simple cataplasme sinapisé, peu chargé en farine de moutarde, amène une vive rougeur accompagnée d'une cuisson intense :

Promener des sinapismes. — Il arrive souvent que le médecin ordonne de promener des sinapismes : c'est habituellement sur les membres inférieurs que l'on promène les sinapismes. Pour cela, on les applique d'abord à la partie supérieure de la cuisse ; puis, après un quart d'heure, on les enlève et on les place à la partie moyenne ; enfin, après un nouveau quart d'heure, on les transporte aux mollets, pour revenir ensuite aux cuisses s'il est besoin.

Soins consécutifs. — Lorsqu'on a retiré le sinapisme, il faut laver la place avec de l'eau tiède et l'essuyer avec un linge sec. La peau est alors devenue d'un rouge plus ou moins vif. C'est la preuve que le sinapisme a bien agi. Si le malade se plaignait alors d'une douleur trop vive, on devrait recouvrir la partie malade d'un linge enduit de vaseline. Quelquefois, il suffit de la soupoudrer avec de la poudre d'amidon.

URTICATION. — On désigne sous ce nom un procédé thérapeutique, abandonné aujourd'hui, qui a pour but de produire une excitation à la surface de la peau par la flagellation d'une partie du corps avec des orties fraîches. On cueille avec des gants un bouquet d'orties, et on frappe à coups redoublés sur la région indiquée. C'est là l'*urtication proprement dite*. On peut aussi produire une urtication *artificielle* à l'aide de l'*huile de croton tiglium* ou de pommades spéciales qui déterminent une éruption et une sensation analogues à celles que provoque le contact des orties. — Quand l'infirmière aura touché de l'huile de croton ou quelque autre substance analogue, quand elle aura pansé un malade auquel on en aura appliqué, elle devra *aussitôt* aller se *savonner très soigneusement* les mains ; si elle négligeait cette précaution, et si elle portait ensuite inconsciemment à sa figure ou à ses yeux ses doigts encore imprégnés de ces médicaments très actifs, il en pourrait résulter pour elle des accidents d'irritation assez désagréables. Elle préviendra en outre les malades de la possibilité de ces accidents pour eux-mêmes, et leur recommandera, en vue de les éviter, de résister au besoin de se gratter qu'ils éprouvent généralement à la suite de ces applications.

L'*eau chaude* est aussi employée dans quelques cas pour produire une rubéfaction et une révulsion locales ; c'est ainsi que chez les jeunes enfants on l'emploie dans quelques cas contre les accès de l'angine striduleuse (faux croup). On mouille avec de l'eau très chaude une compresse ou une éponge, avec laquelle on tapote la région jusqu'à ce que la peau qui la recouvre soit devenue rouge.

VÉSICATOIRES. — On nomme *vésicantes* certaines substances qui, appliquées sur la peau, donnent lieu à la formation d'une *ampoule* ou *phlyctène* due au soulèvement de l'épiderme par une certaine quantité de liquide. — Plusieurs substances jouissent de la propriété vésicante : telles sont la *graine de moutarde*, l'*ammoniaque*, l'*eau bouillante*, etc. Celle qu'on emploie le plus fréquemment aujourd'hui est la *poudre de cantharides*. Elle est incorporée à un emplâtre qui prend alors le nom d'*emplâtre épispastique* (1) et qu'on étale sur une pièce de toile ou de sparadrap. On ne se sert, dans nos hôpitaux, que de cette *toile à vésicatoires* ainsi préparée à l'avance, qui se conserve roulée dans des étuis de carton. Les précautions à prendre pour conserver l'emplâtre vésicant en bon état sont les mêmes que celles que nous avons indiquées précédemment pour la conservation du diachylon.

Préparation du vésicatoire et de la partie où l'on doit l'appliquer. — On commence par découper dans le rouleau à vésicatoire un morceau de la grandeur indiquée par le médecin. Les *dimensions* sont variables suivant les cas. Quelquefois, elles ne dépassent pas celles d'une pièce de deux francs ; elles peuvent atteindre la largeur d'un fond de chapeau. Les dimensions moyennes d'un vésicatoire ordinaire sont de 10 centimètres sur 12.

La *forme* que l'on donne aux vésicatoires est ordinairement ronde ou ovale. Pour l'obtenir, il suffit, après avoir découpé dans le rouleau un carré plus ou moins allongé, d'arrondir les angles avec des ciseaux. Si le médecin le prescrit, il faut saupoudrer de *poudre de camphre* la surface de l'emplâtre qui doit être en contact avec la peau.

Avant d'appliquer un vésicatoire, on lave la région, et dans le cas où la peau est recouverte de poils, il est nécessaire de la raser.

---

1. C'est un mot qui signifie *attirer*. Les substances épispastiques, appliquées sur la peau, y déterminent de la douleur, de la chaleur et une rougeur plus ou moins vive.

Application du vésicatoire. — On place alors l'emplâtre sur le lieu désigné par le médecin, en le pressant légèrement avec la paume de la main (1). Si la surface est plane, comme le tronc ou l'abdomen, il s'applique de lui-même. Si, au contraire, elle est irrégulière, comme le genou par exemple, il faut faire des *entailles* sur les côtés pour qu'il s'adapte bien à la forme des parties. Le vésicatoire une fois en place sera *fixé* avec deux ou plusieurs bandelettes de diachylon, un peu larges, qui s'entre-croiseront sur sa face libre, et qui devront dépasser dans tous les sens les dimensions de l'emplâtre. Ou bien encore, *on recouvrira le vésicatoire d'un morceau de diachylon, entaillé de place en place, et dépassant partout le vésicatoire d'un centimètre à deux centimètres.* On met par-dessus une compresse pliée en quatre ou une couche de ouate, et le tout est fixé soit au moyen d'un bandage de corps, soit avec un mouchoir plié en cravate. Si l'on néglige ces précautions, on s'expose à voir le vésicatoire se déranger, et l'ampoule se former à une autre place que celle où on l'avait appliqué.

Durée du temps pendant lequel on doit laisser le vésicatoire. — Le temps pendant lequel on laisse l'emplâtre vésicant en place est de douze à vingt heures. Chez les enfants, l'effet est obtenu beaucoup plus tôt, et le vésicatoire doit être enlevé au bout de quatre ou cinq heures. Il faut savoir que, lors même que l'ampoule ne serait pas formée au moment où l'on enlève le vésicatoire, elle pourrait se produire après coup sous un cataplasme.

L'application d'un cataplasme, — de préférence un

---

1. Chez les tout jeunes enfants, quelques médecins placent une feuille de papier brouillard huilé, entre la peau et l'emplâtre, dans le but d'atténuer les effets du vésicatoire sur la vessie.

cataplasme de fécule, — est même un excellent moyen d'atténuer la douleur de la fin de la vésication : on enlève l'emplâtre vésicant dès que l'épiderme commence à se soulever, et on le remplace par le cataplasme, sous lequel la cloche achève de se former. Cette manière de faire est particulièrement avantageuse chez les tout jeunes enfants, que l'action du vésicatoire énerve souvent beaucoup.

Dans les premières heures qui suivent son application, le vésicatoire occasionne une douleur assez vive ; aussi est-il nécessaire de surveiller les malades pour les empêcher de se frotter ou d'arracher l'emplâtre. Cette surveillance doit être particulièrement attentive quand on a affaire à de très jeunes sujets, à des aliénés ou à des déments.

Levée du vésicatoire. — Pour enlever un vésicatoire, on défait le bandage avec soin pour ne pas rompre l'ampoule ; puis, on enlève l'emplâtre avec les mêmes précautions, en le soulevant doucement par un de ses bords. On perce alors avec la pointe des ciseaux le point le plus inférieur de la cloche, et l'on reçoit dans une soucoupe le liquide qui s'écoule. Certains malades se font grand'peur de cette petite opération ; l'infirmière les rassurera en leur disant que ce qu'il y a à entamer — l'épiderme — est insensible, que ce n'est qu'une peau morte, et elle ne leur fera en effet aucun mal en fendant cet épiderme, si elle sait éviter de toucher avec ses ciseaux le derme dénudé situé au-dessous. Il peut arriver que le liquide ne s'écoule pas après la piqûre : cela tient à ce que la sérosité s'est coagulée et forme une espèce de gelée demi-solide. Il suffit alors d'appliquer un *cataplasme de fécule* pendant quelques heures, ce qui permet d'enlever aisément la couche gélatineuse et la pellicule qui la recouvre. Il arrive aussi quelquefois qu'au lieu d'une ampoule, il en existe plusieurs d'inégales grandeurs; il faudra les ouvrir toutes, les unes après les autres.

Pansement. — La manière de panser un vésicatoire est différente suivant que le vésicatoire est *volant* ou *permanent.* Dans le premier cas, on cherche la cicatrisation immédiate de la plaie; dans le second, au contraire, on se propose de la faire suppurer pendant un temps plus ou moins long. Le vésicatoire volant est beaucoup plus communément employé aujourd'hui que le vésicatoire permanent.

1° *Vésicatoire volant.* — L'ampoule une fois percée, *on laisse l'épiderme en place,* on applique sur la plaie un carré de papier brouillard ou de linge fin enduit de vaseline ou d'un corps gras, puis une compresse pliée en quatre, qu'on fixe avec une bande, un bandage de corps ou un mouchoir. Le pansement sera renouvelé toutes les douze ou vingt-quatre heures, selon l'indication du médecin. Au bout de quatre ou cinq jours, il s'est formé un nouvel épiderme, et il ne reste d'autre trace du vésicatoire qu'une légère rougeur de la peau, qui ne tarde pas à s'effacer. On peut remplacer le papier ou linge gras par une simple couche de ouate, qu'on fixe avec des bandelettes de diachylon ou un bandage. Ce pansement offre l'avantage qu'on peut le laisser en place jusqu'à la guérison complète de la plaie.

2° *Vésicatoire permanent ou à demeure.* — Lorsque l'ampoule est formée, on coupe circulairement avec des ciseaux la pellicule soulevée. Cette petite opération que les malades redoutent toujours, doit être faite avec promptitude et légèreté de main. La plaie, d'un rouge vif, sera immédiatement recouverte d'un morceau de linge ou de papier brouillard enduit de cérat, qu'il est bon de chauffer modérément afin d'éviter la sensation désagréable du froid produite par le contact du papier cératé. Le même pansement sera renouvelé pendant les deux ou trois premiers jours. Au bout de ce temps, on a recours à une *pommade*, dite *épispastique*, qui a la propriété de produire la suppuration. A l'aide d'une spatule, n étend une couche mince de cette pommade sur un linge fin de même grandeur que la plaie; on panse ensuite comme nous l'avons dit plus haut. A chaque pansement, on lave les environs de la plaie avec de l'eau tiède, et on enlève le pus qui la recouvre, soit par un lavage avec le jet d'une seringue ou d'un irrigateur, soit à l'aide d'une compresse fine que l'on tend par ses deux extrémités et dont on applique le milieu sur la plaie, bien à plat, en exerçant une pression légère, et en évitant soigneusement tout glissement, tout frottement du linge sur le derme dénudé et bourgeonnant.

Les pansements doivent être renouvelés toutes les vingt-quatre heures; on les change deux fois et même trois fois par jour, en été, à cause de l'odeur désagréable qu'exhale la plaie. Il est indispensable d'avoir préparé *à l'avance* tout ce qui sert au pansement avant de découvrir la plaie; on évite ainsi au malade la douleur que lui cause, surtout pendant les premiers jours, l'exposition à l'air de la surface dénudée de la peau.

La personne chargée de panser un vésicatoire *devra prévenir le médecin* si elle remarque quelque changement survenu à la surface de la plaie, comme une augmentation ou une diminution de la suppuration, un écoulement de sang, l'apparition de plaques blanches, de végétations ou d'excroissances, etc. — *Lorsqu'on veut faire sécher* le vésicatoire permanent, il suffit de cesser l'emploi de la pommade épispastique et d'appliquer un pansement ordinaire.

Une remarque qui s'applique aussi bien aux vésicatoires volants qu'aux vésicatoires à demeure, c'est qu'ils occasionnent assez souvent une *irritation de la vessie*; les malades éprouvent alors de la douleur en urinant ou même une rétention d'urine. Il faut avoir l'attention portée sur la possibilité de ces accidents, et prévenir le médecin dès qu'ils se produisent. En attendant, il est bon d'appliquer sur la région de la vessie un cataplasme de farine de graines de lin, ou de faire des frictions sur la même région avec de l'huile de camomille camphrée.

Vésicatoire morphiné. — On applique assez souvent de petits vésicatoires sur la peau pour faire absorber, par sa surface dénudée, des substances médicamenteuses. La *morphine* s'administrait fréquemment par ce procédé, qui est moins employé depuis qu'on se sert des injections hypodermiques. — *L'application du vésicatoire morphiné* ne diffère en rien de ce qui a été dit pour le vésicatoire ordinaire. Après avoir simplement percé l'épiderme, on en enlève une portion d'un centimètre de diamètre, et l'on répand sur cette petite surface dénudée et humide la poudre de morphine; puis on fait le pansement que nous avons indiqué. — Au pansement suivant, on enlève une autre petite portion de l'épiderme, ce qui donne une surface humide sur laquelle on dépose la poudre, et ainsi de suite. En n'enlevant à chaque fois qu'un petit morceau de l'épiderme, on a plus de chances d'avoir pendant plusieurs jours une surface humide qui absorbera le médicament. Il est bon quelquefois, pour hâter l'absorption, de laisser tomber une goutte d'eau sur la poudre déjà mise sur la partie dénudée.

Cosmétiques : hygiène de la chevelure. — Les cheveux sont les poils qui se développent sur le tégument du crâne; de là le nom de *cuir chevelu* donné à cette partie de la peau. La chevelure n'est pas seulement un ornement que nous disposons avec plus ou moins de grâce, c'est encore, c'est surtout un vêtement protecteur qui abrite la tête contre les injures du temps et contre les coups qu'il amortit. A ce double titre, la chevelure a droit à tous nos soins.

L'hygiène de la chevelure comprend l'ensemble des moyens propres à l'entretenir, à la conserver en bon état, à la préserver des causes diverses qui tendent à l'altérer ou à la détruire. Comme les infirmières doivent donner à la chevelure de leurs grands malades (enfants, fiévreux, paralytiques, aliénés, etc.) les soins nécessaires à son entretien et à sa conservation; comme elles ont d'autre part à appliquer les traitements prescrits pour certaines affections des cheveux ou du cuir chevelu, il est de toute nécessité qu'elles possèdent quelques notions précises sur l'hygiène de la chevelure.

Soins élémentaires et usuels qu'il convient de donner à la chevelure. — Favoriser ou tout au moins ne rien faire qui entrave le départ des résidus et poussières qui se forment spontanément ou se déposent à la surface du cuir chevelu ; pour cela: chaque matin, au moyen du démêloir, prévenir l'intrication, le tortillement des cheveux, en leur donnant un juste degré d'aération. Le peigne fin ne devra être employé qu'à des intervalles plus éloignés, tous les deux ou trois jours par exemple, et toujours avec précaution et sans violence, de crainte de blesser ou seulement d'irriter le cuir chevelu, et de favoriser ainsi la formation des croûtes et pellicules contre lesquelles on l'emploie.

Beaucoup de personnes ont l'habitude de mouiller leurs cheveux chaque matin, soit pour les mieux maintenir en place, soit pour en augmenter la souplesse et l'éclat; c'est là une pratique pernicieuse e offensive pour le cheveu qui devient sec, cassant, terne, et quelquefois ne tarde pas à tomber. — Pour les nouveau-nés, remplacer le peigne et la brosse par une éponge imbibée d'eau tiède.

Ne point tourmenter, ni tirailler les cheveux pour les disposer de telle ou telle façon, à la mode du moment ; les disposer de préférence en larges bandeaux mollement enroulés ou même les tresser en nattes, mais à la condition de n'employer aucune violence dans ces manœuvres et de les dénouer le soir pour les laisser reposer. Tenir dans un état de propreté constante les démêloirs, peignes, brosses, épingles, etc., qui servent à cette partie de la toilette.

N'employer qu'avec la plus extrême réserve les pommades et cosmétiques qui nuisent presque toujours à quelque degré, qui rendent beaucoup plus difficile la propreté de la tête, qui servent à fixer les poussières venues du dehors, qui rancissent à la longue, acquièrent alors des propriétés irritantes, et deviennent la source de maladies et de mauvaises odeurs. La meilleure pommade, c'est-à-dire la moins mauvaise, est celle dont nous donnons ici la formule :

Moelle de bœuf préparée	30 grammes.
Huile d'amandes amères.	10 —

que l'on aromatisera avec une essence quelconque, vanille, ambre, benjoin, etc.

Ne pas croire aux pommades, onguents, cosmétiques, aromes, etc., conseillés contre la chute des cheveux ; mais redoubler les soins de propreté et les précautions dans le maniement du peigne ; faire quelques lavages avec une solution à base de tannin ou de quinine. Point de teintures pour changer la couleur des cheveux : les meilleures sont à base de sels métalliques et déterminent la chute des cheveux, quelquefois accompagnée de violentes névralgies. Point de cheveux artificiels, point de postiches, qui surchargent la tête par leur poids, qui sont le plus souvent disgracieux, enfin qui provoquent souvent, par contagion, le développement d'affections parasitaires (teigne, pelade, etc.).

Voilà, résumés aussi brièvement que possible, les conseils hygiéniques que nous donnons aux personnes soucieuses de conserver longtemps leur chevelure; dans ces limites, la coquetterie, que nous ne proscrivons certes pas d'une façon absolue, peut encore s'exercer, mais sans faire courir le moindre danger à l'ornement naturel ou au vêtement de la tête.

L'infirmière fera application de ces règles hygiéniques pour les soins qu'elle doit donner à la chevelure des malades qui sont confiés à sa garde. Chaque jour, elle devra démêler avec soin et précaution les cheveux des malades qui ne peuvent s'acquitter eux-mêmes de cette partie de leur toilette; tous les quatre ou cinq jours seulement, à moins de nécessité, coiffure au petit peigne.

Chez les malades, on voit parfois les cheveux s'enrouler, s'entremêler, s'enlacer, former tignasse; l'intrication et le feutrage des cheveux s'observent dans les maladies aiguës et chroniques; mais plus particulièrement dans les maladies aiguës, où la toilette de la tête est toujours négligée et parfois complètement supprimée. On voit quelquefois survenir, dans le cours ou vers le déclin des maladies aiguës, des troubles de nutrition des cheveux. Tout cela ajoute une gêne aux douleurs du malade et amène la chute des cheveux. On préviendra une partie de ces accidents en nattant *dès le début*, les cheveux des femmes qui doivent faire au lit un séjour plus ou moins prolongé (femmes en couches, femmes atteintes de fièvre typhoïde, etc.).

Le défaut de soins, pendant les maladies, a pour

résultat constant la production de pellicules abondantes (pityriasis) et de parasites (poux). — Chez d'autres malades, les cheveux s'agglutinent, se collent (plique); on aura re cous dans ces cas à des lavages réitérés avec de l'eau de son ou de savon. *Concluons* donc à la nécessité absolue des soins quotidiens de la chevelure des malades.

Chez les enfants, rien n'est plus fréquent que l'apparition des poux sur la tête: de là l'indication de redoubler d'attention à leur égard; on sait avec quelle étonnante rapidité se propage ce parasite. Souvent les malades que l'on apporte ou qui entrent à l'hôpital sont couverts de poux; aussi l'examen de la chevelure des entrants sera-t-il un des premiers soucis de l'infirmière. — Si la malade n'a que quelques poux, un lavage à l'alcool camphré, suivi d'une coiffure au petit peigne, suffira. — S'il y en a davantage, on aura recours à une friction avec l'onguent napolitain. — Enfin, dans le cas extrême d'un malade littéralement couvert de poux, il faudra couper les cheveux très ras, et frictionner ensuite avec l'onguent napolitain ou une solution de sublimé au 500°. Il faudra toutefois ne recourir à ces moyens qu'après l'avis du médecin ou de l'interne.

Épilation. — Manuel opératoire. — L'avulsion des cheveux ou *épilation* est un mode de traitement fréquemment employé contre les affections des cheveux et du cuir chevelu. Le procédé d'épilation le plus ordinairement employé aujourd'hui est *l'épilation par la pince ou pincettes.*

L'infirmière épileuse sera assise et fera reposer sur ses genoux la tête du patient. D'une main (la droite ordinairement) elle tiendra la pince comme une plume à écrire: l'autre main sera appliquée sur la partie qu'il s'agit d'épiler, et, l'on tendra la peau entre le pouce et l'index afin qu'elle ne glisse pas. Cela fait, il ne restera plus qu'à en extraire les poils, *en les tirant dans le sens de leur direction naturelle*. Il n'en faut prendre à la fois qu'un petit nombre, deux, quatre ou six au plus.

Quand on a ainsi dénudé une surface de deux à trois centimètres carrés, on suspend quelques instants l'épilation, toujours douloureuse pour le malade, puis on reprend pour s'arrêter de nouveau après quelques instants, et ainsi de suite jusqu'à la fin de la séance. Il ne faut épiler ni trop vite, ni trop doucement. — *Avant l'épilation*, il faut faire une lotion savonneuse ; *après l'épilation*, on fera une onction avec la pommade parasiticide prescrite par le médecin.

FRICTIONS. — Les *frictions*, dont nous avons déjà dit un mot (p. 60), sont des frottements répétés sur tout le corps ou sur une région du corps, à l'aide desquels on produit une révulsion sur la peau, on calme la douleur, ou l'on amène la résolution des parties enflammées. Elles sont *sèches* ou *humides* ; on les divise aussi en *locales* et *générales*.

Les *frictions sèches* sont le plus souvent des frictions générales qui se font après le bain ou une douche froide. Elles se pratiquent avec la main nue ou garnie d'une compresse, d'une flanelle, d'un gant de crin ou bien encore avec une brosse à habits. Il est inutile d'exercer de la pression dans les frictions de ce genre. Les mouvements doivent être surtout rapides et réguliers. On s'arrêtera lorsque le malade accusera un sentiment de cuisson et que la peau présentera une teinte rosée.

Les *frictions humides* se font surtout avec des liquides onctueux, nommés *liniments*, des *pommades*, des *onguents*, etc. ; ce sont des frictions locales qui ont pour but, soit de calmer la douleur, soit de faire absorber des substances médicamenteuses, comme l'onguent napolitain, les pommades à l'iodure de potassium, etc.

Avant de commencer la friction, on doit laver la région sur laquelle on se propose d'agir. La main qui frictionne devra exécuter des mouvements lents et cadencés, tout en exerçant une pression légère et égale sur tous les points. Il faut frictionner pendant un temps assez long (10 minutes environ). Lorsqu'il s'agit de substances médicamenteuses, on s'abstiendra, après la friction, d'essuyer la partie sur laquelle elle a été faite, afin que la substance continue à être absorbée.

ARTICLE IV. — Topiques solides.

Les principaux topiques solides sont les *caustiques* et la *glace*. Celle-ci nous a paru devoir être placée dans les topiques liquides (voir p. 70), car elle se fond vite et agit autant par l'eau glacée que par elle-même.

DES CAUTÈRES. — *Définition*. — On donne le nom de *cautère* à une plaie superficielle, de petite dimension, intéressant la peau et le *tissu cellulaire sous-cutané*, due à l'application d'une pâte caustique déterminant une eschare, et dont on entretient la suppuration pendant un temps plus ou moins long suivant l'effet que l'on veut produire. — Le *lieu d'application* des cautères est très variable (bras, cuisse, nuque, gouttières vertébrales, creux sous-claviculaire, etc.). C'est toujours le médecin qui doit faire cette petite opération, pour laquelle l'infirmière doit réunir: de la *pâte de Vienne*, de l'*alcool*, du *diachylon*, une *spatule*, un récipient quelconque en porcelaine (assiette, soucoupe, etc.), de l'eau froide et de l'eau chaude, du vinaigre, et la solution antiseptique en usage dans le service.

Variétés. — Lorsqu'on laisse cicatriser la plaie du cautère, immédiatement après sa formation, on donne au cautère le nom de *cautère volant*. — Si, au contraire, la plaie est entretenue en suppuration, le cautère s'appelle *cautère permanent*, qui est rarement employé de nos jours.

Pansement des cautères — Le *pansement du cautère volant* est très simple; il consiste à recouvrir la plaie soit d'un pansement à plat, soit d'un morceau de diachylon. On renouvelle le pansement tous les jours.

Les *cautères permanents* sont entretenus en suppuration à l'aide de *pois ordinaires*, de haricots, de *petites boules*, dites *pois à cautère*, préparées avec des rhizomes (1) d'iris de Florence. Les dimensions des pois sont variables. Un trou percé à leur centre sert à passer un fil que l'on fixe sur la peau, autour du cautère, avec un petit morceau de diachylon. Ce fil permet d'enlever facilement le pois et l'empêche de descendre : en effet, s'il descendait au fond de la plaie, il la creuserait davantage et ferait *descendre le cautère*, comme on dit vulgairement. Ce fil est presque indispensable pour retirer le pois à cautère, lorsque les bords de l'ulcère se gonflent, de manière à en rendre l'orifice plus étroit que le fond.

---

1. On désigne ainsi les tiges souterraines des plantes connues sous le nom d'iris, qui souvent sont renflées et gorgées de fécule (iris, asperge, etc.).

Quand le pois à cautère est placé et les fils fixés, on applique sur la plaie un morceau de diachylon ou une feuille de lierre enduite d'un corps gras, tel que du cérat bien frais, ou mieux de la vaseline ; puis, on met par-dessus une compresse ou une plaque de coton hydrophile ; enfin, on maintient le tout avec un bandage approprié. — Si la plaie est trop étendue pour qu'un seul pois soit suffisant, on placera plusieurs pois à côté les uns des autres.

Quelquefois, le cautère se cicatrise ou se ferme trop vite ; d'autres fois, il s'enflamme ou le bourgeonnement de la plaie devient exubérant ; lorsque ces accidents se produisent, l'infirmière doit en prévenir aussitôt le médecin, qui indiquera les modifications qu'il convient d'apporter au pansement. Lorsqu'on veut *supprimer le cautère*, on ne met plus de pois dans la plaie, et l'on se borne à la panser avec un linge fin ou un morceau de papier brouillard enduit de cérat.

Comme tous les pansements, le pansement du cautère doit être précédé d'un lavage de la plaie et de ses alentours avec un *liquide antiseptique* ; sans cette précaution le pus s'accumule dans la plaie, il se dessèche autour d'elle en croûtes noirâtres, et bientôt le cautère s'enflamme ou prend une mauvaise odeur.

CAUTÉRISATION PAR LA CHALEUR. — La cautérisation par la chaleur se fait à l'aide de métaux fortement chauffés, de liquides bouillants, etc. C'est le médecin qui la pratique ; mais la garde-malade doit savoir, d'une façon générale, en quoi consistent ces divers modes de cautérisation, et connaître les objets qu'elle doit préparer.

1° *Cautérisation avec les métaux.* — On se sert, à cet effet, d'appareils métalliques connus sous le nom de *cautères*, et composés d'un *manche*, d'une *tige* et d'une *extrémité*, dont la forme varie et impose à chaque cautère, une désignation spéciale: si l'extrémité est arrondie en forme d'olive, le cautère est dit *cautère olivaire*, droit ou courbe; — si elle est allongée et amincie, le cautère s'appelle *cautère en roseau conique*. etc. Dans les hôpitaux on a toujours sous la main des cautères variés. En ville, ou bien le médecin apporte les cautères qu'il veut employer, ou bien il a recours aux objets les plus convenables qu'il a sous la main, par exemple les tiges de fer dont les femmes se servent pour arranger les plis des garnitures de leurs bonnets, etc.

Le rôle de la garde-malade se borne à faire chauffer les cautères dans un réchaud ordinaire, qu'on trouve facilement, ou dans le fourneau d'une cuisine; le réchaud ou le fourneau doivent être remplis de charbon de bois dur; on active la combustion le plus possible. Lorsque le cautère est chauffé au degré voulu (rouge blanc, jaune, rouge cerise, rouge obscur, rouge gris), degré indiqué par le médecin, la garde-malade *fixe solidement le cautère sur le manche* et le présente promptement à l'opérateur. Il ne faut pas laisser les manches fixés pendant que le cautère chauffe, parce qu'ils s'échaufferaient ainsi eux-mêmes de façon à n'être plus maniables. Il est bon d'avoir des compresses mouillées pour parer à cet accident, s'il se produisait par suite de l'oubli de la précaution que nous venons de recommander, et aussi pour préserver ses doigts au moment où l'on serre les vis qui servent à fixer le manche sur la tige du cautère.

2° *Cautérisation par les liquides bouillants.* — On prend des *compresses* ou des *éponges* que l'on trempe dans l'eau bouillante et que l'on applique sur la peau. Leur *application* doit être de courte durée.

3° *Cautérisation par le marteau.* — Dans ce but, on

plonge un marteau dans l'eau bouillante, et on l'applique sur la peau. Si l'on veut obtenir des effets moins intenses, on interpose une compresse entre le marteau et la peau, ou encore on se sert d'eau chauffée seulement à 55, 60, 65°.

4° *Cautérisation par les acides.* — Les acides sulfurique, nitrique, chlorhydrique, sont encore employés pour les cautérisations superficielles.

Pour ces diverses opérations, qui doivent toutes être pratiquées par le médecin, le chirurgien, ou leurs aides, le rôle de la garde-malade se borne à prendre les ordres du médecin et à préparer exactement les objets nécessaires : verre ou soucoupe pour mettre les acides, pinceaux, coton hydrophile, compresses, eau froide dans une cuvette. Dans les jours qui suivent, elle panse et surveille les plaies résultant de l'application de ces divers caustiques.

5° *Cautère-Paquelin.* — C'est un cautère actuel à chaleur permanente et gouvernable, à rayonnement très faible, et qui se prête par la variété de ses formes à tous les besoins de la chirurgie ignée (c'est-à-dire qui se fait à l'aide du feu ou d'un métal brûlant). Il est fondé sur le principe suivant : si l'on fait arriver, mélangées avec l'air atmosphérique, les vapeurs d'un hydrocarbure volatil (essence minérale par exemple) au contact du platine divisé, préalablement porté au rouge sombre, le platine entre en incandescence et s'y maintient autant que dure l'apport gazeux.

Description de l'instrument. — Il se compose de plusieurs parties : 1° d'un *cautère*; c'est un corps creux fait d'une feuille de platine sans soudure et présentant les formes les plus variées (boule, olive, cône, pointe, lame de couteau et de ciseaux, etc.), il est monté à demeure sur un tube d'un autre métal (cuivre

nickelé en général) que termine un pas de vis mâle ;
— 2° d'un *manche en bois*, traversé dans toute sa longueur par un tube métallique qui le déborde à chaque
bout de quelques millimètres ; à l'une de ses extrémités, munie d'un pavillon, ce tube porte un pas de vis
femelle destiné à recevoir le pas de vis mâle du cautère ; du côté opposé il se termine par un téton ; —
3° d'un *flacon à deux tubes ou réservoir à combustible* ;
ce flacon est fermé par un bouchon en caoutchouc
que traversent deux tubes métalliques terminés en
téton à leur extrémité extérieure. Au téton d'un de
ces tubes se fixe un tube en caoutchouc à parois
épaisses, dont l'autre bout se fixe sur le téton du cautère. Ce *tube en caoutchouc à parois épaisses* sert ainsi
de trait d'union entre le cautère et le réservoir à combustible ; — 4° d'une *soufflerie* ; c'est une poire de
Richardson ou *boule soufflante* munie d'un long tube
en caoutchouc dont l'extrémité libre se fixe au téton
d'un des tubes du réservoir à combustible ; — 5° d'une
lampe chalumeau à esprit de-vin. Du col de cette lampe
s'élève une tige verticale portant un chalumeau disposé transversalement à hauteur de la mèche de la
lampe, et dont l'extrémité externe se termine par un
téton. — 6° d'un *tube-rallonge* à pas de vis mâle et
femelle ; cet organe supplémentaire s'intercale entre
le foyer de combustion et le manche en bois canaliculé,
lorsque l'on veut faire agir le cautère au fond d'une
cavité naturelle (bouche, vagin, etc.). — Au col du
flacon ou récipient est fixé un crochet qui permet de
le suspendre à une boutonnière ou au rebord d'une
poche. — Les différentes parties que nous venons de
décrire sont enfermées dans une boîte.

Manière de se servir du cautère. — En décrivant les
différentes pièces du cautère, nous avons indiqué com-

ment elles doivent être agencées pour que le cautère soit monté.

Pour allumer le cautère, c'est-à-dire pour le porter au rouge, il faut, après avoir *solidement* fixé le bouchon de caoutchouc dans le col du flacon, qui ne doit jamais contenir *plus* d'essence minérale que le tiers de sa cavité (*le tiers au plus*), il faut, disons-nous, chauffer l'extrémité de platine du cautère dans la flamme de la lampe à alcool, *sans faire jouer la soufflerie*, jusqu'à ce que cette extrémité soit devenue légèrement rose, ce qui a lieu en une minute d'ordinaire. Alors seulement, on commence à souffler doucement jusqu'à ce que le cautère atteigne le rouge vif; cette température atteinte, on retire le cautère de la flamme; il est amorcé et l'on peut désormais, à volonté, suivant la vitesse et l'ampleur du mouvement imprimé à l'insufflation l'entretenir au rouge sombre ou le monter jusqu'au rouge vif. — Les cautères à petits foyers (cautères en forme de pointe ou de petit couteau) sont plus difficiles à chauffer, il est nécessaire d'y projeter le mélange gazeux avec une certaine force.

Nous pensons qu'avec ces indications, qui seront mieux comprises en présence des objets qu'elles concernent, l'infirmière pourra monter et chauffer le cautère-Paquelin.

Manière d'éteindre et de nettoyer le cautère. — Après chaque opération, il faut, avant de laisser éteindre le cautère, le porter au rouge vif, au moyen de quelques insufflations rapides; puis, pendant qu'il est en pleine incandescence, séparer brusquement le manche de l'instrument du tube en caoutchouc qui le relie au réservoir à combustible. Le cautère refroidi, il faut en

frotter l'extrémité avec un linge légèrement mouillé.
Pour éteindre le cautère, on ne doit jamais le plonger
dans l'eau froide, mais bien le laisser refroidir à l'air
libre. Il faut éviter de chauffer le cautère jusqu'au
blanc lumineux.

Conseils pour le maniement du thermo-cautère. —
Le chirurgien doit allumer lui-même son cautère ou
ne confier ce soin qu'à un aide exercé; cependant
— dans quelques cas pressés — l'infirmière sera
chargée quelquefois de cette besogne délicate. Il
pourra aussi arriver qu'en l'absence d'aides en nombre suffisant, elle soit chargée d'entretenir la chaleur
du cautère pendant le cours d'une opération ; pour
cela il suffit de presser doucement et à intervalles
égaux sur la poire de caoutchouc ; lorsque le cautère
n'est plus assez chaud, on le ramène au point voulu
par quelques insufflations rapides; s'il est trop chaud,
il faut ralentir les insufflations. L'infirmière devra
d'ailleurs se conformer aux indications que lui donnera l'opérateur. Elle prendra soin que le flacon à
essence soit tenu et fixé de telle sorte qu'il ne puisse
jamais se renverser au cours d'une opération ; elle
s'arrangera aussi de façon à éviter le contact du bouchon en caoutchouc avec l'essence minérale, qui dissout le caoutchouc.

Pour chauffer le platine avec la flamme de la lampe
à esprit-de-vin, il faut engager l'extrémité du cautère
dans les parties latérales de la flamme, au niveau du
milieu de cette flamme : c'est là qu'est le maximum de
chaleur.

ARTICLE V. — Topiques pulvérulents.

Les topiques solides peuvent être aussi employés à l'état de poudre, *topiques pulvérulents*. Les principaux sont : le *charbon porphyrisé*, la *poudre de lycopode*, la *poudre d'amidon*, qui sont surtout employés pour absorber les liquides ou préserver la peau contre le contact des liquides irritants ou le frottement des pièces d'un appareil ; l'*alun*, le *borax*, le *calomel*, l'*iodoforme*, qui servent à saupoudrer les surfaces ulcérées de la peau ou des muqueuses. Pour porter les topiques pulvérulents au fond d'une cavité naturelle ou accidentelle (plaie, pharynx), on se sert d'ordinaire d'un *insufflateur*. Le plus simple des insufflateurs est celui que l'on fait avec une plume d'oie ou une carte roulée (voir le passage relatif aux collyres pulvérulents, page 63). On construit aussi des appareils divers, dans lesquels l'insufflation par la bouche est remplacée par une poire en caoutchouc.

ARTICLE VI. — Des topiques à l'état de gaz ou de vapeur.

Fumigations. — Certaines substances, telles que le *cinabre*, le *chlore*, ou plutôt le *chlorure de chaux*, exhalent des odeurs qui témoignent que ces substances se vaporisent. On peut employer ces substances vaporisées dans le traitement de certaines maladies ; c'est ainsi qu'on utilise le cinabre contre la vermine, en plongeant les malades dans un air chargé des vapeurs de cette substance. Pour le chlore, il agit comme désinfectant, et les vapeurs qui s'en dégagent corrigent les mauvaises odeurs produites par la putréfaction.

L'opération qui consiste à agir ainsi sur la surface du corps par l'intermédiaire d'un *gaz*, s'appelle une *fumigation*. Mais les fumigations sont données le plus souvent dans des conditions différentes de celles où une substance solide, comme le chlore ou le cinabre, se vaporise. En effet, quand on veut employer un médicament qui ne dégage pas de gaz ou de vapeurs à l'état naturel, on se sert d'un liquide dans lequel a été préalablement dissous le médicament voulu : on fait bouillir ce liquide, et la vapeur qui s'en dégage va exercer son action sur la peau ou sur les autres parties malades, comme si c'était le médicament lui-même qui se vaporisât. Le liquide dans lequel on dissout le médicament est tantôt de l'*eau*, tantôt de l'*alcool*, tantôt de l'*éther*. D'ailleurs, la composition de ce médicament ne regarde que le médecin.

Pour donner une fumigation, on place dans une boîte bien fermée et construite pour cet usage spécial, le membre sur lequel on veut faire agir le médicament. Par un conduit qui communique avec l'intérieur de la boîte, la vapeur provenant du vase renfermant le liquide en ébullition, pénètre dans l'espace fermé où se trouve le membre. La *durée de la fumigation* varie suivant les circonstances. C'est encore un renseignement que le médecin devra fournir.

Lorsque la fumigation est destinée à une partie du corps qu'on ne peut pas enfermer dans un appareil de petites dimensions, le dos par exemple, la poitrine ou le ventre, on se sert de grandes boîtes, dans lesquelles le corps peut pénétrer tout entier. Dans ces sortes de caisses ou de stalles fermées de toutes parts, il y a généralement un siège sur lequel le malade peut s'asseoir pendant tout le temps que dure l'opération. Il faut dire, toutefois, que le couvercle de cette boîte est percé d'un large trou par lequel le malade laisse passer sa tête, attendu que *les vapeurs pourraient irriter les yeux, le nez,* la *gorge,* les *bronches.* S'il reste un peu d'espace entre le cou du malade et les bords de l'orifice, il faut oblitérer toutes les communications qui permettraient aux vapeurs de s'échapper vers le visage. Il suffit pour cela d'entourer le cou avec une large serviette ou même un petit drap formant ainsi une cravate épaisse.

Il est, au contraire, d'autres fumigations qui sont exclusivement destinées à agir sur les premières voies respiratoires (nez, gorge, larynx), et qui consistent dans l'inhalation de vapeur d'eau chargée de divers principes médicamenteux. Le malade respire alors ces vapeurs, soit à l'embouchure d'un appareil spécial où elles se produisent, soit au-dessus d'un vase renfermant le liquide chaud d'où elles se dégagent. — Dans ce dernier cas, il faut avoir bien soin de prendre, pour mettre ce liquide, qu'on emploie généralement presque bouillant, un *vase lourd et solide sur sa base,* comme une casserole ou marmite plate, en terre ou en fer, et de préférence sans manche. Les vases larges de bord, et étroits de la base, tels que les bols et la plupart des cuvettes, ne valent rien : ils sont trop sujets à se renverser au moindre mouvement, et leur emploi expose le malade à de cruelles brûlures quand cet accident se produit ; les casseroles à queue présentent le même inconvénient. — Le malade se place la tête au-dessus du vase, et aspire les vapeurs qui s'en élèvent ; une serviette enroulée autour de son cou et retombant sur sa poitrine préserve ses vêtements contre l'humidité. Telle est la fumigation réduite à sa plus grande simplicité ; cela peut à la rigueur suffire, mais il y a mieux à faire. Pour diriger les vapeurs au lieu de les laisser se répandre de toutes parts, et en même temps pour garantir le reste de la face contre leur contact, on se sert avec avantage d'un large cornet improvisé avec une feuille de carton mince ou avec du papier en plusieurs doubles, la partie large de ce cornet coiffant le vase, et sa partie étroite venant s'appliquer sur le pourtour de la bouche et du nez. Si l'on ne veut pas se donner la peine de fabriquer ce petit appareil, et si le malade veut passer sur l'ennui d'avoir la figure entière plongée dans la vapeur, on se contente de lui mettre sur la tête une serviette dont on ramène les bords, d'un côté sous le menton, et de l'autre autour du vase d'eau chaude.

Lorsque, au lieu de donner une fumigation, on n'a à faire agir sur le corps que la vapeur d'eau pure et simple, la tête n'a rien à redouter; il s'agit alors d'un *bain de vapeur*. Nous ne nous occuperons ici que des *bains de vapeur qu'on donne aux malades dans leur lit.* — Les draps et couvertures étant ramenés sur le pied du lit, on passe sous le malade une couverture de laine qui recouvre le drap de dessous dans toute sa hauteur et remonte jusque sur les oreillers, et l'on forme avec des cerceaux et une seconde couverture une sorte de tente au-dessus du tronc et des membres; c'est dans cet espace que la vapeur viendra se répandre tout à l'heure autour du corps du malade. Celui-ci est ensuite déshabillé complètement, aussi lestement que possible, il s'enfonce sous les cerceaux, et l'infirmière, après lui avoir replié les deux couvertures autour du cou, les borde soigneusement à droite, à gauche et vers les pieds, en ménageant sur l'un des côtés, au niveau de ceux-ci, un petit passage pour le tuyau de l'appareil à vapeur. Cet appareil, placé sur une chaise à côté du lit, est alors allumé (1), et l'on insinue son tuyau, par le passage laissé libre entre les couvertures, jusque dans l'espace limité par les cerceaux, en ayant soin de ne pas faire arriver son extrémité trop près des pieds, que le jet de vapeur pourrait brûler. *Le temps que durera le bain de vapeur* variera suivant les cas, c'est-à-dire selon la prescription du médecin. — L'opération terminée, on enlève rapidement la couverture de dessus et les cerceaux, on enroule le malade dans la couverture de dessous, et l'on ramène sur lui les draps et la couverture. On le laisse ainsi achever sa sudation ; puis au bout d'une demi-heure, une heure, quand son corps s'est bien séché, on lui remet sa chemise, on enlève la couverture de dessous, et l'on rétablit soigneusement son lit pour qu'il ne se refroidisse pas. — On peut encore administrer le bain de vapeur sur un second lit préparé à côté du lit ordinaire du malade, en prenant exactement les mêmes précautions que dans le cas précédent ; la sudation finie et le malade rhabillé, on le replace dans son lit ordinaire préalablement refait à neuf et bien bassiné. — Il ne faut jamais donner de bain de vapeur dans le lit même du malade en se contentant de soulever les draps et la couverture du dessus avec les cerceaux ; la vapeur imprégnerait tout, et le malade se trouverait à la fin dans un lit complètement humide ; l'emploi de deux couvertures, que nous avons recommandé, a justement pour principal objet de parer à ce grave inconvénient.

Pour ce qui concerne les *bains* ou les *douches de*

---

1. Pour que la production de vapeur se fasse moins attendre, on peut, soit charger l'appareil avec de l'eau déjà chaude, soit l'allumer un peu avant la fin des préparatifs.

vapeur dans les établissements de bains attachés aux hôpitaux, il en sera question plus loin.

PULVÉRISATION. — Au lieu de vaporiser l'eau ou les autres liquides employés comme médicaments, en les faisant bouillir, on se sert bien souvent aujourd'hui d'appareils désignés sous le nom d'*appareils pulvéri-*

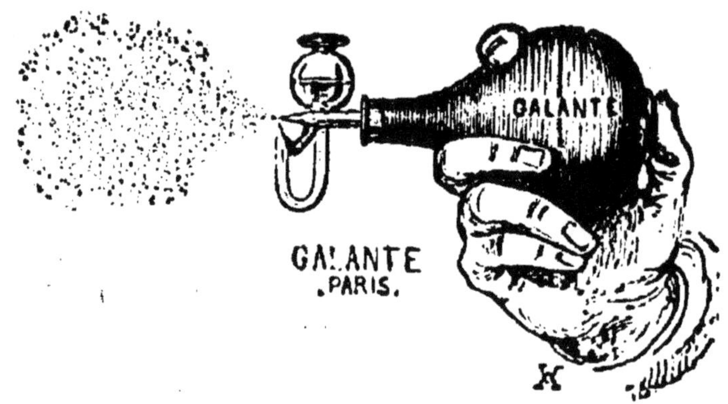

Fig. 17. — Le liquide à pulvériser est mis dans l'ampoule de verre. La pulvérisation est produite par la pression de la main sur la poire de caoutchouc.

sateurs (*Fig.* 17, 18, 19, 20), c'est-à-dire destinés à réduire en poussière les liquides qui doivent agir comme topiques. On emploie aussi la pulvérisation dans le traitement de certaines affections des yeux (*Fig.* 18).

Dans les procédés du *pansement de Lister*, une solution d'acide phénique est réduite en vapeur et projetée avec une certaine intensité sur les parties à l'état de fine poussière liquide, soit au moyen d'un *pulvérisateur de Richardson* (*Fig.* 17), soit au moyen d'un pulvérisateur à vapeur (*Fig.* 16). Le liquide à pulvériser est mis dans le flacon; alors on presse avec la main sur la boule *c*. Avec cet appareil le jet de pulvérisation est *continu*, tandis qu'avec les appareils représentés dans les *Fig.* 14 et 15, le jet de pulvérisation est intermittent.

Comme la *pulvérisation des médicaments* tend à être d'un usage de plus en plus répandu, nous croyons être utile en reproduisant l'image d'un certain nombre

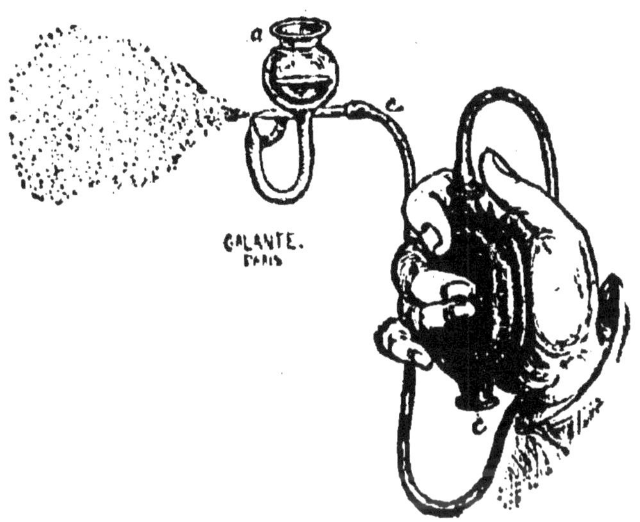

Fig. 18.

des appareils dont on a besoin. Dans l'appareil suivant (*Fig.* 18), plus compliqué que les précédents, l'air est comprimé dans le récipient E par la pompe C; l'eau à pulvériser est mise dans le ballon D. En ouvrant le robinet A du récipient et le robinet B du ballon, l'air et l'eau sont projetés en forme de brouillard par le petit orifice F. Ce brouillard peut être élevé à un certain degré de température au moyen de la lampe à alcool J, qui chauffe le tube KF. — Les explications que nous avons données à propos des principaux pulvérisateurs permettront à chacun de comprendre aisément le mode de fonctionnement de tous les autres pulvérisateurs.

Les autres liquides dont on se sert pour le même
usage ou par le même procédé, sont assez peu nom-

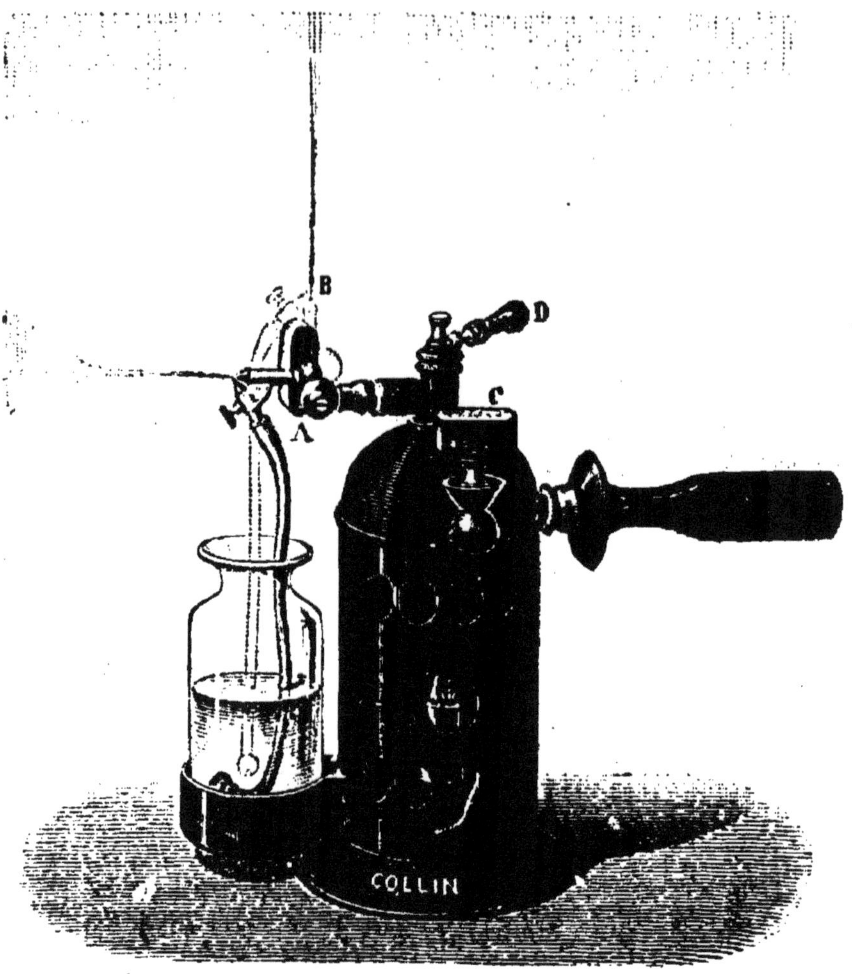

Fig. 19.

breux ; les plus employés sont l'*alcool*, le *chlorure de
méthyle* sur lequel nous allons revenir un peu plus loin, le
chloroforme et l'*éther*. Ces deux derniers doivent être ma-

niésavec certaines précautions. En effet, non seulement ils peuvent déterminer des empoisonnements, mais ils se vaporisent avec une grande rapidité, *et leurs vapeurs s'enflamment avec explosion au contact de la flamme des*

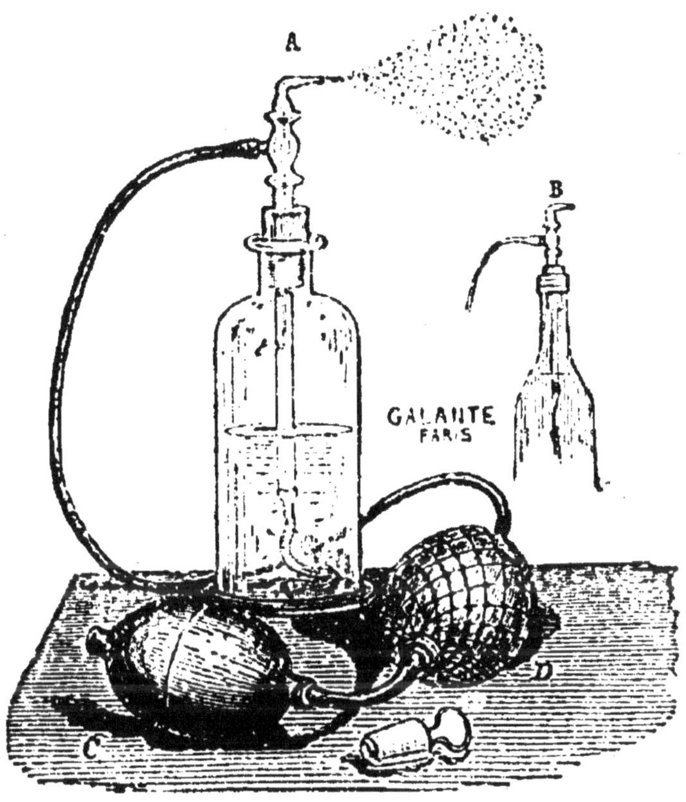

Fig. 20.

lampes ou des bougies. On devra, par conséquent, *ne jamais laisser débouchés les flacons* qui renferment ces liquides, et se tenir à distance lorsqu'on tiendra une lumière et qu'un médecin ou une infirmière se servira de ces médicaments.

On emploie beaucoup actuellement les *pulvérisations phéniquées prolongées* dans le traitement de certaines plaies et des anthrax, et cette méthode a été surtout mise en honneur par M. le professeur Verneuil, dans le service duquel on peut journellement la voir appli-

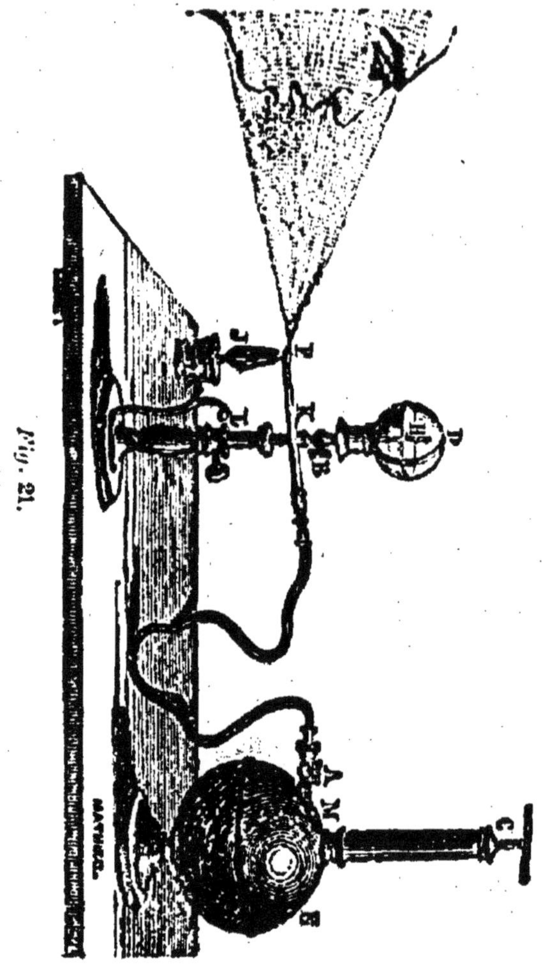

quer avec succès. Quand le chirurgien a prescrit des pulvérisations de ce genre, l'infirmière doit d'abord établir sur le lit et sur le malade une garniture de toiles cirées et de compresses, disposée de telle sorte

que la plaie seule reste exposée au jet de la vapeur, et
que tout le reste soit préservé contre l'humidité. Pour
la tête, la face ou le cou, on improvise, avec du taffetas gommé, des capelines qui garantissent les yeux, la
bouche, les cheveux, etc. ; pour les membres, on se
sert de deux grandes toiles cirées placées, l'une au-
dessous du membre, l'autre au-dessus de sa racine,
et bien étalées sur les parties avoisinantes du lit ou du
corps ; des compresses sont disposées entre ces toiles
imperméables et les téguments, partout où l'eau de
condensation de la vapeur pourrait venir couler dans
les vêtements du malade. Les membres soumis à ce
traitement sont, suivant le cas, soutenus par une gouttière garnie de taffetas gommé, ou supportés par une
bande fixée à droite et à gauche à la galerie supérieure
du lit. Ces préparatifs faits, l'infirmière place le pulvérisateur sur la table de nuit, et dirige le jet de
vapeur sur la plaie dépansée avec précaution ; c'est en
moyenne à une distance de 50 centimètres qu'il faut
placer le pulvérisateur pour que ce jet de vapeur
n'arrive sur les parties malades ni trop chaud, ni trop
froid. Pendant la pulvérisation, l'infirmière doit s'assurer de temps en temps que les toiles imperméables,
les compresses, etc., ne se sont pas dérangées, et que
le malade n'est pas mouillé par l'eau de condensation,
Après la pulvérisation, elle rétablit le pansement
humide qui doit protéger la plaie jusqu'à la séance
prochaine. Relativement à la durée des séances de
pulvérisation et à leur renouvellement, elle se conformera rigoureusement aux prescriptions du chirurgien.

CHLORURE DE MÉTHYLE ; — SIPHONS. — Le chlorure de
méthyle, introduit récemment dans le traitement des
névralgies, est employé exclusivement par les médecins. Le médicament est contenu dans des *siphons* qui

doivent être l'objet de précautions spéciales. On s'exposerait à des explosions en les laissant à la chaleur, en les plaçant, par exemple, sur un poêle ou devant une cheminée. — Jamais ils ne devront rester dans la salle après qu'on s'en est servi. — Si le siphon présente une fuite, ce qui se reconnaît à un léger sifflement et à l'odeur caractéristique du chlorure de méthyle, l'infirmier, à moins d'être bien familier avec le maniement de l'appareil, n'essaiera pas de le fermer lui-même. Il se contentera de prévenir.

CHAPITRE VII.

Des bandages.

Définition. — On donne le nom de *bandage* à l'arrangement méthodique d'une ou de plusieurs pièces de pansement sur une partie du corps, soit pour maintenir un topique exactement appliqué, soit pour exercer une compression, etc., etc. S'il entre dans la composition du bandage plusieurs pièces de pansement, on a un *bandage composé* ; dans le cas contraire, le *bandage* est *simple*. La bande qu'on met autour du pied, après une entorse, constitue un *bandage simple*. Si, avant de la placer, on a dû entourer le pied de compresses ou de ouate, on a fait un *bandage composé*.

Application des bandes. — Nous avons déjà vu comment on roule une bande, à un ou à deux globes ; il nous reste à exposer la manière d'appliquer les bandes. Nous insisterons à dessein sur ce point : la bande est l'élément essentiel de la plupart des bandages. La manière d'appliquer une bande une fois bien comprise, ce qui nous restera à dire des bandages sera facilement saisi.

Bande à un globe. — Pour l'appliquer, la main droite prend le globe à pleine main, ou par ses deux bouts

entre le pouce et le médius ; la main gauche saisit le
chef initial (bout, commencement de la bande) entre
le pouce et l'index, et l'applique sur un point de la

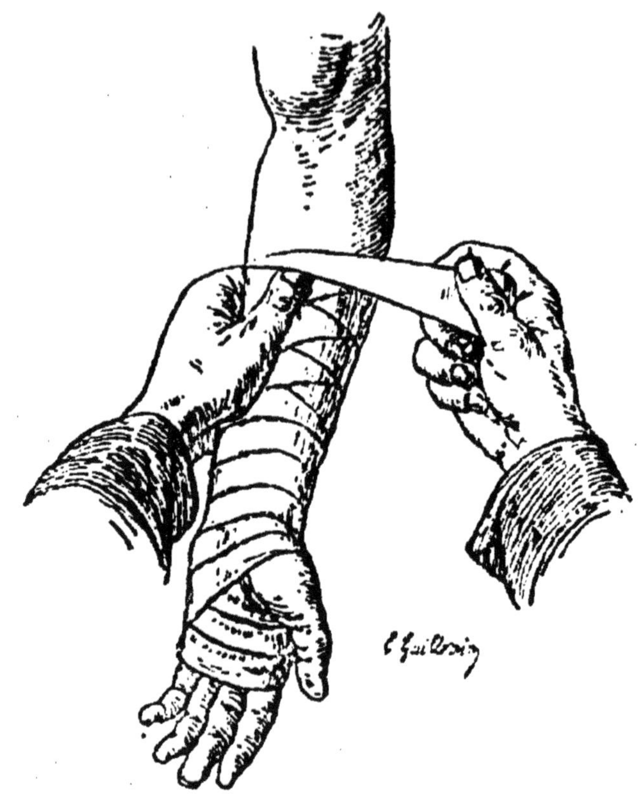

Fig. 22. — Manière de faire les renversés. (Cette figure et les figures
29 et 30, sont empruntées au *Manuel* de M. Guilmin.)

circonférence de la partie à recouvrir. Cela fait, la
main droite contourne, en passant au-dessous, la
partie qui doit recevoir la bande puis revient au-dessus
en ramenant le globe sur le point où a commencé l'application, et où le pouce gauche maintient encore le chef
initial. On serre en retirant son pouce, et l'on a fait

ainsi un premier *tour* ou *circulaire*. Il faut avoir bien soin de faire pluseurs circulaires pour fixer le chef initial ; sans cette précaution, ce chef glisserait et le bandage se relâcherait. On continue l'application de la bande de la même manière, en remontant vers la racine du membre, et en faisant attention à ce que chaque *tour* recouvre en partie le *tour* précédent, de telle sorte que le bandage forme un tout continu.

Il ne faut dérouler la bande qu'au fur et à mesure qu'on l'applique, et l'on doit toujours la maintenir bien tendue pour que le bandage ne se relâche pas pendant qu'on l'applique. Si l'on est obligé de faire passer le globe d'une main dans l'autre, ce qui est fréquent, on prendra bien garde de le lâcher, car la bande se déroulerait et tout serait à recommencer. Lorsque le globe est épuisé, on arrête la bande, en fixant le chef terminal. Cette fixation peut être réalisée de plusieurs manières : par une épingle dont la pointe sera soigneusement cachée, par un point de couture, ou par une bandelette de diachylon. — Pour arrêter l'extrémité des bandes de gaze, que l'on applique toujours après les avoir un peu mouillées, il ne faut pas se servir d'épingles, qui se rouillent et qu'on ne peut bientôt plus retirer ; on fend, d'un coup de ciseaux, le chef terminal en long dans une étendue suffisante pour que les deux moitiés puissent être nouées ensemble après avoir entouré le membre ; on renverse une de ces moitiés dans le sens opposé à la direction primitive de la bande, et on la ramène de l'autre côté du membre à la rencontre de la seconde moitié, à laquelle on la réunit par une rosette simple ou double. Lorsqu'il s'agit de pansements peu exposés à être dérangés par les mouvements du malade, il suffit même de bien appliquer le chef terminal sur le reste de l'appareil ; grâce à l'empois dont sont imprégnées les bandes de gaze, tous les tours de bande se collent, et adhèrent solidement les uns aux autres dès qu'ils se sont desséchés.

Des renversés. — Lorsqu'on doit recouvrir de *tours ou jets* de bande une partie dont le volume varie dans sa longueur (le mollet, l'avant-bras, qui vont en grossissant de bas en haut), la bande presse inégalement et forme des *godets,* qu'il faut éviter avec le plus grand soin. Pour cela, on *renverse* obliquement la bande, en pliant sur elle-même sa face externe de la partie la plus saillante vers celle qui l'est le moins. Avant de commencer le pli, on applique un ou deux doigts de la main gauche sur la bande afin d'empêcher le bandage de se relâcher. Le renversé ainsi terminé, on tire sur la bande pour le serrer, puis on en fait un autre ou plusieurs autres, si le volume toujours croissant ou toujours diminuant de la partie l'exige (*Fig.* 22). On voit, d'après cette description, que les renversés sont faits au fur et à mesure que le bandage monte vers la racine du membre, et que l'angle de chacun d'eux est recouvert par le tour de bande supérieur. Les renversés qui seraient faits en descendant n'auraient plus leur angle recouvert, au grand détriment de la solidité et de la beauté de l'appareil. Il ne faut donc jamais faire de renversés en descendant de la racine du membre vers son extrémité, à moins qu'ils ne doivent être cachés et consolidés ensuite par une nouvelle série de tours de bande montants. Pour la même raison de solidité et d'élégance, il ne faut pas terminer un bandage sur un renversé; il faut le terminer par un tour circulaire recouvrant l'angle de ce renversé.

Bande à deux globes. — Pour l'appliquer, on prend un globe de chaque main et on met le plein de la bande sur la partie où le bandage doit être appliqué.

On déroule alors les deux globes en même temps, en les conduisant autour de la partie à recouvrir, de façon à ce qu'ils aillent se croiser sur le point opposé à celui par lequel on a commencé le bandage. Là, on les entre-croise en les faisant changer de main, et en évitant au moyen d'un renversé du supérieur sur l'inférieur, les plis déterminés par l'entre-croisement. On revient au point de départ: là, nouvel entre-croisement ; puis on retourne en arrière, et ainsi de suite jusqu'à l'épuisement d'un ou des deux globes. Comme il est rare que les globes soit tout à fait égaux, la partie de la bande qui reste après l'épuisement d'un des globes sert à fixer le bandage par un ou deux circulaires.

Que l'infirmière relise attentivement et à plusieurs reprises ce que nous venons d'écrire, touchant l'application des bandes ; qu'elle s'en pénètre, qu'elle s'exerce à bien faire cette application : le bandage le plus compliqué n'est qu'un jeu pour qui sait bien appliquer une bande.

RÈGLES GÉNÉRALES. — 1° *Pour bien appliquer un bandage*, il faut placer le malade dans la position la plus commode pour lui et pour l'opérateur ; — 2° réunir et avoir à la portée de la main, avant de commencer, les différents objets dont on aura besoin (pièces de pansement, épingles, liens, etc., etc.); — 3° recourir, s'il en est besoin, à l'aide d'une autre infirmière pour maintenir le corps ou le membre du malade ; — 4° Serrer le bandage convenablement, plus ou moins, suivant le but qu'on se propose ;—il est évident qu'un bandage destiné à maintenir un plumasseau de charpie sur un ulcère de la jambe doit être moins serré qu'un bandage d'entorse. *Trop lâche*, le bandage glisserait et se déplacerait; *trop serré*, il pourrait déterminer des accidents forts graves, de la douleur et même de la gangrène.

5° *Appliquer toujours les bandages de bas en haut,* c'est-à-dire de l'extrémité d'un membre vers sa racine: d'abord, parce que l'application ainsi faite est plus facile et plus régulière (1); ensuite parce qu'un bandage appliqué de bas en haut détermine facilement l'engorgement. Si le bandage était appliqué de haut en bas, il déterminerait l'engorgement des parties situées au-dessous, en empêchant la circulation, ainsi que fait une jarretière trop serrée.

6° Quand un bandage est appliqué, non pour maintenir un topique sur une partie malade, mais pour exercer une compression (*bandage compressif*), il est de la plus grande importance de ne laisser, entre les tours de bandes *circulaires* ou *doloires*, aucun point de la surface des téguments qui ne soit complètement recouvert, sous peine de déterminer des étranglements partiels douloureux et nuisibles.

7° Éviter, en appliquant les bandages, les mouvements trop brusques qui pourraient ébranler la partie malade et occasionner de vives douleurs.

8° Un bandage une fois fini, interroger le malade afin de savoir s'il éprouve de la gêne. — Un bandage bien fait est toujours suivi, à bref délai, d'un soulagement notable. — *Si le malade se plaignait d'un redoublement de douleurs,* défaire le bandage et le recommencer.

1. Essayez, pour vous en convaincre, de faire un spiral de jambe de haut en bas, après l'avoir fait, selon la règle, de bas en haut; cette épreuve vous fournira en même temps la démonstration matérielle de ce que avons dit plus haut à propos des renversés.

ARTICLE PREMIER. — Bandages simples.

Rappelons, avant de commencer leur description, qu'on donne le nom de *bandages simples* aux bandages faits avec une seule pièce de pansement, bande ou pièce de linge. Suivant la direction que l'on donne aux tours de la bande, on a les *bandages circulaires, obliques, spiraux, croisés en 8 de chiffre, noués*, qui forment autant de variétés. Si, au lieu d'une bande, on se sert d'une pièce de linge, on a le *bandage plein*, autre variété des bandages simples.

BANDAGES CIRCULAIRES. — Ils forment autour des membres ou des segments de membres, etc., sur lesquels on les applique, des tours ou circulaires horizontaux qui se recouvrent à peu près complètement. Ils servent en général à maintenir des topiques sur un point du corps. — Ils doivent être médiocrement serrés. — Quand on a compris et retenu ce que nous avons dit de la manière d'appliquer les bandes, on sait faire tous les bandages circulaires. Il faut toujours proportionner la longueur et la largeur de la bande au volume de la partie à recouvrir. Nous nous contenterons de citer les plus communs des bandages circulaires, en indiquant pour chacun la longueur de la bande qu'on devra employer et son usage.

Circulaire du front et des yeux. — Bande de deux ou trois mètres. Il sert à maintenir des topiques sur le front, les yeux, les tempes; il sert encore à maintenir un bandeau flottant, destiné à préserver du contact de la lumière un œil malade. On applique le commencement de la bande et l'on décrit des circulaires horizontaux autour de la tête.

Circulaire du cou. — Bande d'un à deux mètres; — sert à maintenir les topiques sur le cou. — Ce bandage ne doit pas être trop serré, car il gênerait la circulation et la respiration.

Circulaire de la poitrine et de l'abdomen. — Rarement employé; — on le remplace par un *bandage de corps* (voir plus loin).

Circulaire d'un doigt. — Bande de trente à cinquante centimètres et large de 2 centimètres.

Circulaire de l'avant-bras et du bras. — Bande d'un ou deux mètres. — On fera des renversés en montant l'avant-bras.

Circulaire de la jambe ou *de la cuisse.* — Bande de deux à trois mètres. Application de bas en haut, avec quelques renversés au besoin.

BANDAGES OBLIQUES. — Ils ne diffèrent des bandages circulaires que par la direction oblique des circonvolutions ou tours. Ils ne sont employés que pour maintenir des topiques sur le cou ou dans l'aisselle. Si le topique doit être maintenu sur le côté droit du cou, on place là le commencement de la bande que l'on conduit sous l'aisselle du côté opposé, pour revenir au point de départ en passant par le dos; et ainsi de suite jusqu'à l'épuisement de la bande, qui doit être assez longue, cinq à six mètres environ.

BANDAGES SPIRAUX. — Le *bandage spiral* est celui dont les tours ou circonvolutions reproduisent la figure d'un pas de vis, d'une spirale. Chaque circonvolution a reçu le nom de *doloire.* Suivant que les circonvolutions se touchent seulement par leurs bords, ou se recouvrent à moitié, ou sont écartées les unes des autres, le bandage spiral est dit *continu* dans le premier cas, *imbriqué* dans le second, *écarté* dans le troisième. Si ce bandage spiral doit maintenir un topique, on pourra se contenter de faire un spiral écarté ou continu. Mais si l'on veut exercer une compression, on devra employer le bandage spiral imbriqué. Le bandage spiral compressif se fait à nu ou sur la peau recouverte d'une couche de ouate. Un bandage spiral doit toujours être commencé et terminé par quelques tours circulaires qui en assurent la solidité. C'est surtout aux membres que l'on applique les bandages spiraux ; nous n'en décrirons que quelques-uns.

Spiral d'un doigt. — Bande d'un mètre de long sur deux centimètres de large. On fait deux circulaires autour du poignet, puis on conduit la bande sur le dos de la main jusqu'à la base du doigt malade, dont on gagne l'extrémité par un spiral écarté. Là, on décrit deux ou trois circulaires, puis on descend à la base du doigt par un spiral imbriqué, et l'on retourne au poignet, où l'on termine le bandage par des circulaires. — *Spiral de tous les doigts ou gantelet.* — Se fait comme le précédent avec une bande de 10 à 12 mètres. Peu employé.

Spiral de la main. — Commence par deux circulaires autour de la racine des doigts ; on fait des renversés, et l'on termine par des circulaires autour du poignet.

Spiral de l'avant-bras. — Commence par deux circulaires autour du poignet, monte l'avant-bras en décrivant des spiraux et en faisant des renversés imbriqués qui se recouvrent à moitié, et se termine par des circulaires au pli du bras. — Faites de même pour le *spiral du coude* et le *spiral du bras*, en remontant plus haut.

Au membre inférieur, nous avons les mêmes *ban-*

dages spiraux ; nous ne décrirons que le spiral du pied.

Spiral du pied. — Commencer par deux circulaires autour de la base des orteils, monter jusqu'au cou-de-pied par des spiraux imbriqués, avec renversés de haut en bas, puis terminer par quelques circulaires autour du bas de la jambe. — Pour les *spiraux de la jambe*, du *genou*, de la *cuisse*, faites comme pour les parties correspondantes du membre supérieur.

Bandage roulé de tout un membre. — Se fait en appliquant successivement, et de l'extrémité du membre vers sa racine, les bandages spiraux que nous venons de décrire ; il doit être serré méthodiquement et assez fort.

BANDAGES CROISÉS OU EN HUIT DE CHIFFRE. — Les bandages croisés sont ceux qui, par l'entre-croisement de la bande, figurent un huit de chiffre. Prenons comme exemple le *bandage croisé de l'aine* ou *spica de l'aine*. Il commence par deux circulaires autour du bassin, de droite à gauche ou de gauche à droite, suivant que c'est l'aine droite ou l'aine gauche que l'on veut couvrir. Les deux circulaires autour du bassin, destinées seulement à fixer le chef initial, doivent être modérément serrés. Cela fait, on conduit la bande en passant sur l'aine vers la partie interne de la cuisse, au-dessous de laquelle on passe. Arrivé à la partie externe de la cuisse, on remonte sur l'aine et, de là, autour du bassin, sur la hanche du côté opposé à la cuisse enveloppée, en croisant obliquement le premier jet. Ainsi de suite jusqu'à épuisement de la bande. On a bien ainsi un huit de chiffre dont un des anneaux entoure le bassin, l'autre la cuisse ; les tours de bande viennent se croiser sur l'aine, où ils pourront maintenir solidement un topique. Terminez votre spica par un jet de bande allant du côté interne de la cuisse à la hanche du même côté, et non par un jet de bande allant de la partie externe de cette cuisse à la hanche du côté opposé ; ce dernier jet est en effet beaucoup plus long que l'autre, moins solide, et il tend à goder fortement au moindre mouvement de flexion de la cuisse. D'ailleurs, pour peu que votre bandage soit destiné à rester quelque temps sans être renouvelé, fixez par quelques épingles ou quelques points de couture les parties où les bandes vous sembleront menacer de glisser les unes sur les autres.

Le *croisé des deux aines* ou *spica double* se fait de la même manière, en commençant par des circulaires autour du bassin ; puis on passe alternativement sous chaque cuisse en revenant au bassin après chaque tour de bande. Ces bandages croisés ou en huit sont des plus faciles. Il suffit d'en avoir bien compris un pour pouvoir faire tous les autres. Citons les principaux.

Huit du coude ou *bandage de la saignée*. — Une des anses embrasse le bras, l'autre l'avant-bras, et les tours de bande viennent se croiser en avant du pli du coude, où ils maintiennent le pansement appliqué sur la plaie veineuse (*Fig.* 23).

Huit du poignet et du pouce. — *Spica du pouce*. Un des anneaux embrasse le poignet, l'autre le pouce ; les croisés se font sur le dos du pouce (*Fig.* 24).

Huit du poignet et de la main. — Un des anneaux embrasse le poignet, l'autre la main ; les croisés se font sur le dos de la main ou dans la paume, suivant qu'il est nécessaire de maintenir un pansement sur le dos ou dans la paume de la main.

Huit du genou. — Un anneau embrasse la partie inférieure de la cuisse, l'autre la partie supérieure de la jambe ; les croisés se font sur la rotule ou dans le creux du jarret, suivant les cas.

Croisé ou huit du cou-de-pied.— Bandage de l'étrier.
— Un des anneaux embrasse la jambe au-dessus des malléoles, l'autre entoure la plante et le dos du pied ; les croisés se font au devant de l'articulation. — Pour maintenir les pièces d'appareil, soit dans l'aisselle,

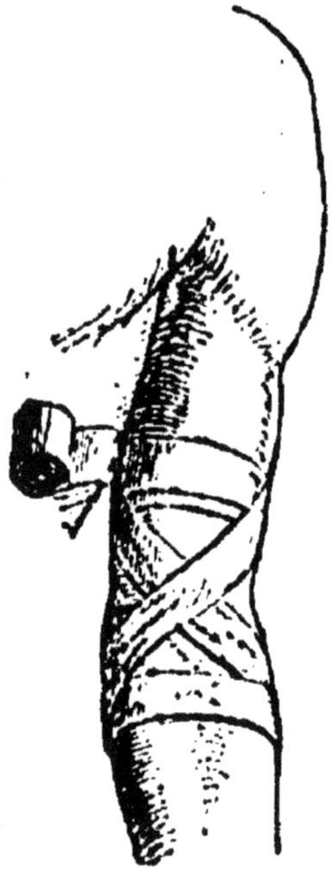

Fig. 23. — *Huit du coude ou bandage de la saignée.*

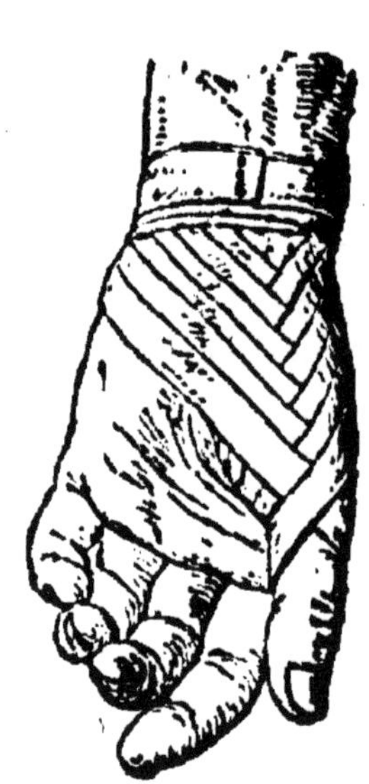

Fig. 24. — *Huit du poignet et du coude.*

soit sur l'épaule, on fait le *croisé du cou et de l'aisselle*, dont un des anneaux embrasse le cou et l'autre l'aisselle, les croisés se faisant sur la partie supérieure de l'épaule. Pour maintenir un pansement autour de l'épaule, on fera un *Huit d'une épaule et de l'aisselle du côté opposé*.

Huit d'une épaule et de l'aisselle du côté opposé ou spica de l'aisselle.—On commence par deux circulaires autour du bras malade : un des anneaux embrasse la poitrine d'une aisselle à l'épaule du côté opposé, l'autre la même épaule et l'aisselle correspondante; les croisés se font sur l'épaule malade. Toutes les fois que l'on conduit une bande dans une aisselle, il est bon de la garnir de charpie brute ou de ouate, pour rendre le bandage plus solide et plus facilement supportable. Que la dernière doloire de votre spica de l'aisselle soit un jet de bande allant de l'aisselle au côté correspondant du cou, et non pas le long jet de bande croisant le devant de la poitrine, de l'épaule du côté malade à l'aisselle du côté sain. Comme pour le spica de l'aine, épinglez ou fixez par des points de couture les doloires qui vous paraîtront sujettes à glisser.

Huit des épaules. — Chaque anse embrasse une des épaules, et les croisés se font à la partie antérieure ou à la partie postérieure de la poitrine.

Croisé d'une mamelle. — Pour maintenir sur une mamelle un cataplasme ou un pansement, ou simplement pour la soutenir, on fait un huit, dont un des anneaux embrasse la poitrine au-dessous de la mamelle, tandis que l'autre monte sur la partie malade et le côté opposé du cou.

Croisé du cou ou de la tête. — Un des anneaux entoure la tête, l'autre le cou, et les croisés se font sur la nuque.

Croisé d'un œil, monocle. — Faites deux ou trois circulaires de la tête, puis arrivé à la nuque, passez sous l'oreille du côté malade, sur la joue du même côté et sur l'œil malade; vous voilà revenu au front, faites alors un *renversé* pour reprendre la direction horizontale, et après un circulaire du front recommencer le tour oblique par la nuque, l'oreille et l'œil malade, qui sera ainsi bien couvert (*Fig.* 23).

Croisé des deux yeux. — *Binocle.* — Après avoir re-

couvert un œil comme il est dit, on recouvre le second
mais cette fois en descendant du front sur l'œil,
l'oreille et la nuque.

*Croisé de la tête et de la face, croisé de la mâchoire
inférieure. Chevestre simple.* — On décrit deux circulaires horizontaux autour du front et de la tête; on
fixe la bande au niveau d'une des tempes avec la main

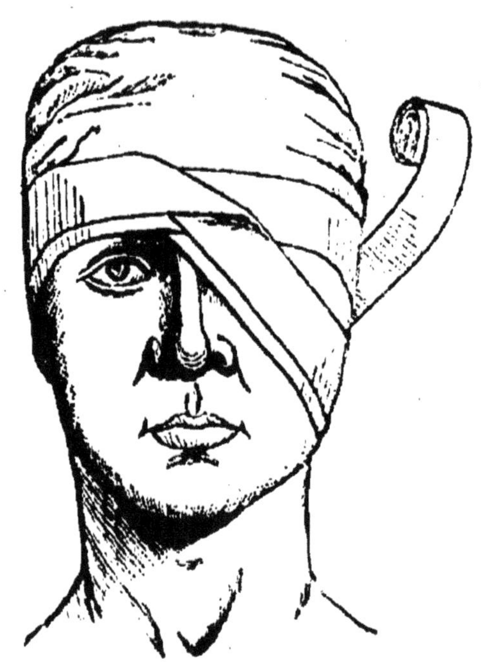

Fig. 23. — *Croisé d'un œil ou monocle.* (Cette figure est empruntée
au *Manuel de petite chirurgie,* de Jamain)

gauche ou mieux avec une épingle; puis on descend,
après avoir renversé la tête, au devant de l'oreille,
sous le menton; on remonte au devant de l'oreille,
opposée sur le sommet de la tête, puis sur le renversé.
On fait ainsi deux ou trois circulaires verticaux complets; enfin, revenu de nouveau à la tempe, on ren-

verse encore la bande, et l'on termine par des circulaires horizontaux.

Bandage à entorse. — On débute par deux ou trois circulaires qui embrassent le talon en passant au devant de l'articulation du pied avec la jambe; puis on conduit le globe sur le dos du pied et de là au-dessous de la racine des orteils; on revient alors sur le dos du pied où l'on croise le jet précédent : de là on arrive au talon que l'on contourne pour revenir sur le dos du pied; enfin on décrit de bas en haut des huit semblables à celui-ci, se recouvrant aux trois quarts, jusqu'à ce que le pied soit complètement couvert, et l'on termine par quelques circulaires au bas de la jambe.

Bandages pleins. — Les *bandages pleins* sont ceux qui sont faits avec des pièces de linge *non divisés.* Ces

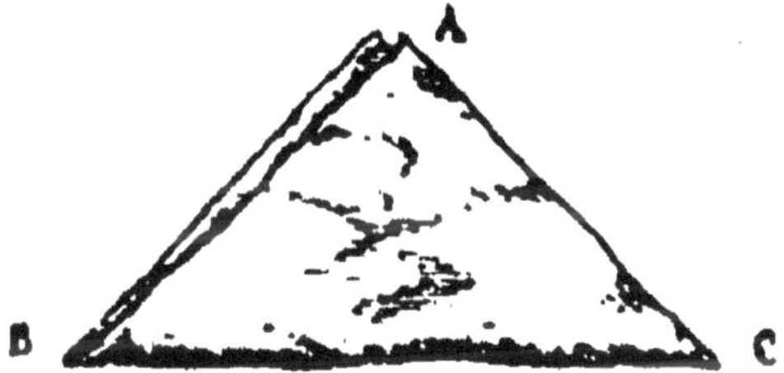

Fig. 26. — *Triangle double à angle droit.* (Cette figure et les Figures 23 à 31 sont tirées du *Manuel des Bandages*, de M. Guillemin.)

pièces de linge sont de forme triangulaire ou carrée. Un des plus employés est l'*écharpe triangulaire* qui sert à soutenir la main, l'avant-bras et le bras dans les maladies du membre supérieur (*Fig.* 26). Il n'est pas une infirmière qui n'ait eu l'occasion d'appliquer, sinon de porter elle-même une écharpe; — notre description sera donc courte.

Pour les affections de la main, on fera simplement l'*écharpe ordinaire* dont le plein supporte la main et l'avant-bras, tandis que les deux extrémités sont nouées autour du cou. Mais pour les affections de l'avant-bras (fracture), du coude, de l'épaule (luxations), qui exigent l'immobilité de tout le membre, on procédera de la façon suivante : On prend une pièce de linge d'un mètre carré, et on la plie en triangle (comme un fichu). — La base du triangle sera placée horizontale-

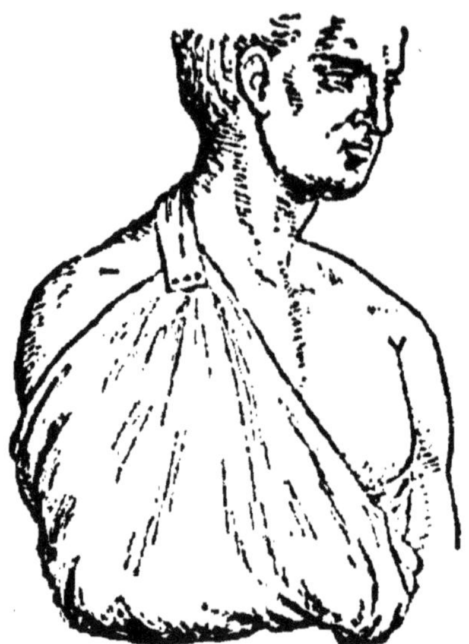

Fig. 27. — *Grande écharpe triangulaire du bras et de la poitrine.*

ment au-dessous des seins, et ses deux extrémités nouées en arrière un peu sur le côté opposé à celui du bras malade. Cela fait, et l'avant-bras étant fléchi sur le bras, on relève les angles du sommet, et on les dirige sur l'épaule du côté malade, pour les fixer en arrière à la portion horizontale du triangle, à l'aide d'un bout de bande s'il en est besoin. — Ce bandage doit être très serré en général, mais surtout quand on a pour but de maintenir une luxation (*Fig.* 27). Aussi est-il nécessaire de parer aux inconvénients de cette constriction, en protégeant par une bonne couche

d'ouate les endroits sur lesquels la pression peut devenir douloureuse, c'est-à-dire le bord cubital de l'avant-
bras, le coude et la face externe du bras ; en outre, on
aura le soin de séparer par une couche d'ouate, assez
épaisse aussi, la face interne du bras de la paroi externe de la poitrine, tant pour atténuer ce que l'acco-
lement rigoureux de ces parties peut avoir de pénible à
la longue, que pour prévenir l'irritation parfois assez
vive causée par le contact prolongé des téguments de
ces deux régions où se produit aisément, dans ces
conditions, une transpiration plus ou moins abondante.

Triangle bonnet. — Pour maintenir des topiques
sur le crâne, on peut employer dans certains cas, au
lieu de bandes, un mouchoir plié en triangle: la base
de ce triangle étant placé sur le front ou sur la nuque,
on conduit ses deux pointes autour de la tête pour
venir les croiser par-dessus le 3ᵉ angle, en arrière
dans le 1ᵉʳ cas, en avant dans le 2ᵉ ; on les ramène
ensuite sur les côtés, où ils sont épinglés, et l'on relève le 3ᵉ angle qu'on épingle à son tour sur le haut
de la tête. C'est, en somme, l'agencement de la vulgaire
cornette adoptée par beaucoup de personnes comme
coiffure de nuit, mais une cornette fixée par des épingles, et non plus par des nœuds qui, outre la gêne résultant de leur volume, déterminent souvent des
pressions douloureuses. Le même bonnet peut servir à
coiffer l'extrémité d'un moignon, le talon, les fesses,
en ramenant le sommet entre les jambes ; — il peut
servir pour les yeux, l'épaule, le sein.

Bandage de corps. — C'est un des bandages les plus
employés et les plus faciles à appliquer; c'est une
bande large de 20 centimètres et pouvant faire une
fois et demie le tour du tronc. On l'emploie pour
maintenir des topiques sur la poitrine ou le ventre, con-

tre les fractures de côtes, pour soutenir les seins, etc.

Pour l'appliquer, on glisse la partie médiane de la bande au-dessous du corps du malade, en se faisant aider par quelqu'un qui le soulève s'il en est besoin, et on ramène les deux extrémités en avant, au-dessus de la partie que l'on veut envelopper. Là, on les fixe avec des épingles ou mieux par quelques points, après avoir eu soin de bien effacer tous les plis qui pourraient gêner le malade. Enfin, à l'aide de bretelles attachées en avant et en arrière, on empêche le bandage de corps de se déplacer. Certains bandages de corps sont préparés d'avance avec des bretelles, mais la plupart en sont dépourvus, et il faut savoir en improviser. On prend pour cela un bout de bande de 1 mètre de long environ, on le plie par le milieu, en biais, de façon à ce que ses deux extrémités forment un V, et l'on coud solidement la pointe de ce V au bord supérieur du bandage de corps, en arrière et bien au milieu ; nous disons *coudre* et non pas épingler, parce que, sous l'influence du poids du corps, la présence d'une épingle en ce point pourrait devenir une cause de gêne et de douleur. Les deux bretelles, ramenées sur les épaules, bien à plat, sont fixés en avant, de chaque côté, au bord supérieur du bandage de corps, par des épingles anglaises, qui consolident en même temps l'union des deux extrémités de ce bandage superposées (1) au devant de la poitrine.

1. C'est-à-dire placées l'une sur l'autre, comme les deux revers d'un vêtement croisé.

ARTICLE II. — Bandages composés.

Rappelons encore ici que l'on donne le nom de *bandages composés* aux bandages formés par la réunion de plusieurs pièces d'appareil ou par une seule pièce de linge présentant des divisions.

Bandages en T. — Les bandages en T sont ceux

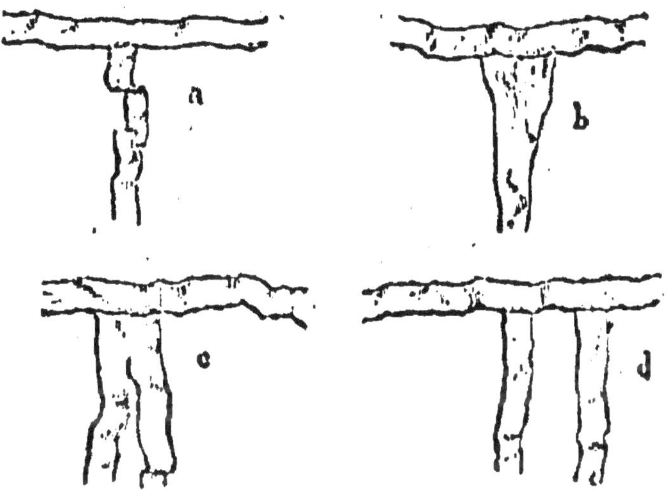

Fig. 23. — *Différentes espèces de bandages en T.*

qui, par leur forme, représentent la lettre T. Ils se composent d'une bande transversale à laquelle est attachée une autre bande verticale. Les dimensions réciproques des deux bandes varient, suivant l'usage auquel est destiné le bandage. En décrivant le bandage de corps muni de ses bretelles, nous avons décrit le plus usité des bandages en T. Signalons les principaux de ces bandages.

Le bandage en T de la tête entoure circulairement la tête par sa bande transversale, tandis que sa bande verticale maintient un topique sur la joue ou sur l'oreille pour aller ensuite rejoindre la bande transversale sur le côté opposé à celui dont elle est partie (*Fig.* 28). — Le *bandage en* T *du bassin* maintient un topique sur l'anus ou le périnée par la branche verticale, tandis que la branche horizontale entoure le tronc. — Citons encore le *bandage en* T *de la main* dont la branche verticale sépare deux doigts, tandis que l'horizontale est fixée autour du poignet. Veut-on séparer trois doigts ou trois orteils pour les empêcher

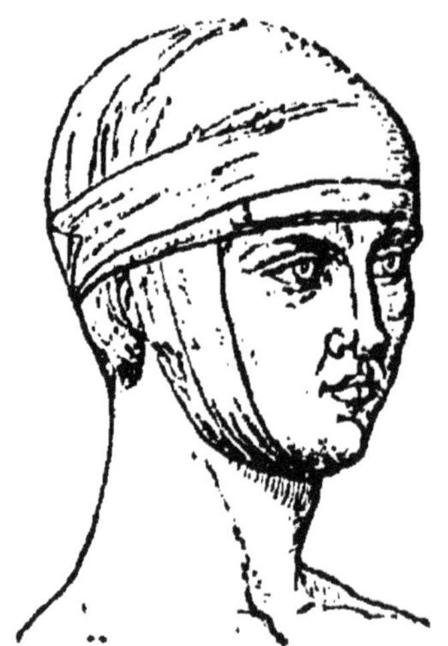

Fig. 29. — *Fronde du menton.*

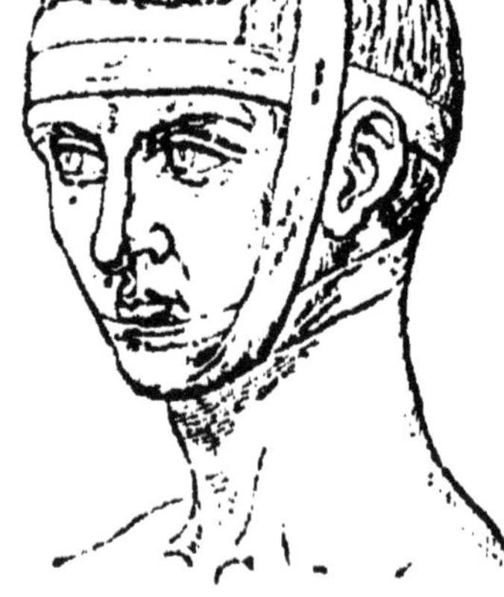

Fig. 30. — *Fronde de Galien ou bandage des pauvres.*

de se souder, après une brûlure par exemple, le T devra avoir deux branches verticales et prendra le nom de *T double.*

Frondes. — La *fronde* est un bandage qui se compose d'une pièce de linge, plus longue que large, fendue à ses deux extrémités en deux ou trois lanières. Chaque lanière a reçu le nom de *chef*, la partie moyenne porte le nom de *plein*. La fronde sert à main-

enir des parties déplacées, ou des topiques appliqués
ur des parties malades.

Fronde du menton. — Employée pour maintenir un
opique sur cette région ou une fracture de la
mâchoire inférieure (*Fig.* 20).

Application. — Le plein est appliqué sur le menton
qu'il reçoit comme dans une gouttière ; les deux chefs

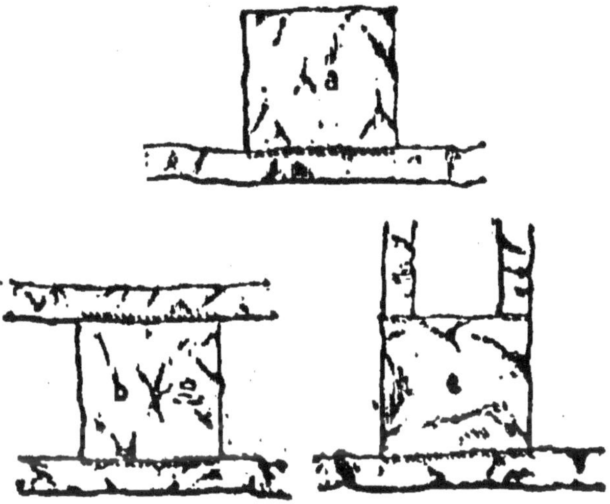

Fig. 31, 32, 33. — Différentes espèces de bandages carrés.

upérieurs sont portés à la nuque en passant au-des-
ous des oreilles ; là on les entre-croise, et on les
amène sur les tempes et le front où on les fixe ; les
eux chefs inférieurs sont dirigés en haut sur les
oues, et fixés sur le sommet de la tête.

Fronde de la tête. — Large pièce de linge dont chaque extrémité est découpée en trois chefs. Le plein
st appliqué sur la tête, les deux chefs moyens fixés
ous le menton, les antérieurs sur la nuque, les pos-
érieurs sur le front. Ce bandage forme ainsi une
spèce de bonnet et sert à maintenir des topiques
(*Fig.* 30).

Bandages carrés. — *Carré de la fesse (Fig. 32, b, et 33 c.)* Le carré de la fesse est une fronde très large, dont les deux chefs supérieurs entourent le bassin, tandis que les deux chefs inférieurs entourent la racine de la cuisse. Le plein couvre la fesse et peut y maintenir un cataplasme ou un pansement. — Le bandage carré. (*Fig 31, a,* est un *bandeau flottant* destiné à être placé au devant d'un œil malade ; les deux chefs contournent la tête, et s'attachent au-dessus de la nuque.

Bandages lacés. — Suffisamment décrits par leur nom, ils comprennent les corsets, les bas lacés, etc.

ARTICLE III. — Camisole de force.

A l'étude des divers bandages doit être rattachée la description de la *camisole de force*, véritable bandage lacé du tronc et des membres, qui sert à contenir les malades que le *délire* ou une *affection nerveuse* porte à nuire à eux-mêmes ou aux autres.

La *camisole de force* est, ainsi que son nom l'indique, une camisole en toile très forte, embrassant le tronc depuis la base du cou jusqu'aux flancs, à manches complètement fermées, se prolongeant sur les membres inférieurs par deux appendices terminés par des liens. Elle présente en avant ou en arrière des séries de boutonnières à l'aide desquelles on lace la camisole avec un fort lien en guise de lacet. Sur les épaules, les coudes, les parties latérales du corsage et l'extrémité inférieure des manches, la camisole présente des pattes solidement cousues qui servent à fixer des liens.

Application. — Avec de la patience, de l'adresse, et, au besoin, une certaine force sagement modérée, on peut arriver, à deux personnes, et quelquefois même seul à camisoler un malade agité, comme on arrive à mettre une brassière à un enfant qui se débat ; mais il est préférable de recourir au procédé suivant, que nous avons vu maintes fois utiliser par des infirmiers de Bicêtre. Ce procédé, bien réglé, rapide et sûr, comporte l'intervention de deux personnes. L'un des infirmiers se met lui-même la camisole à l'envers, ses mains arrivant au fond des manches retournées, et les épaulières du vêtement venant reposer sur ses propres épaules, sans cependant les emboîter trop exactement, et, bien entendu, sans y être en aucune façon fixées ; il a ainsi toute la liberté des mouvements de ses bras, et si ses mains sont cachées, elles n'en peuvent pas moins saisir et serrer. Ainsi préparé, il aborde le malade de face, s'empare solidement de ses poignets, soit par persuasion, soit par surprise, et le rapproche un peu de lui, en se tenant hors de portée des coups de tête ou de dents. Au même moment, le second infirmier, qui s'était placé derrière le malade et un peu de côté, saisit lestement les revers de la camisole sur les épaules de son camarade et les attire à lui, de telle sorte que les manches, abandonnant les bras de celui-ci et se retournant, viennent s'adapter sur les bras du malade dans toute leur longueur ; puis il ramène et fixe en arrière les deux revers de la camisole, tandis que le premier infirmier continue à maintenir les mains. — La camisole une fois passée et lacée, on attachera à la tête du lit les liens passés dans les pattes des épaules ; les liens des coudes et des parties latérales du corsage seront attachés aux côtés du lit ; enfin, les quatre liens destinés à fixer les bras et les jambes seront arrêtés au pied du lit. Au cas où le malade ne serait pas encore assez maintenu, on ajouterait un lien autour de la partie inférieure de chaque jambe. Tous ces liens en toile seront solidement arrêtés par des nœuds que le malade ne puisse défaire.

La camisole de force est un moyen de contention *très dangereux*, auquel le médecin ne recourt plus maintenant qu'à la dernière extrémité, et quand il n'a pas à sa disposition une cellule d'isolement comme celles qui existent et rendent tant de services dans les asiles d'aliénés convenablement installés. En effet, la fixation des malades dans le décubitus dorsal (c'est-à-dire couchés à plat sur le dos) les expose à des congestions graves du côté des poumons; les divers liens qui servent à immobiliser le tronc ne réalisent ce résultat qu'en appuyant sur la poitrine et sur le ventre, et, par conséquent, en entravant la respiration; enfin, le col de la camisole, dur et tendu, peut, sous l'influence des mouvements désordonnés du malade, comprimer la partie antérieure du cou au point de déterminer, non seulement des excoriations, mais de graves accidents de strangulation. Lors donc que l'on aura, par rare exception, été forcé de camisoler un malade, l'infirmière devra le surveiller très attentivement et à intervalles très rapprochés, pour s'assurer que le col de la camisole ne lui froisse pas et ne lui serre pas le cou, que sa poitrine et son ventre ne sont pas comprimés, qu'il respire bien, et enfin qu'aucun des liens (liens de la camisole, entraves des jambes) ne blesse les parties avec lesquelles il est en rapport. Il est superflu d'ajouter que *jamais, sous aucun prétexte, l'infirmière ne devra prendre sur elle de camisoler un malade.*

Mettre la camisole de force à un malade qui se remue et résiste est toujours une opération laborieuse; les infirmières sont obligées quelquefois d'employer une certaine vigueur; elles ne le feront qu'avec la plus extrême réserve, *se souvenant qu'elles ont affaire à un malade qu'il faut plaindre et non maltraiter.*

Manchon de force. — Diminutif de la camisole, le manchon s'emploie pour supprimer l'usage des mains et, par suite, tout acte de préhension, chez les malades le plus souvent *fous* ou *nymphomanes.* C'est un manchon droit, en toile très forte, dans lequel on introduit les deux mains du malade et dont les extrémités sont serrées autour des poignets. A la partie médiane du manchon est cousu un lien que l'on fixe autour de la taille du malade, ou au dossier de la chaise sur laquelle il est assis, ou enfin aux côtés du lit si le malade est couché.

Il faut veiller à ce que les liens ne le blessent et ne lui compriment pas la base de la poitrine ou le ventre au point de déterminer de la douleur et de la gêne respiratoire.

Maillot. — La camisole de force ancienne est mauvaise, dangereuse, et ne peut être employée qu'exceptionnellement, faute de mieux, et sous active surveillance ; le manchon de force présente, quoiqu'à un moindre degré, des inconvénients du même ordre, et ne constitue pas un moyen de contention bien recommandable. Il est un autre appareil contentif qui peut, avec un avantage immense, les remplacer l'un ou l'autre, quand on juge nécessaire d'entraver un malade agité pour lequel l'isolement en cellule n'est pas indispensable ou pas possible : c'est le maillot imaginé par MM. Bouchereau et Magnan. Ce maillot est un vêtement de toile solide, composé d'un corsage et d'un pantalon faisant corps l'un ou l'autre au niveau de la ceinture ; il est fendu en arrière, et fermé de ce côté, en haut des lacets, en bas par quelques boutons. Deux lacs rattachent chaque bras au côté correspondant du corsage ; la main, recouverte d'une manche à coulisse, est introduite dans une poche extérieure située sur le côté de la cuisse, et les deux chefs du lien qui ferme la coulisse de la manche viennent, après avoir traversé le fond de la poche, se fixer sur le pantalon, au pourtour du genou, à l'aide de pattes. Ce pantalon est pourvu de sous-pied qui l'empêchent de remonter sous l'influence des mouvements des mains du malade; pour les femmes, une jupe est surajoutée au maillot. Avec cet ingénieux appareil les malades sont parfaitement contenus, danger de gêne respiratoire ni de blessure par les liens.

CHAPITRE VII.

Fractures.

Les os sont durs, mais fragiles ; ils se brisent comme du bois sec ou de verre et souvent on entend alors un craquement : quand on vient à remuer un membre ainsi fracturé la main sent le frottement rude des extrémités rugueuses des os fracturés, c'est à ce signe que les chirurgiens donnent le nom de *crépitation*. Il faut distinguer dans les fractures les *fractures simples* et les fractures *compliquées*. La fracture est *simple* quand la peau qui recouvre l'os brisé est intacte ; la fracture est *compliquée* quand elle est accompagnée d'une blessure ou plaie qui permet l'arrivée de l'air jusqu'à l'os fracturé.

Signes des fractures. — On reconnaît qu'un os est fracturé aux signes suivants :

1° *Changement de forme, raccourcissement* ou *coudure* du membre ;

2° *Douleur* très intense au lieu de la fracture ; le moindre mouvement l'exagère et l'on peut constater alors un *mouvement anormal*, comme s'il y avait une articulation au niveau de la fracture ;

3° La *crépitation*, appréciable à l'ouïe et au toucher pendant les mouvements.

Les infirmiers ne doivent en aucun cas rechercher

les signes des fractures ; ils se contenteront toujours de celui qu'ils peuvent voir, la *déformation*, ou de celui que le malade accuse, la *douleur*.

La *guérison* des fractures se fait par la formation d'une nouvelle substance osseuse, *colle osseuse, cal*, et la condition essentielle de cette guérison est que les extrémités brisées de l'os soient maintenues au contact dans *l'immobilité absolue. Tout mouvement aggrave les lésions de la fracture et retarde sa guérison*.

La connaissance de ces notions élémentaires est nécessaire aux personnes chargées de relever, de transporter et de surveiller les blessés atteints de fracture.

ARTICLE PREMIER.—Relèvement et transport des blessés atteints de fractures.

On a pu lire, au chapitre : *Transport des blessés*, les indications générales (p. 18) ; il importe d'y ajouter quelques recommandations spéciales. Lorsqu'on relève un blessé atteint de fracture, un aide, le plus habile, se consacre exclusivement au membre fracturé ; il prend les deux fragments de ce membre et, si ces fragments forment un angle très aigu, il essaie d'abord de rendre au membre sa direction et sa forme normales ; mais si, dans cette tentative, il rencontre *la moindre résistance*, il se garde d'insister, et saisissant solidement le membre fracturé au-dessus et au-dessous de la fracture, une main sur le membre, l'autre dessous, il soulève le membre en s'efforçant d'éviter tout frottement entre les extrémités brisées. A ce moment, les infirmiers, chargés de l'aider, soulèvent le corps du malade et le déposent sur le brancard ou sur le lit.

Le membre fracturé a été soulevé le premier, il doit être déposé le dernier. Cette manœuvre exige beaucoup d'attention et de douceur. Le blessé doit-il être transporté sur un brancard, il faut alors disposer de chaque côté du membre fracturé des coussins, des oreillers, ou des pièces de linge qui forment à ce membre une sorte de *lit-gouttière*, dans lequel les fragments ne pourront pas se mouvoir l'un sur l'autre. Il pourrait arriver, en effet, que les fragments osseux pointus vinssent perforer la peau et transforme ainsi la fracture *simple* en fracture *compliquée* beaucoup plus grave.

Lorsque le blessé atteint de fracture est mis au lit, le membre fracturé doit être déposé dans un appareil provisoire qui est le plus souvent une gouttière garnie (voir page 133).

Fractures compliquées. — Tout ce que nous venons de dire en parlant des fractures simples leur est applicable, mais les mouvements nécessaires pour le relèvement, la préhension et le transport des blessés, doivent être exécutés avec plus de soins et plus de douceur encore. De plus, il y a une plaie de laquelle il faut s'occuper avant d'imprimer aucun mouvement au membre blessé. On doit donc commencer par un pansement provisoire, exécuté en suivant minutieusement toutes les précautions de la méthode antiseptique (Voir page 141).

Traitement et surveillance des fractures. — A l'appareil provisoire succède, en général, un appareil définitif. Ce dernier est le plus souvent une *gouttière plâtrée* ou *un bandage silicaté*, pour la confection desquels l'infirmière doit réunir les objets nécessaires, (Voir plus loin : Article II : *Appareils de fractures*). Dans ces appareils, dits *appareils inamovibles*, le blessé doit garder un repos absolu : l'infirmière veillera donc à ce que le blessé garde la position dans laquelle il a été placé par le chirurgien. En général, le blessé doit être couché la tête assez basse et le membre fracturé doit toujours être placé sur un plan plus élevé que le reste du corps. On ne doit pas laisser les blessés s'asseoir sur leur lit ; ces précautions sont d'une nécessité absolue pour le traitement de certaines fractures, les fractures de cuisse par exemple. L'infirmière aura parfois la plus grande peine à obtenir des malades qu'ils gardent la position nécessaire ; elle emploiera au besoin une certaine fermeté, et n'apportera aucune modification sans l'ordre du chirurgien.

ARTICLE II. — Appareils de fractures.

Ce sont des *bandages composés* destinés à maintenir les parties qu'ils contiennent ou entourent dans une immobilité et un repos aussi complets que possible. Les appareils restent appliqués pendant un temps variable, mais toujours assez long ; quelquefois cependant on place un *appareil provisoire*, qui est enlevé après deux ou trois jours et remplacé par un *appareil définitif*. Les infirmières ne placent point les appareils ; mais elles sont souvent appelées à aider le chirurgien dans l'application d'un appareil, ou bien encore à composer certains appareils, c'est-à-dire à *réunir et à disposer dans un ordre réglé les pièces nécessaires à la confection de tel ou tel appareil*. La plupart des pièces employées dans la confection des appareils, *bandes, compresses, coussins,* ont déjà été décrites : il nous reste à dire quelques mots des *attelles,* du *drap fanon* et des *lacs* spécialement employés dans le traitement des fractures.

Attelles. — Ce sont des lamelles, minces et étroites,

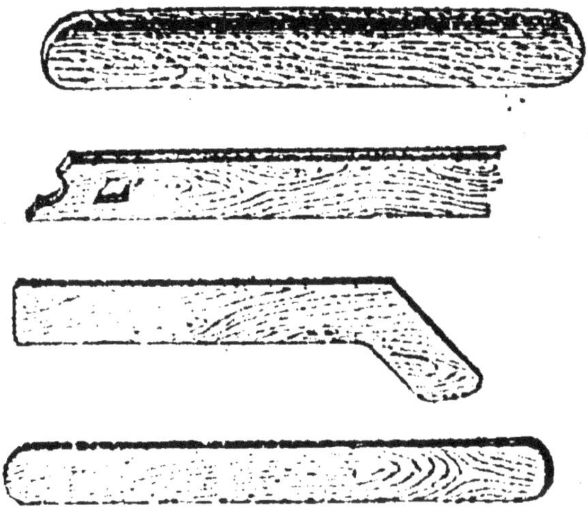

Fig. 34. — *Attelles en bois de différentes formes.*

de longueur très variable, en bois, carton, fil de fer, etc., etc. (*Fig.* 34).

Gouttières. — On donne ce nom à des attelles en fil

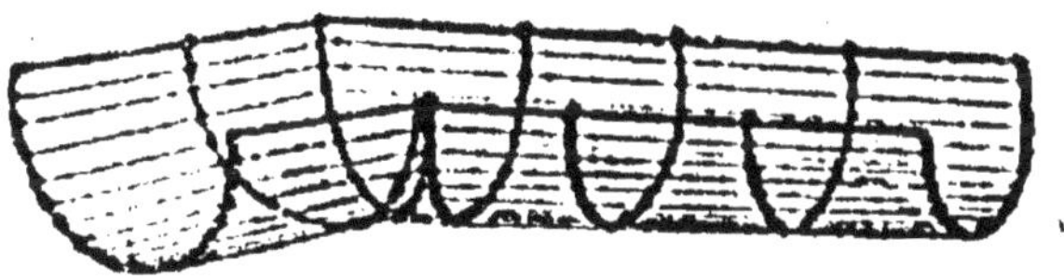

Fig. 35. — *Gouttière pour le coude et l'avant-bras.*

de fer courbées suivant la largeur, et reproduisant la forme du membre qu'elles doivent loger (*Fig.* 34 et 35). On ne place jamais un membre blessé dans ces gouttières sans avoir eu soin préalablement de les *garnir.* Garnir une gouttière, c'est : 1° L'envelopper d'une épaisse couche d'ouate, plus épaisse sur les bords qu'au fond ; — 2° recouvrir la ouate d'une pièce de linge fixée par des épingles ou de préférence par quelques points de couture ; — 3° mettre par-dessus un grand morceau de toile ou taffetas ciré assez grand pour envelopper complètement le membre qui sera placé dans la gouttière ; cette précaution n'est indispensable que quand il s'agit d'une fracture compliquée, ou bien quand le membre doit être recouvert de topiques humides (ca-

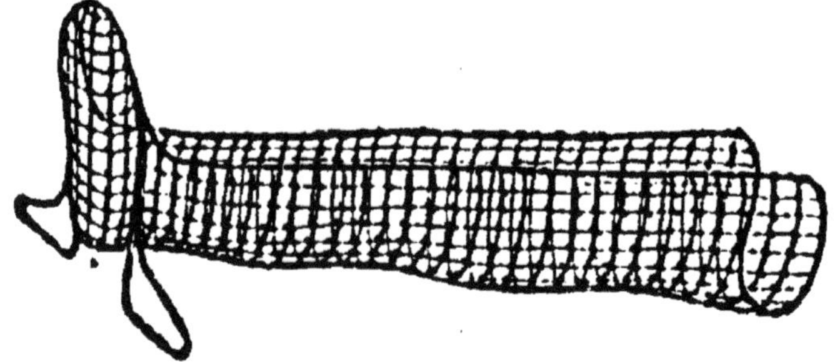

Fig. 36. — Gouttière destinée aux fractures de la jambe.

taplasmes, compresses résolutives) ; — 4° disposer transversalement des compresses longuettes tout le long de la gouttière, suivant les préceptes expliqués plus loin (Voir *Bandage de Scultet*).

On se sert, pour les lésions de la main, d'attelles reproduisant à peu près la forme d'une main et qui ont reçu le nom de *palettes*. Les attelles qui servent à empêcher le renversement du pied dans les fractures de jambe reproduisent grossièrement la forme du pied et ont reçu le nom de *semelles*.

Lacs. — *Rubans.* — Ce sont des rubans de fil, de trois à quatre centimètres de large, munis d'une boucle à l'une de leurs extrémités, et qui servent à maintenir solidement les différentes pièces d'un appareil. On emploie aussi quelquefois, en guise de lacs, des *tubes en caoutchouc.*

Appareil de Scultet.—Employé assez souvent encore pour le traitement des fractures, surtout des fractures du membre inférieur, l'*appareil de Scultet* doit être préparé d'avance. Il est d'usage d'avoir, dans les salles de chirurgie, plusieurs appareils de Scultet tout prêts. de façon que le chirurgien n'ait plus qu'à les appliquer quand arrive le blessé.

Manière de préparer un appareil de Scultet. — Placez sur une table : 1° des *lacs* à une distance de 10 à 15 centimètres les uns des autres, au nombre de *trois* pour les fractures de la jambe et du membre supérieur, de *cinq* pour les fractures de la cuisse. — Déroulez ces lacs de telle sorte que leurs extrémités, munies d'une boucle, soient du même côté, et placez-les parallèlement, à la distance indiquée.

2° Par dessus les lacs, on pose le *drap fanon.* C'est une pièce de linge aussi longue que le membre sur lequel on veut appliquer l'appareil, et assez large pour pouvoir en faire au moins deux fois le tour. Si la pièce de linge est plus longue que le membre, on la ramènera à la longueur voulue en repliant une de ses extrémités. Ce pli constitue l'extrémité inférieure de l'appareil.

3° Sur le *drap fanon,* on applique des *bandelettes* séparées. Ces bandelettes, larges de 2 ou 3 travers de doigt, doivent être assez longues pour faire une fois et demie le tour du membre. Leur longueur sera donc proportionnée au volume des parties qu'elles doivent recouvrir. On les place sur le drap fanon, parallèlement aux bords de ce drap ; la bandelette supérieure doit être appliquée la première ; la seconde, appliquée ensuite, doit la recouvrir d'un tiers environ et ainsi de suite, jusqu'à ce qu'on soit arrivé au pli qui constitue l'extrémité inférieure.

4° Au-dessus de ces bandelettes, on applique dans

toute la hauteur de l'appareil une série de *compresses longuettes*, larges de 5 à 6 centimètres, imbriquées comme les bandelettes, et comme elles d'autant plus longues qu'elles se rapprochent plus du bord supérieur de cet appareil:

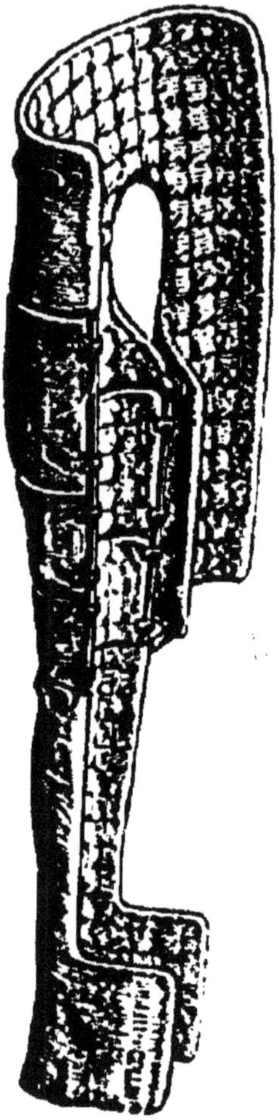

Cela fait, on prend deux attelles de la longueur du membre sur lequel l'appareil sera appliqué. On les place sur les bords du drap fanon, non plus dans le *sens de la largeur comme les bandelettes,* mais dans le *sens de la longueur.* Enfin, on enroule toutes les parties qui constituent l'appareil, y compris les lacs, autour de ces attelles en les dirigeant vers le centre.

Au-dessus de ce rouleau, on place deux coussins de la longueur des attelles, une troisième attelle moitié moins longue, et un coussin de même longueur; enfin on fixe le tout avec des liens.

Grandes gouttières pour le bassin et les membres inférieurs. — Les deux dessins ci-contre rendent superflue une description détaillée de ce genre d'appareils. La gouttière représentée (*Fig.* 37), destinée à recevoir le bassin et la jambe blessée, est échancrée au niveau du sacrum et l'anus, pour que l'on puisse donner le bassin au malade sans déranger l'appareil. Le long de la gouttière sont disposées des boucles et des cour-

Fig. 37. — *Gouttière pour les fractures du fémur et du bassin.*

roics à l'aide desquelles on peut en rapprocher les bords.

Echancrée et garnic de courroies, comme la précédente, la gouttière suivante ou *gouttière de Bonnet,* (*Fig.*38) peut être soulevée avec le blessé qu'elle reçoit, et maintenue pendant un certain temps au-dessus du lit, au moyen d'une moufle fixée au ciel du lit, ce qui

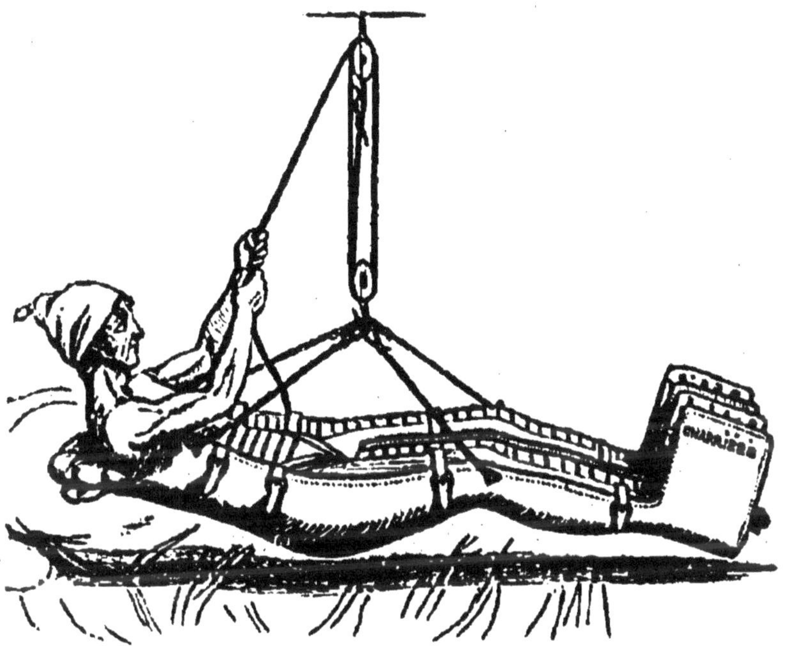

Fig. 38. — *Gouttière pour les fractures du bassin, de la colonne vertébrale et des deux cuisses.*

permet de soulever le blessé en tirant sur la corde qui passe dans la moufle; lui-même peut s'enlever au-dessus de son lit sans l'assistance de personne; on peut ainsi lui donner le bassin, changer ses draps, faire même le lit complètement, sans risquer d'imprimer des mouvements à la partie fracturée et de changer les rapports des fragments.

Appareils plâtrés. — Lorsque le chirurgien aura décidé d'appliquer un appareil plâtré à un malade, l'infirmière se mettra en devoir de faire, rapidement et sans oublis, les préparatifs nécessaires. Elle remettra d'abord aux élèves du service, sur les grands meubles du milieu de la salle, la *tarlatane* pour la confection des attelles, — une *grosse aiguille* et du *fil fort* pour faufiler celles-ci (tâche qui lui reviendra tout à l'heure), — et enfin le rouleau de *diachylum* pour y couper les bandelettes destinées à fixer définitivement l'appareil plâtré après sa dessiccation. Cela fait, et pendant que les élèves plieront et tailleront les attelles à la forme et à la mesure voulues, elle étendra sur le lit et sur une large étendue du parquet de la salle, du côté correspondant au membre blessé, des *alèzes* destinées à garantir la literie et le plancher des éclaboussures du plâtre. Elle disposera ensuite près du lit, sur une petite table, sur des tables de nuit, ou sur des chaises également garnies d'alèzes : 1° une *grande cuvette* pour gâcher le plâtre ; 2° un broc d'*eau pure et froide* (1) ; 3° le vase ou la boîte contenant le *plâtre*, avec un *verre* pour le mesurer, et 4°, une bonne provision de *bandes de toile*, de 6 à 12 mètres chacune, suivant l'importance de l'appareil qui va être fait. Elle tiendra prêts également du *taffetas gommé* et de l'*ouate*, dont le chirurgien peut avoir besoin à titre de pièces accessoires. Enfin, si le membre sur lequel l'appareil plâtré doit être mis est velu, il sera bon d'ajouter à ces divers objets de la *vaseline*, des *compresses* et un *rasoir* ; dans ce cas, en effet, les poils se prennent dans le plâtre des attelles, qui sont appli-

---

1. On emploie quelquefois, pour gâcher le plâtre, de l'eau tiède, de l'eau salée, ou une solution de gélatine ; mais, dans ces divers cas, le chirurgien vous préviendra d'avance de ce qu'il veut.

quées immédiatement sur la peau, et il en résulte des tiraillements très douloureux lorsque l'on veut retirer l'appareil; on prévient cet inconvénient, soit en rasant complètement ces poils, soit en enduisant la région d'une bonne couche de vaseline qui les empêche de coller au plâtre.

Pendant l'application de l'appareil, l'infirmière se tiendra à portée pour pouvoir aider au besoin, ou passer les objets nécessaires. Aussitôt après, elle donnera au chirurgien et à ses aides tout ce qu'il faut pour le nettoyage des mains.

Après l'application, elle laissera le membre reposer sur l'alèze et hors du lit jusqu'à ce que l'appareil soit à peu près sec; à ce moment, elle supprimera l'alèze et recouchera le malade comme à l'ordinaire. Elle devra attentivement, *surveiller* le membre, surtout pendant les premières heures et tant que les bandes de toile ne sont pas encore enlevées : si le malade souffre, si les orteils ou les doigts se gonflent ou prennent une coloration violacée, — toutes choses qui indiquent que l'appareil serre trop, — elle desserrera la bande de toile, ou mieux elle avertira sans retard l'interne de garde qui avisera.

Appareils silicatés. — Les appareils silicatés se composent de deux parties : la première est un bandage ouaté destiné à exercer une légère compression sur le membre en même temps qu'à le garantir du contact du silicate ; la seconde, qui constitue à proprement parler l'appareil silicaté, est une couche plus ou moins épaisse de bandes imprégnées de silicate de potasse.

La *garniture* du lit, du parquet et des meubles sur lesquels on prépare l'appareil est la même que dans le cas précédent. — Les objets à préparer sont, dans l'ordre où ils seront employés :

1° De l'*ouate* taillée en bandes et arrangée en rouleaux. Ces bandes auront une largeur de 20 à 25 centimètres et une longueur de 1m. 50 environ ; leur nombre sera proportionné au volume du membre et à la hauteur que devra avoir l'appareil.

2° Des *bandes de toile* de 6 à 12 mètres, et, de préférence des bandes un peu vieilles, qui s'imbibent mieux et s'appliquent mieux que des neuves. Il en faut beaucoup, puisque l'appareil, comme nous l'avons dit, en comporte deux couches. Quelques chirurgiens préfèrent se servir de bandes de tarlatane pour la couche superficielle, c'est-à-dire pour la couche imprégnée de silicate ; l'infirmière devra alors préparer une bonne provision de ces *bandes de tarlatane*, parce que, en raison de leur faible épaisseur, on est obligé d'en multiplier les tours pour donner à l'appareil la résistance voulue. Ces bandes seront larges de 4 à 5 travers de doigt, longues de 6 mètres en moyenne, et sans coutures.

3° Le broc ou la bouteille contenant la *solution de silicate de potasse*, et l'appareil spécial pour rouler les bandes silicatées. ou bien, à défaut de cet appareil, une cuvette où tout à l'heure le silicate sera versé et les bandes imprégnées.

4° Une cuvette et un broc d'eau *chaude* (1) pour le lavage des mains après l'opération.

Il est prudent d'attendre, pour mettre dans la cuvette ou dans l'appareil spécial le silicate et les bandes à imprégner, que le bandage ouaté soit complètement achevé ; la solution silicatée s'épaissit, en effet, assez rapidement au contact de l'air, et cet épaississement rend difficiles, l'imprégnation des bandes d'abord,

_____

1. Le silicate ne se dissout pas, ou du moins ne se dissout que très peu et très lentement dans l'eau froide ; il se dissout au contraire vite et bien dans l'eau chaude.

et leur application ensuite. — Pour imprégner les bandes de tarlatane, il suffit de les plonger dans le silicate et de les y malaxer (pétrir) avec la main; elles se laissent rapidement pénétrer jusqu'à leur centre par la solution. Mais il n'en est plus de même pour les bandes de toile : il faut, pour arriver à les bien imbiber, les dérouler dans le silicate et les rerouler au fur et à mesure autour de leur chef initial. Cette manœuvre est singulièrement facilitée et abrégée par l'emploi de l'appareil spécial à rouler les bandes silicatées. Cet appareil se compose : d'un fuseau à manivelle exactement semblable à celui de l'appareil à rouler les bandes ordinaires, — d'un réservoir pour la solution silicatée, — et d'une gouttière destinée à recueillir et à ramener dans ce réservoir le silicate en excès qui s'échappe de la bande au fur et à mesure de son enroulement. La bande, placée dans ce réservoir, s'y imprègne de silicate en se déroulant, pendant que l'infirmier l'enroule sur le fuseau autour de son chef initial, en la dirigeant et en en réglant le serrage de la main gauche. — Quel que soit le procédé employé pour les rouler, — à la main ou avec l'apareil, — les bandes silicatées doivent être roulées un peu serré ; quand on néglige cette précaution, leurs tours superposés glissent les uns sur les autres avec la plus grande facilité, et elles s'allongent comme une lorgnette sous la moindre pression de la main du chirurgien, ce qui gène beaucoup pour leur application. — Pendant le court espace de temps qui s'écoulera entre le moment où vous aurez fini de rouler vos bandes et celui où le chirurgien les prendra pour les appliquer, laissez-les tremper dans la cuvette ou réservoir à silicate. — Pour éviter le gaspillage et l'imbibition d'une quantité de bandes hors de proportion avec les besoins du cas particulier, consultez le chirurgien sur le nombre de bandes à pré-

parer, et ne versez que la quantité du silicate neces-
saire à leur imprégnation, sauf à en rajouter ensuite
s'il est besoin : le silicate versé et non absorbé par les
bandes est, en effet, du silicate perdu, et les bandes imprégnées et non employées sont, sinon perdues aussi.
du moins impossibles à utiliser ultérieurement sans
avoir subi un long et sérieux lavage à l'eau chaude.

Après l'application d'un appareil silicaté, le membre
est suspendu aux galeries du lit à l'aide de bandes de
toile, et laissé ainsi à l'air, dans le double but de favoriser sa dessiccation et de l'empêcher de coller aux
draps. Pendant ce temps, le reste du corps du malade
est convenablement recouvert, de façon à éviter les
refroidissements. Quand l'appareil est *bien sec et bien
solide partout* (1), l'infirmière enlève la garniture
d'alèzes, défait les bandes de suspension *en soutenant
le membre de façon à prévenir toute secousse*, dépose
doucement celui-ci sur le lit, le recouvre au besoin
d'un cerceau, et rétablit enfin draps et couvertures en
l'état ordinaire.

Au point de vue de la *surveillance* que l'infirmière
devra exercer après l'application d'un appareil silicaté, nous renvoyons à ce qui a été dit ailleurs à propos des bandages en général, et répété tout à l'heure à
propos des appareils plâtrés en particulier.

On enlève un appareil silicaté, soit en le fendant
en long avec une cisaille spéciale et en écartant les

---

1. L'appareil ne doit pas être considéré comme suffisamment sec
dès qu'il a cessé de coller à la main qui le touche : il n'est alors
sec que superficiellement, et il n'est pas solide ; remis sur le lit
dans cet état, — *faute que l'on commet souvent*, — il plierait au
niveau des jointures, et se déformerait en s'aplatissant sur le
matelas. Il faut attendre qu'il soit devenu, *partout*, dur au point
de ne plus se laisser déprimer sous le doigt, et de résonner sous
une chiquenaude comme une plaque de carton.

deux moitiés, soit en le ramollissant et en le déroulant dans un bain chaud. Dans le premier cas, les bandes sont sacrifiées, ce qui est réellement fâcheux quand on s'est servi de bandes de toile ; dans le second cas, elles peuvent resservir après nettoyage. Le second moyen, c'est-à-dire l'enlèvement de l'appareil dans un bain, devra donc être préféré toutes les fois que l'état du malade le permettra.

Pelvi-support. — L'application des appareils qui qui entourent le bassin et la partie supérieure de la cuisse (spicas, appareils silicatés pour coxalgie, etc.) est fort difficile, à moins que l'on ne dispose d'aides vigoureux qui, en soulevant le bassin du malade, vous fassent de la place pour passer les bandes entre le lit, d'une part, et la racine de la cuisse, la fesse et les reins, d'autre part. M. le Dr Cusco a imaginé, pour supprimer ces difficultés, un appareil des plus ingénieux auquel il a donné le nom de *pelvi-support* (support du bassin). Nous donnons ci-contre la figure du pelvi-support vu isolément, et celle du pelvi-support installé sous un malade (*Fig.* 39 et 40). Ces dessins rendent superflue une description détaillée de l'appareil, et il nous suffira de quelques lignes d'explication pour en faire comprendre le fonctionnement. L'anneau que l'on voit à droite, dans le premier dessin, se place sous le sacrum et supporte le bassin (1) ; la branche *a*, qui est mobile et peut être supprimée si l'on veut, vient se loger entre les cuisses, au contact du périnée, pour empêcher le malade de glisser du côté du pied du lit, et pour le maintenir en équilibre sur l'anneau. La corde fixée en *b* s'attache aux barres du lit, du côté de la tête, et met obstacle au déplacement du pelvi-sup-

1. On le garnit souvent d'ouate pour rendre moins dure la pression sur le sacrum.

11.

port en sens opposé ; on ne s'en sert guère que quand

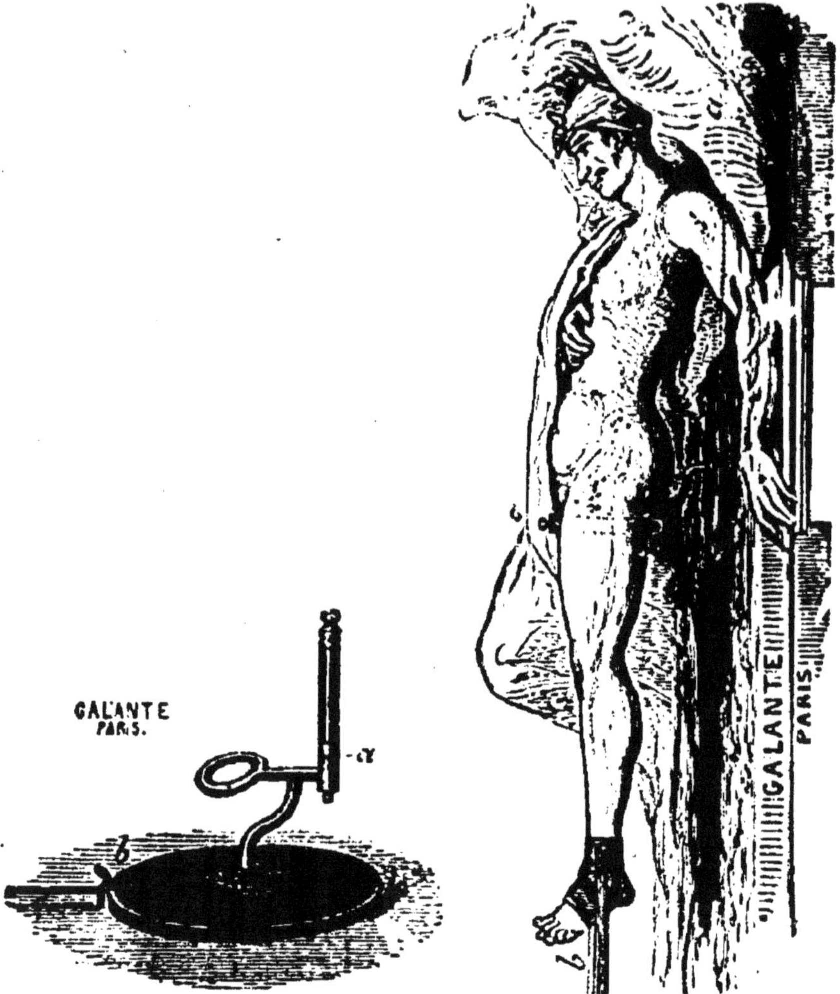

Fig. 39. — *Pelvi-support du Dr Cusco.* Fig. 40. *Malade installé sur le pelvi-support, avec un lacs extenseur appliqué sur le bas de la jambe et le cou-de-pied.*

il y a lieu d'exercer une traction sur le membre malade pendant l'application du bandage.

A défaut d'un pelvi-support, on peut soulever le bassin et le rendre accessible surtout son pourtour, en plaçant sous la partie inférieure du dos un tabouret un peu haut et bien rembourré, et un second tabouret semblable ou un coussin épais et résistant sous la cuisse du côté sain, tandis que le membre malade est soutenu au-dessus du lit par un aide.

CHAPITRE IX.

Des plaies.

Ce sont des blessures dans lesquelles la peau et les tissus sous-jacents sont divisés. Les plaies guérissent : 1° par *première intention*, c'est-à-dire rapidement, sans suppuration : 2° par *seconde intention ou suppuration*, c'est-à-dire lentement. Le chirurgien recherche toujours la réunion par première intention. En fait, la suppuration est un accident des plaies, accident qu'il faut éviter à tout prix. La méthode antiseptique comprend les différents procédés qui doivent être employés pour éviter le suppuration. L'infirmière doit relire souvent et même savoir par cœur le chapitre qui traite de la *méthode antiseptique*. De la rigueur avec laquelle elle appliquera les procédés de cette méthode dépend la vie des malades qui seront confiés à ses soins.

Lorsque le chirurgien recherche la *réunion d'une plaie par première intention*, il réunit les lèvres de la plaie au moyen d'une suture ou de quelque autre procédé (bandelettes agglutinatives, serre-fines, etc.) Pour que la réunion réussisse, il faut que la partie du corps qui est le siège de la blessure soit maintenue dans un *repos absolu*. Aussi n'emploie-t-on plus guère aujourd'hui que les pansements rares, en attendant le jour prochain où les chirurgiens ne feront plus qu'un seul pansement, car les plaies ne suppureront plus. Ce jour viendra quand tous ceux qui approchent des blessés auront appris et compris les pratiques de la méthode antiseptique.

Lorsque la réunion par première intention n'a pu être tentée ou n'a pas été obtenue, la plaie suppure. On voit alors apparaître dans cette plaie en suppuration de petites excroissances de chair rougeâtres, ou bourgeons charnus. Ces bourgeons remplissent peu à peu la cavité de la plaie, qui est bientôt comblée et se recouvre d'une cicatrice large.

La suppuration des plaies est un accident, répétons-le, qui ouvre la porte à beaucoup d'autres accidents redoutables, inflammations, fièvres de suppuration, septicémies, pourriture d'hôpital, infection purulente, hémorrhagies, etc., etc. A tout prix, il faut éviter la suppuration : cela est possible à la seule condition de pratiquer consciencieusement, *religieusement*, toutes les précautions si multiples et si minutieuses de la méthode antiseptique.

Précautions à prendre pour le pansement des plaies.

Il est extrêmement important de bien faire les *pansements*, car c'est de là que dépend le succès des opérations et la guérison rapide des plaies. La manière de faire variera un peu dans les différents services, mais toujours il faudra agir avec une grande propreté et des soins minutieux. Si la propreté est la première des qualités que doive posséder une infirmière, c'est surtout en ce qui concerne la *manière de faire les pansements* que cela est vrai.

Les pansements peuvent rester plusieurs jours sans être changés (*pansements rares*; on peut, au contraire, les renouveler plusieurs fois par jour (*pansements fréquents*) ; mais, dans l'immense majorité des cas, on pansera les malades une fois chaque jour, après la visite du matin.

Avant de commencer le pansement, il faut préparer tout ce qui est nécessaire, linge, charpie, et autres pièces du pansement, les liquides avec lesquels on lavera les parties, des bassins, etc. Quand tout cela est prêt, l'infirmière se lave les mains dans de l'*eau pure*, puis elle les passe dans une eau antiseptique ; elle lave également les instruments dont elle va se servir pour faire le pansement ; elle les place dans un petit vase contenant une solution antiseptique, dans laquelle ils séjourneront pendant toute la durée des pansements ; ces préparatifs terminés, elle s'approche du lit.

On n'enlève pas d'un seul coup et en masse le pansement sale, mais on défait les pièces une à une, en ayant bien soin de ne pas ébranler celles qui sont au-dessous ; lorsqu'on arrive à celle qui est en contact immédiat avec la plaie, on doit redoubler de précautions. En effet, cette dernière pièce est souvent en rapport avec différents objets placés dans la plaie, tels que extrémités des fils à ligature, tubes à drainage, serre-fines, points de suture, etc., et l'infirmière ne doit à aucun prix imprimer des mouvements à ces divers objets. A cet effet, elle détachera avec grand soin, et le plus lentement possible, les linges et les brins de charpie adhérents ; elle devra, le plus souvent, pour faciliter cette tâche, mouiller légèrement le pansement, soit avec un peu de coton hydrophile trempé dans la solution antiseptique, soit avec un petit appareil projetant une poussière d'eau phéniquée. Si, malgré ces précautions, l'adhérence était encore trop forte, au lieu de continuer à tirer sur les pièces adhérentes, elle sectionnerait avec les ciseaux ce qui ne peut être détaché. A moins de recommandations spéciales de la part du chirurgien, l'infirmière ne touchera jamais aux objets dont nous parlons.

Nous pouvons répéter la même chose si la plaie est simple. Là encore, il faudra prendre les mêmes précautions, et se livrer aux mêmes manœuvres, pour que la charpie ou le linge directement en rapport avec la surface de la plaie n'exercent pas de tiraillements sur cette surface. Il est bien préférable de laisser quelques débris de l'ancien pansement, qui se sépareront aisément les jours suivants, que d'enlever tout, au risque de faire saigner la plaie. C'est là un point capital que l'infirmière ne doit jamais oublier, et que l'on peut ériger en principe : *Dans un pansement ordinaire, on ne doit jamais faire saigner une plaie.*

Un autre principe non moins important, c'est que l'infirmière ne doit toucher à la plaie ni avec les doigts, ni avec des instruments, quelque propres qu'il soient. Pour la laver, on laisse tomber sur la plaie l'eau antiseptique qui vient d'un bourdonnet de ouate, ou d'un injecteur, et on laisse tomber cette eau avec plus ou moins de force, suivant que les pièces de l'ancien pansement sont plus ou moins adhérentes.

Une fois ce lavage effectué, on devra, si la peau voisine est sale, la frotter doucement avec un bourdonnet de ouate ou un peu de linge mouillés, mais il ne faudra pas toucher aux bords de la plaie.

Pendant que l'on accomplit toutes ces manœuvres, il faut prendre diverses précautions pour empêcher que les draps du lit ou le linge du malade ne soient salis. Si l'on a dû employer un liquide pour le lavage, il faut avoir eu soin de placer sous le membre un bassin destiné à recevoir ce liquide ; si les circonstances et le siège de la plaie empêchent de prendre cette précaution, on y suppléera en employant d'autres moyens, soit une toile cirée conduisant l'eau dans un bassin, soit des éponges placées pour absorber le liquide à mesure qu'il s'écoule. Si le linge du malade ou les draps étaient souillés par le pus, ou bien si l'on n'avait pu les empêcher d'être mouillés pendant le pansement, il faudrait, une fois la toilette de la région terminée ainsi que nous venons de le dire, éponger aussi bien que possible tout cela, et au besoin, couvrir les linges souillés avec une compresse propre, afin de pouvoir appliquer le nouveau pansement sans avoir à craindre que ses différentes pièces ne soient salies pendant l'application même.

Nous n'avons pas à parler ici de la manière dont on devra faire le nouveau pansement ; on agira suivant les règles et les indications données ailleurs. Une fois qu'il sera terminé, on procédera, s'il y a lieu, au changement du linge du malade et des draps du lit. Mieux vaut, en général, faire ce changement de suite, pour ne plus avoir à troubler le repos du malade jusqu'au prochain pansement ; on ne le différera de quelques heures que si l'état de faiblesse ou de fatigue du blessé est trop prononcé pour lui permettre de le supporter sans inconvénients séance tenante.

Nous avons omis à dessein de dire *ce que devient l'ancien pansement* ; nous devons y revenir, car c'est un point qui importe beaucoup à la bonne hygiène des salles. A mesure qu'une des pièces du pansement sera enlevée, on la jettera dans une *corbeille* ou un *bassin* placé près du lit, et dans lequel on mettra aussi les divers linges qui auront servi au lavage. Le pansement une fois terminé, ces linges sales seront *immédiatement* portés hors de la salle, là se trouve une boîte ou un panier disposé pour les recevoir. Dans la pratique, on agit souvent un peu différemment. A l'heure où se font les pansements, on place dans la salle un panier où l'on va jeter chaque pansement venant d'être enlevé; lorsque tous les pansements sont terminés, alors seulement on porte le panier hors de la salle. Cette manière de faire, qui est évidemment inférieure à la première, pourra être employée, à la rigueur, lorsqu'il n'y a à faire que des pansements simples, mais il sera toujours préférable de porter immédiatement hors de la salle les linges ayant servi, *et cette mesure devra être rigoureusement suivie si ces linges exhalent une mauvaise odeur, ou s'ils proviennent d'un malade atteint d'une affection contagieuse.*

CHAPITRE X.

Hémostase.

L'*hémostase* ou *hémostasie* (1) a pour but de suspendre le cours du sang dans les vaisseaux qui présentent une ouverture. Les moyens dont on dispose pour arrêter un écoulement sanguin sont appelés *hémostatiques*.

Parmi les accidents qui surviennent subitement, soit dans une salle d'hôpital, soit en ville, et qui réclament l'intervention immédiate des personnes présentes, se placent en première ligne les *écoulements de sang* ou *hémorrhagies*. On rencontre de nombreuses variétés dans l'origine des hémorrhagies, dans leur nature, dans leur abondance. Toute hémorrhagie, quelle qu'elle soit, *doit être immédiatement combattue*.

Le rôle de l'infirmière consiste à arrêter provisoirement ou tout au moins à modérer l'écoulement du sang, en attendant l'arrivée du médecin ou de l'interne, qu'elle devra envoyer chercher sur-le-champ. C'est dans des circonstances de ce genre, qui effraient toujours beaucoup le mal ' et ceux qui l'entourent, que la personne chargée de lui porter secours doit conserver son sang-froid et sa présence d'esprit. Le

---

1. *Hémostase* signifie *arrêt du sang*.

moindre retard, la moindre hésitation pourraient entraîner des conséquences funestes.

Nous ne pouvons passer en revue tous les cas qui se rencontrent dans la pratique ; nous devons nous contenter d'indiquer d'une manière générale les moyens qu'une infirmière intelligente doit employer d'urgence en présence d'une hémorrhagie.

Nous parlerons d'abord des *hémorrhagies accidentelles* qui se produisent, dans les salles de chirurgie, chez des blessés ou des opérés. Nous dirons ensuite quelle conduite il faut tenir lorsqu'on assiste à une hémorrhagie *d'origine interne*, comme un *saignement de nez*, un *crachement de sang* ou une *perte utérine*.

ARTICLE PREMIER. — Des hémorrhagies.

Caractères distinctifs des hémorrhagies. — Toute blessure saigne, mais la *nature*, le *danger* et le *traitement* des hémorrhagies diffèrent suivant la *nature* et le *volume des vaisseaux lésés.* Il y a trois espèces de vaisseaux : les capillaires, les veines et les artères ; il y a donc trois espèces d'hémorrhagies ; les hémorrhagies capillaires, les hémorrhagies veineuses, les hémorrhagies artérielles.

Quand les *vaisseaux capillaires* sont lésés, et cela a lieu à propos de la moindre piqûre ou écorchure, l'écoulement du sang se fait en nappe, et il est presque toujours très modéré ; la moindre compression suffit pour arrêter cette hémorrhagie.

Dans les *blessures des veines,* le sang, de couleur foncée rouge brun (sang noir), sort en bavant, et en quantité plus ou moins grande suivant la grosseur des veines blessées ; quelquefois même le sang d'une *hémor-*

rhagie veineuse peut s'échapper en jet *continu et uniforme,* comme dans la saignée. — *Si l'on vient à exercer une compression, même légère, au-dessus de la plaie, entre la plaie et le cœur, l'hémorrhagie augmente ; elle diminue ou s'arrête, au contraire, quand on comprime au-dessous de la plaie, entre la plaie et les capillaires.*

Lorsque le sang provient d'une artère, il est *rutilant,* de couleur rouge-vermeil, il jaillit et s'élance hors de la plaie en *jet fort et saccadé ;* — *si l'on vient à exercer une compression forte et circulaire au-dessus de la plaie, entre la plaie et le cœur, l'hémorrhagie diminue ou s'arrête.*

Avec ces notions, il sera facile à une infirmière de reconnaître la variété d'hémorrhagie dont est atteint le blessé confié à sa surveillance, et d'y apporter les soins convenables.

Règle générale. — Parmi les moyens hémostatiques, il en est un dont il faut parler tout d'abord, parce qu'il convient et est indispensable dans toutes les variétés d'hémorrhagies. C'est *la position,* moyen préventif et curatif à la fois. *Toute partie du corps qui saigne, ou qui peut saigner, doit être élevée à l'aide de coussins ou de bandes au-dessus du niveau du reste du corps ;* souvent cette seule élévation d'un membre qui saigne suffit pour arrêter l'hémorrhagie ; toujours elle prévient ou atténue les hémorrhagies qui sont à redouter dans un membre blessé.

Lorsque l'écoulement sanguin est peu abondant et que le sang, au lieu de s'échapper en *jet,* suinte d'une façon continue à la surface de la plaie, l'hémorrhagie, comme nous venons de l'expliquer, est dite *capillaire,* et ne présente généralement pas de gravité. Il faut alors laver la plaie à l'*eau froide,* et ce simple contact suffit quelquefois pour suspendre momentanément l'écoulement. On peut se servir, dans le même but, d'*eau vinaigrée*. Mais, pour peu que l'hémorrhagie ait quelque importance, l'irrigation ne suffit pas à l'arrêter, et l'on ne devra pas hésiter à appliquer sur l'endroit d'où jaillit le sang, une *éponge* ou un morceau d'*amadou* sur lequel on exercera avec un ou plusieurs doigts une compression régulière, jusqu'à l'arrivée du médecin (*compression directe*). Si, pour une raison ou pour une autre, l'infirmière était abandonnée à ses propres ressources, il lui serait facile de transformer cette compression temporaire en compression définitive. Il suffirait de superposer par-dessus la première deux ou trois autres rondelles d'amadou, d'appliquer un tampon de charpie, et de maintenir le tout avec une bande assez fortement serrée. La compression faite de cette manière suffit presque toujours à arrêter des hémorrhagies de moyenne intensité. Il est indispensable de surveiller ce bandage, tant pour s'assurer qu'il arrête bien le sang, que pour voir s'il ne détermine pas, au bout de quelque temps, par suite de la constriction assez forte qu'il doit exercer, les accidents des bandages trop serrés.

Si, toutefois, le sang continuait au bout d'un certain temps à suinter à travers l'amadou, on pourrait remplacer celui-ci par une boulette de charpie imbibée de *perchlorure de fer*, ou mieux de *baume du Commandeur* ou d'*eau de Pagliari,* qu'on appliquerait sur les points saignants, *après l'avoir bien exprimée*, et qu'on y maintiendrait à l'aide d'un bandage compressif approprié à la région. L'écoulement qui succède assez souvent aux piqûres de sangsues s'arrête généralement en quelques minutes par ce procédé.

Nous venons de citer, comme agent d'hémostase, le *perchlorure de fer,* et vous en voyez dans tous les appa-

reils de chirurgie ; mais nous nous empressons de vous
dire que *les infirmières ne doivent jamais s'en servir
pour quelque cas que ce soit, sans l'ordre du médecin.*
Même employé avec les précautions que nous venons
d'indiquer, il n'est pas exempt d'inconvénients, et il
est réellement dangereux quand on l'applique en abondance sur les plaies. Il les brûle, les voue inévitable-
ment à la suppuration, et produit souvent des eschares
plus ou moins étendues ; de plus, s'il y a dans la plaie
quelque artère ou seulement quelque veine un peu
importante qui saigne, il ne suffit souvent pas, même
aidé de la compression, à arrêter le sang qui en provient, et enfin, par son action caustique et par les cail-
-lots dont il provoque la formation, il rend très difficile pour le chirurgien la recherche et la ligature ulté-
rieures de ces vaisseaux.

On arrêtera les *hémorrhagies veineuses* comme les
hémorrhagies capillaires, c'est-à-dire en appliquant sur
la plaie des rondelles d'amadou superposées, des
éponges ou des boulettes de coton hydrophile imbibées
d'un liquide antiseptique et *exprimées,* et en les recouvrant d'un bandage compressif bien serré. Cette
compression directe, convenablement faite, suffit à
arrêter net des hémorrhagies veineuses très violentes,
comme le sont, par exemple, celles qui résultent de la
rupture d'une varice.

En cas d'*hémorrhagie artérielle* dans une plaie *décou-
verte* et récente, soit qu'il s'agisse d'une plaie large et
béante d'où jaillissent des jets saccadés de sang rouge,
soit qu'on se trouve en face d'une plaie profonde où
l'on ne reconnaît plus l'origine artérielle du sang
qu'à sa coloration et à quelques petits battements de
son courant, on peut encore recourir à la *compression directe,* comme dans les cas précédents, et il
sera possible ainsi parfois de suspendre plus ou

moins complètement l'écoulement du sang jusqu'à l'arrivée du chirurgien. Ce moyen sera d'ailleurs le seul que l'infirmière ait à sa disposition pour combattre les hémorrhagies artérielles du tronc, de l'aisselle, du pli de l'aine, du creux sus-claviculaire, et ce sera également le plus commode pour elle, sinon le meilleur, contre les hémorrhagies de la tête et du cou. Mais *pour les hémorrhagies artérielles des membres, il y a mieux à faire, et l'infirmière doit savoir faire mieux.* Nous ne reviendrons donc pas sur la compression, déjà décrite, et nous nous bornerons à recommander de ne jamais essayer, à moins d'un danger exceptionnellement pressant, d'arrêter le sang avec les doigts portés dans la plaie, sur l'orifice des artères divisées. On l'a conseillé et on le faisait autrefois ; mais aujourd'hui, cette pratique ne saurait plus être admise, car elle est en désaccord absolu avec les exigences de l'antisepsie : prise au dépourvu, l'infirmière ne peut avoir les doigts assez propres pour qu'il lui soit permis de les mettre en contact avec une plaie (Voir l'article consacré à la *Propreté des mains*, p. 313). Le moyen auquel elle devra, en cas d'hémorrhagie artérielle d'un membre, avoir recours en attendant le chirurgien, c'est la *compression de l'artère principale de ce membre au-dessus de la plaie*, soit avec les doigts (*compression digitale*), soit avec un instrument spécial (*compression mécanique*). Ces deux modes de compression vont être décrits un peu plus loin.

Il est un autre cas de pratique qui se présente assez souvent, c'est une hémorrhagie survenant *sous un pansement*, à la suite d'une amputation ou de toute autre opération chirurgicale. L'infirmière est avertie de cet accident lorsqu'elle voit sourdre le sang à travers les pièces de pansement. Elle se hâtera de faire prévenir le médecin ; en l'attendant, son rôle se bornera à modérer autant que possible l'écoulement sanguin, et c'est encore *à la compression de l'artère principale du membre au-dessus de la plaie* qu'elle devra s'adresser pour obtenir ce résultat. Dans ce cas, l'origine artérielle ou veineuse de l'hémorrhagie reste incertaine, la plaie n'étant pas en vue ; mais cette compression répond aux deux éventualités, en interrompant le cours du sang dans l'artère principale, et par suite, dans les veines du membre.

Compression digitale. — On s'assure d'abord du point où l'on veut faire porter la compression. Ce point est invariable pour chaque membre ; on l'a appelé *le lieu d'élection.* On le trouve facilement avec un peu d'habitude ; l'artère principale à ce niveau est superficielle et révèle sa présence par ses battements. Une bonne infirmière devrait s'exercer à sentir ces battements sur des malades qui se prêteront à cet examen : par ce moyen elle évitera d'être embarrassée et de perdre un temps précieux en tâtonnements, au moment où il devient nécessaire d'avoir recours à ces notions.

Au membre inférieur, l'artère se comprime à la partie moyenne du pli de l'aine. Au membre supérieur, la compression peut être faite le long de la partie interne du bras ou dans le creux de l'aisselle. Au cou, on comprime la carotide sur la face antérieure de la colonne vertébrale, le long du bord antérieur du muscle sterno-mastoïdien.

Voici comment on procède : on cherche le point où l'on sent les battements artériels, puis on place sur le vaisseau, et parallèlement à lui, l'extrémité palmaire des quatre derniers doigts réunis sur la même ligne ; on comprime alors légèrement au début, puis en augmentant la pression, jusqu'à ce qu'on sente la résistance d'une partie dure qui n'est autre chose que l'os sur lequel on doit maintenir le vaisseau appliqué. La suppression, ou tout au moins la diminution de l'hémorrhagie indiquera que la compression est bien faite ; sinon, il faut retirer les doigts, chercher de nouveau l'artère, et recommencer la compression. Lorsque les doigts sont engourdis par la fatigue que cause cette opération, on soulagera la main qui comprime en faisant peser sur elle les doigts de l'autre main, ou ceux d'une deuxième personne qu'on appellera à son aide.

Compression mécanique. — On se sert quelquefois d'*appareils compresseurs* qui remplacent les doigts pour suspendre le cours du sang dans l'artère principale d'un membre.

Le plus simple, qui a reçu le nom de *garrot*, se compose d'une *pelote* destinée à s'appliquer sur l'artère qu'on veut comprimer ; — d'un *lien* qui fait le tour du membre et se noue en un point opposé à la pelote sur une *plaque de carton* ou de corne. Sous le nœud, on engage un *bâtonnet*, au moyen duquel on tord le lien constricteur, qui peut être ainsi serré à volonté. On se sert rarement, dans les hôpitaux civils, de cet instrument qui peut, au contraire, rendre de grands services aux infirmiers militaires, quand ils se trouvent en présence d'une hémorrhagie considérable consécutive à une plaie de guerre. Si l'on ne parvenait pas à trouver le point où la compression sur l'artère arrête l'hémorrhagie, il faudrait, en attendant le médecin, serrer fortement la partie supérieure du membre avec une bande de caoutchouc, ou, à son défaut, avec une bande ordinaire, ou même avec les deux mains, embrassant circulairement la racine du membre.

Bande d'Esmarch. — La meilleure et la plus complète des compressions est celle qu'on fait en appli-

quant au-dessus de la plaie un *bandage circulaire
élastique*. On fait ce bandage avec la *bande ou le tube
de caoutchouc d'Esmarch*, dont l'appareil *hémostatique* est maintenant dans tous les hôpitaux. Cette
bande est un instrument précieux pour arrêter immédiatement les hémorrhagies graves qui mettent la vie
du malade en danger ; mais en raison même de son
efficacité parfaite, elle ne peut rester très longtemps
en place, puisqu'elle empêche complètement l'arrivée du sang dans le membre qu'elle enserre. L'infirmière sera autorisée à l'employer dans certains cas de
danger pressant, en attendant l'arrivée du chirurgien.

Il ne faut jamais abandonner, avant l'arrivée du
médecin, les malades atteints d'une hémorrhagie quelconque, et surtout d'une hémorrhagie artérielle : une
hémorrhagie artérielle cède quelquefois ou paraît
céder à une compression bien faite ; mais cet arrêt
n'est que momentané, bientôt l'hémorrhagie reprendra
son cours ; seul, le chirurgien peut l'arrêter définitivement, et le plus ordinairement c'est en faisant la *ligature de l'artère*. Pour cette opération, l'infirmière réunira
les instruments nécessaires, bistouris, pinces, ciseaux, fils à ligature, solutions antiseptiques, etc..

ARTICLE II. — Moyens d'arrêter quelques hémorrhagies.

EPISTAXIS. — *L'épistaxis* ou *saignement de nez* ne ré-
clame souvent aucun traitement, parce que l'hémorrhagie s'arrête d'elle-même au bout de quelques instants, surtout si l'on recommande au patient de *ne pas
se moucher*. Mais lorsqu'elle se produit avec une certaine abondance, il est urgent d'y porter remède.

Dans les cas légers, on exposera le malade à l'air frais, la tête élevée, et l'on appliquera sur le front, sur le nez, des *compresses d'eau froide* ou *glacée*. Si ces moyens échouent, on aura recours à des *injections d'eau froide*, pure ou vinaigrée, dans les fosses nasales. Une pratique très simple, et souvent efficace, consiste à faire élever au malade le bras correspondant à la narine qui fournit l'écoulement du sang, et à le maintenir ainsi pendant quelques minutes.

L'épitaxis persiste-t-elle? On emploiera des moyens plus énergiques, tels que l'application de *sinapismes* aux membres supérieurs et inférieurs, ou encore la *ligature serrée des quatre membres* au-dessus des genoux et des coudes. Enfin, lorsque l'hémorrhagie est très considérable, on ne perdra pas de temps à ces moyens qui seraient insuffisants. On se contentera de fermer la narine d'où s'échappe le sang, en maintenant avec le doigt l'aile du nez appliquée sur la cloison, et l'on se hâtera de faire prévenir le médecin.

Le médecin, lorsqu'il juge que l'épistaxis ne peut être arrêtée par les moyens ordinaires, pratique *le tamponnement des fosses nasales*, manœuvre qui consiste à boucher les orifices antérieurs et postérieurs de ces cavités. Pour pratiquer cette opération, on emploie d'ordinaire la *sonde de Belloc* ; mais, à défaut de cet instrument, le médecin se sert souvent d'une sonde ordinaire en gomme ou en caoutchouc. L'infirmière doit préparer encore, pour cette opération, des bourdonnets de charpie ou de coton antiseptique, du volume d'une noix, assez tassés, et des fils solides.

Hémoptysie. — Les hémorrhagies internes donnant lieu au *crachement de sang* constituent l'*hémoptysie*. Cet accident est relativement assez fréquent chez les phthisiques qui se trouvent malheureusement en grand nombre, et en ville, et dans les salles d'hôpital.

En présence d'un malade qui crache le sang, le premier soin de la personne chargée de l'assister est de rassurer le patient, toujours très effrayé par l'accident qui lui arrive. Elle l'exhortera à garder le repos le plus absolu, à résister autant que possible aux efforts de toux qui activeraient l'écoulement sanguin. En même temps, elle le fera asseoir sur le bord du lit, les jambes pendantes, et ouvrira la fenêtre pour l'exposer à l'air frais. Puis, on devra se procurer rapidement de la glace, et on l'administrera par petits fragments au malade, qui les laissera fondre l'un après l'autre dans sa bouche. On pourra également, mais sur le conseil du médecin, appliquer sur le devant de la poitrine une vessie de caoutchouc dans laquelle on aura mis de la glace cassée en petits morceaux. Ces moyens réussissent presque sûrement à arrêter ou à diminuer les crachements de sang modérés.

Si l'hémorrhagie prenait les proportions d'un véritable vomissement de sang, avec anxiété très grande et menace de suffocation, il faudrait, en attendant l'arrivée du médecin, couvrir la surface du thorax de ventouses sèches, et, au besoin, appliquer des ligatures serrées à la racine des quatres membres. L'infirmière surveillera attentivement l'administration des *potions hémostatiques* ; ces potions contiennent des substances très actives, et il importe de ne jamais dépasser la dose prescrite par le médecin.

MÉTRORRHAGIES. — Les *hémorrhagies utérines*, ou *métrorrhagies*, sont, comme les hémoptysies, un accident fréquent, qui alarme toujours beaucoup les malades qui en sont atteintes, et qui nécessite des secours immédiats.

Lorsqu'on se trouve en présence d'une femme qui perd du sang en abondance plus ou moins grande, la première indication est de lui faire garder le repos absolu *dans la position horizontale. A aucun prix, la malade ne doit se lever, même pour satisfaire ses besoins.* De plus, l'infirmière retirera l'oreiller placé sous la tête de la malade, et le glissera au-dessous des reins, très bas, de telle sorte que le bassin soit placé sur un plan plus élevé que le reste du corps. Si ces précautions ne suffisent pas, l'infirmière fera prévenir le médecin ou l'interne de garde, et veillera ensuite à l'exécution de leurs prescriptions. Si le médecin prescrit d'appliquer sur le ventre une *vessie de caoutchouc contenant de petits morceaux de glace,* celle-ci sera renouvelée dès que la malade n'accusera plus une sensation de froid.

La perte de sang s'arrête souvent d'elle-même sous l'influence de ces moyens, auxquels on ajoute l'administration de *lavements froids* et des frictions sur le dos et les reins avec un drap mouillé. Mais si l'hémorrhagie était extrêmement abondante, comme le cas peut se présenter à la suite d'un accouchement, il faudrait, en attendant du secours, *comprimer l'aorte contre la colonne vertébrale.* Dans ce but, on déprime fortement avec les doigts réunis la paroi abdominale au niveau de l'ombilic, jusqu'à ce qu'on arrive sur le plan résistant de la colonne lombaire, et l'on maintient cette position en faisant porter tout le poids du corps sur la main qui comprime.

CHAPITRE XI.

Pansements particuliers. — Petites opérations.

ARTICLE PREMIER.— Pansement du séton.

Le *séton* est constitué par une plaie à deux ouvertures, qu'on pratique généralement sous la nuque, et qu'on laisse à dessein suppurer pendant un temps plus ou moins long. La suppuration est entretenue au moyen d'une étroite bandelette de linge effilée sur ses bords ou d'une mèche composée de plusieurs brins de coton réunis. La même mèche, devant servir au pansement pendant un certain temps, aura une longueur d'environ 50 centimètres.

Le *premier pansement* qui suit l'application du séton ne doit être fait que le quatrième ou le cinquième jour, c'est-à-dire lorsque la suppuration commence à s'établir. A partir de ce moment, il faut panser la plaie tous les jours, ou même deux fois par jour lorsque la suppuration est trop abondante. On procèdera à ces pansements de la façon suivante :

On détache les différentes pièces de linge avec précaution, de façon à ne pas tirailler la mèche et à ne pas la faire sortir de la plaie. Puis, on graisse au niveau de l'ouverture d'entrée la mèche de réserve sur une longueur de 8 à 10 centimètres ; saisissez alors le bout opposé avec des pinces à pansement et faites glisser dans le trajet du séton la portion cératée ; enfin, retranchez avec des ciseaux la partie qui a séjourné dans la plaie et qui est imprégnée de pus. Un linge troué enduit d'un corps gras antiseptique, un plumasseau de charpie, une compresse et un bandage médiocrement serré constituent le pansement. La longue extrémité de la mèche doit être repliée sur elle-même et couchée par dessus la charpie pour qu'elle ne soit pas salie par l'écoulement du pus.

Le *premier pansement* est quelquefois assez douloureux, parce qu'il reste un peu de sang concrété au niveau des orifices de la plaie ; il est nécessaire, dans ce cas, de laver la région à l'eau tiède. Les autres pansements s'exécutent beaucoup plus facilement et ne doivent pas causer de douleurs. *Lorsque la première mèche arrive à sa fin*, on en coud ou bien on en attache une deuxième à son extrémité, et l'on entraîne doucement celle-ci dans la plaie.

Pour supprimer le séton, il suffit de retirer la bandelette et de panser avec de la charpie sèche, en exerçant une légère compression sur le milieu du trajet de la plaie.

ARTICLE II. — De la saignée : rôle de l'infirmière.

La *saignée* peut se pratiquer sur toutes les veines superficielles, et les anciens médecins la pratiquaient au *pied*, à la *main*, au *cou*, aux *tempes*, etc. Actuellement les *veines du bras*, au pli du coude, sont les seules que l'on saigne.

L'opérateur, ayant choisi le bras et la veine sur laquelle il fera la piqûre, applique sur le bras, à quelques travers de doigt au-dessus du coude, plusieurs tours de bande qu'il serre modérément, afin que le sang retenu dans les veines gonfle celles-ci et s'écoule plus facilement ; il fait alors l'incision, qui donne issue au sang, et lorsqu'il juge la saignée suffisante, applique un doigt sur la plaie, en même temps qu'il enlève le bandage destiné à retenir le sang dans les veines. Il nettoie la plaie, pose dessus une petite compresse triangulaire, et fait un bandage en 8 de chiffre qui sera laissé pendant quelques jours.

Le *rôle de l'infirmière*, relativement à la saignée, doit être examiné *avant, pendant et après* l'opération.

A. — *Avant l'opération*, et lorsque la saignée a été annoncée, il faut veiller à ce que le malade ne mange pas dans les heures qui précèdent. Si le malade n'était pas à jeun, il serait exposé à des vomissements vers la fin de la saignée. Le médecin prépare lui-même les lancettes et les autres instruments nécessaires, mais l'infirmière doit s'occuper des autres objets qui sont :

1° *Deux bandes.* — L'une, destinée à serrer le bras au moment de l'opération, doit avoir 1 mètre à 1m.50 de longueur ; elle doit être un peu large et assez résistante. On prend généralement une bande de toile (ni trop neuve ni trop usée), que l'on plie en deux, afin que, plus étroite et plus résistante, elle exerce une action plus efficace. La bande destinée au pansement consécutif doit au contraire être souple ; une bande de vieille toile, de 2 mètres, convient parfaitement. Il est bon d'avoir des bandes de rechange, en cas de besoin.

2° *Des compresses.* — L'une, destinée à être appliquée sur la plaie au moment du pansement, doit être faite de linge fin ; elle est petite, triangulaire, pliée en quatre doubles. Il faut, en outre, des *compresses très propres pour laver et essuyer la plaie*. Dans ce but, les compresses doivent être préférées aux éponges. — 3° Des *alèzes* sont aussi nécessaires pour garantir le lit et recouvrir le malade pendant l'opération. — 4° Le *vase destiné à recevoir le sang* était autrefois une petite écuelle d'étain ou d'argent, de la contenance de 125 gr. et à laquelle on donnait le nom de *palette*. On a maintenant dans les hôpitaux, et depuis bien longtemps déjà, remplacé l'ancienne palette de 125 grammes par un autre vase plus grand, appelé également *palette à saignée*; les palettes actuelles, en forme d'assiette creuse, et pourvues d'un manche, ont une contenance de 500 grammes, soit quatre palettes anciennes; elles portent à leur intérieur une graduation (par 125 grammes) qui permet au médecin de se rendre un compte exact de la quantité de sang perdue par le malade. A défaut de palette, on peut recevoir le sang dans un plat quelconque, mais il est difficile alors d'apprécier exactement combien on en tire. — 5° De l'eau *chaude* et *froide* pour les lavages et le pansement.

B. — *Pendant l'opération*, le rôle de l'infirmière consiste à donner à l'opérateur les objets dont il a besoin et à tenir le vase qui reçoit le sang. Il faut, à ce moment, surveiller le jet du sang et suivre ses oscillations, de façon à éviter qu'il se répande sur le lit ou sur les objets voisins. Il arrive souvent que, pour favoriser l'écoulement du sang, on dit au malade de remuer les doigts, ou bien on lui donne à tourner dans la paume de la main un corps arrondi quelconque, par exemple une bande roulée de 3 ou 4 mètres.

C. — Enfin, *après l'opération*, l'infirmière devra surveiller le malade, qui peut avoir des *faiblesses* si la saignée a été abondante. Elle mettra le bras en écharpe, et avertira le malade de la nécessité de rester ainsi immobilisé pendant les premières vingt-quatre heures après l'opération. Elle devra, de temps en temps, examiner le bras, sans enlever le bandage, pour s'assurer que le sang ne continue pas à couler, et que le pansement n'est pas trop serré. — S'il arrivait, ce qui est rare, que le sang coulât, il faudrait alors renouveler le pansement avec beaucoup de précautions, en ayant soin de serrer assez fort les tours de bandes *du bas*, au-dessous de la plaie, et très faiblement ceux du haut.

Quelquefois le *bandage* est *trop serré*, et cela se reconnaît à ce que le malade se plaint de douleur, et à ce que la main et l'avant-bras sont un peu gonflés; il faudrait alors desserrer un peu la bande, mais sans enlever la compresse qui couvre la plaie. — S'il n'y a pas d'accidents, le pansement doit seulement être renouvelé le lendemain de l'opération. Il consistera en une petite compresse triangulaire mouillée, que l'on maintiendra avec une bande, ainsi qu'on l'a fait pour le *premier pansement*. En cas de phénomènes particuliers du côté de la plaie, on devra prévenir le médecin. — Au bout de deux ou trois jours, on peut débarrasser le malade de son écharpe, en le prévenant toutefois d'éviter des mouvements violents qui pourraient déterminer la déchirure de la cicatrice en voie de formation, faire repartir le sang, et même déterminer des accidents inflammatoires au niveau de la piqûre.

ARTICLE III. — Des sangsues.

La *sangsue* est un animal que l'on utilise pour faire des *saignées locales*, ou, en d'autres termes, pour tirer du sang sur une partie quelconque du corps. La sangsue a le corps allongé, et formé d'un grand nombre d'anneaux, qui se raccourcissent ou s'allongent de façon à diminuer ou augmenter sa longueur. L'extrémité postérieure se termine par une surface aplatie et légèrement creusée en forme de ventouse, au moyen de laquelle la sangsue se fixe à tous les corps ; l'extrémité antérieure, plus étroite, plus allongée, porte la bouche. Celle-ci offre trois petites mâchoires cartilagineuses, finement découpées sur leurs bords en dents très aiguës ; c'est à cette disposition des mâchoires dans la bouche qu'est due la forme particulière des plaies faites par les sangsues et des cicatrices qui leur succèdent.

On *emploie* particulièrement *deux espèces de sangsues* : 1° La *sangsue verte* ou *sangsue officinale*, qui est plus grosse ; 2° la *sangsue grise* ou *sangsue médicinale*. On doit préférer celles qui, péchées depuis une quinzaine de jours, sont de moyenne grosseur et très agiles.

On *conserve les sangsues* dans des vases à large ouverture contenant, aux deux tiers de leur hauteur, de l'eau de pluie, de rivière ou d'étang, que l'on doit renouveler tous les deux ou trois jours ; si l'une des sangsues vient à mourir, on fait ce changement immédiatement, en même temps que l'on enlève l'animal mort. On peut aussi, et cette méthode est peut-être préférable, les tenir dans un grand vase contenant de la terre argilo-siliceuse en fragments, recouverte de mousse mouillée. Le vase, recouvert, doit être tenu dans un lieu moyennement clair, et dont la température, aussi invariable que possible, soit fraîche, sans descendre jusqu'à 0°.

Les sangsues qui ont servi peuvent être employées de nouveau, *après qu'elles ont été dégorgées*; cependant, il est préférable de ne les employer que très longtemps après. On peut leur faire rendre le sang qu'elles ont sucé en les pressant avec le doigt d'arrière en avant, après les avoir mises pendant un certain temps dans un mélange d'eau et de vin; on peut encore les mettre sur de la cendre ou dans l'eau salée. D'après M. Bouchardat, le meilleur moyen est de les enfermer pendant au moins six mois dans les réservoirs glaisés, puis de les conserver pendant un autre mois dans l'eau; au bout de ce temps, elles ont digéré le sang qu'elles avaient sucé, et peuvent servir de nouveau.

Application des sangsues. — Les sangsues peuvent être appliquées sur tous les points du corps. On évite cependant, surtout chez les femmes, de les poser sur les parties de la peau qui sont habituellement découvertes, en raison des cicatrices qu'elles laissent. Il est plus spécialement indiqué encore de ne pas les appliquer sur des parties de peau enflammée et sur le trajet des veines.

La peau *doit tout d'abord être soigneusement lavée* avec de l'eau tiède, et si elle était couverte d'une pommade ou d'un autre corps gras, avec de l'eau de savon, puis de l'eau pure; les cheveux ou les poils, s'il en existe sur la partie de peau, doivent être rasés. On prend alors les sangsues, et, afin de les exciter à mordre, on les essuie et on les frictionne pendant un certain temps dans un linge; dans le même but, il est bon de les tenir hors de l'eau pendant une demi-heure ou une heure. Lorsqu'elles sont bien essuyées, on les met dans un verre dont la grandeur variera suivant les cas (verre ordinaire, verre à Bordeaux, etc.) ; on applique ce verre sur la peau, et par transparence on voit, au bout d'un temps variable, les sangsues mordre les unes après les autres. Lorsqu'elles adhèrent bien à la peau, on peut enlever le verre, et si plusieurs d'entre elles n'avaient pas pris au bout d'un certain temps, on peut les enlever et en appliquer quelques autres à côté dans un verre plus petit. Ce procédé du verre, qui permet toujours de voir ce qui se passe, est bien préférable à l'emploi d'une compresse dans laquelle on met quelquefois les sangsues pour les appliquer sur la peau.

Si l'on veut *disséminer les sangsues sur une large surface*, on peut les appliquer en plusieurs fois en mettant chaque fois seulement 3 ou 4 sangsues dans un grand verre. Si, au contraire, on veut appliquer une sangsue *sur un point très limité*, on se sert d'un petit verre ou d'un tube dans lequel on a fait entrer la sangsue, ou tout simplement d'une carte roulée. Lorsque la sangsue adhère à la peau, on déroule la carte. Lorsque les sangsues sont fixées, on ne doit pas les toucher, sous le prétexte de les exciter à tirer le sang, on doit seulement surveiller si elles ne se détachent pas pour aller mordre sur un autre point plus ou moins éloigné. Cette surveillance est surtout nécessaire lorsque les sangsues ont été appliquées au voisinage de l'anus ou d'un autre orifice.

La *succion dure une demi-heure, une heure*, quelquefois deux heures ; puis les sangsues se détachent et tombent d'elles-mêmes. Quelquefois, certaines d'entre elle restent fixées à la peau, quoique fortement distendues. On peut alors leur faire lâcher prise en les saupoudrant avec un peu de sel marin.

Lorsque les sangsues sont détachées, les plaies donnent encore du sang en quantité variable, et, suivant les cas, on cherche à arrêter cet écoulement ou bien au contraire à le favoriser. *Pour arrêter le sang*, il suffit généralement de laisser la plaie exposée à l'air ; mais quelquefois, il faut recourir à d'autres moyens ; le plus souvent on applique sur la plaie un petit morceau d'amadou antiseptique, que l'on comprime au besoin avec le doigt, ou avec quelques tours de bande. On peut aussi, en cas d'insuccès des moyens précédents, mettre dans la plaie un morceau d'amadou taillé en cône et recouvert par deux ou trois autres rondelles plus larges, que l'on maintient, en exerçant une certaine compression, avec un bandage approprié à la région. Il est rare que ce pansement, bien appliqué, ne suffise pas à arrêter promptement le sang, quand la région est de celles sur lesquelles il est facile d'exercer une compression exacte et solide. Il est d'autres points du corps où cette compression, ne peut être faite aussi efficacement, la paroi abdominale, par exemple ; il faut alors, si le moyen précédent échoue malgré le soin apporté à son application, serrer les lèvres de la plaie à l'aide d'une *serre-fine* (*Fig.* 41), petite pince très légère, à pression élastique, qu'on laissera en place jusqu'à ce que le sang soit bien définitivement arrêté (une demi-heure, une heure ou même plus au besoin) (1). On pourrait

1. Pour appliquer une serre-fine, on écarte ses mors en la pressant d'un côté à l'autre entre le pouce et l'index, on les présente, ainsi écartés, à droite et à gauche de la plaie, à trois ou quatre millimètres des bords de celle-ci, et alors, en même temps qu'on les appuie un peu afin qu'ils mordent bien et ne glissent pas, on les laisse se rapprocher et emprisonner entre eux un petit pli de peau. Vous vous faciliterez beaucoup cette application en plissant, s'il est possible, la peau avec les doigts de votre main gauche, de

employer dans le même but une pince hémostatique;
mais ne faudrait le faire que si l'on n'avait pas de
serre-fine sous la main, car la pression dure d'une
pince hémostatique et les tiraillements qu'elle exerce
par son poids sont incomparablement plus pénibles à
supporter que la morsure de ce petit instrument, dont
les mors sont souples et le poids insignifiant. — On
a conseillé encore, dans les cas où l'application d'amadou et la compression ne mettent pas fin à l'écoulement sanguin, de cautériser la piqûre avec un crayon

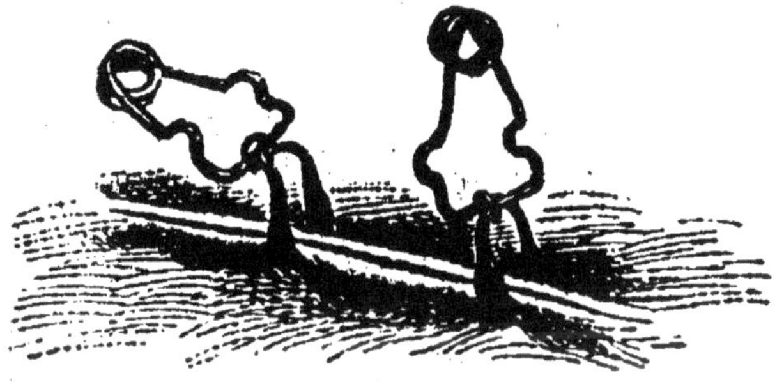

*Fig. 41. — Une serfine droite et une coudée appliquées
pour réunir une plaie.*

de nitrate d'argent ; c'est, à notre avis, un moyen
détestable, d'abord, parce qu'il manque souvent son
effet, ensuite parce qu'il fait fatalement suppurer la
plaie.

Alors même que l'hémorrhagie paraît arrêtée, il
faut, pendant un certain temps encore, surveiller
avec soin, surtout chez les enfants, pour voir s'il n'y a
pas d'écoulement. — Quand, au contraire, on veut *favoriser l'écoulement du sang*, on applique sur les piqûres
de sangsues des *cataplasmes émollients* que l'on renou-

telle sorte que la piqûre se trouve relevée au sommet du pli ; dans
ces conditions, vous pourrez placer votre serre-fine tout à votre aise,
solidement, et sans nulle crainte de le voir glisser.

velle de temps en temps, ou bien on fait de fréquentes lotions à l'eau tiède, ou encore on plonge le membre dans un bain antiseptique tiède.

Les *piqûres de sangsues* se gonflent un peu les
jours suivants,et s'entourent d'une auréole violette ou
noire qui est due à l'infiltration du sang dans la
peau. Il n'y a pas lieu de s'en inquiéter.

Lorsque les morsures n'ont pas été pansées suivant
les règles de la méthode antiseptique, elles s'enflamment et suppurent. Cette inflammation n'est pas
grave ordinairement, mais elle peut devenir le point
de départ d'un érysipèle ou d'autres accidents.

ARTICLE IV. — Des ventouses.

On donne le nom de *ventouses* à des vases en verre
en forme de cloche,que l'on applique sur les diverses
parties de la surface du corps, et dans lesquels on fait
le vide de manière à soustraire à la pression atmosphérique la portion de tégument (peau) qui se trouve
comprise dans l'ouverture du vase. Quand le vide est
pratiqué, le sang afflue et tend à sortir; il en résulte
un gonflement, un boursouflement de la peau qui devient violette et s'élève dans l'intérieur de la cloche.
Selon l'effet que l'on voudra produire, les ventouses
seront *sèches* ou *scarifiées*.

I. **Ventouses sèches.** — Les *ventouses sèches* sont celles
qui sont appliquées sur la peau dans le but de déterminer une congestion, et à la suite desquelles on ne
pratique pas de scarifications. On se sert, pour leur
application, de cloches en verre de différentes grandeurs, de 3 jusqu'à 8 et 10 centimètres de diamètre.

En cas de besoin, on pourrait les remplacer par un verre à boire.

Divers moyens peuvent être employés pour *chasser l'air de la ventouse* et y produire le vide. On met l'ouverture du vase au-dessus d'une lampe à alcool et on laisse la flamme y pénétrer pendant quelques secondes; on peut encore faire brûler dans l'intérieur de la ventouse du papier très fin, de la charpie, du

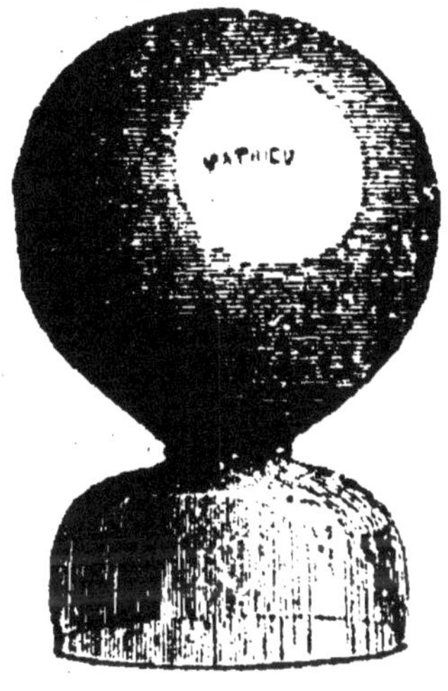

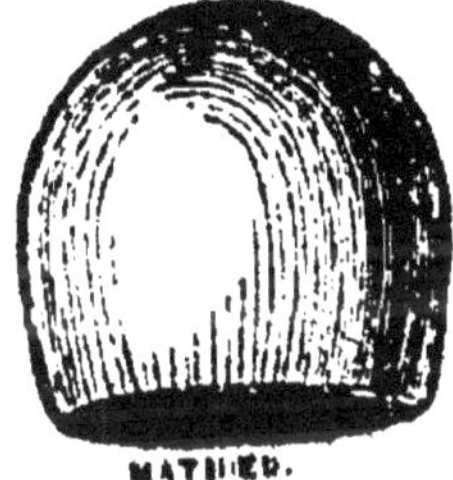

Fig. 42.　　　　　　　　　Fig. 43.

coton, de l'étoupe imprégnés d'alcool ou d'éther. Tous ces procédés sont bons, seulement il faut agir avec une grande rapidité, car si les bords de la cloche étaient trop échauffés, ils pourraient produire des *brûlures* lorsqu'on les mettrait en contact avec la peau.

On se sert aussi des deux petits appareils suivants: Le premier (*Fig.* 42) se compose d'une petite cloche en verre munie d'une tubulure à laquelle est adaptée une poche de caoutchouc à parois épaisses. Le second appareil, plus simple, se compose d'une capsule de caoutchouc, également à parois épaisses (*Fig.* 43), formant à peu près les deux tiers d'une sphère, et dont les bords sont encadrés par un anneau métallique destiné à maintenir forme de cette partie, qui doit être appliquée sur la peau. La manœuvre est la même pour les deux instruments : On chasse l'air en déprimant *fortement avec le pouce le réservoir de caoutchouc,* on applique bien exactement sur la peau l'embouchure de la ventouse, puis, relevant le pouce, on laisse le réservoir reprendre sa forme première ; le vide existe alors dans l'appareil et l'aspiration se produit.

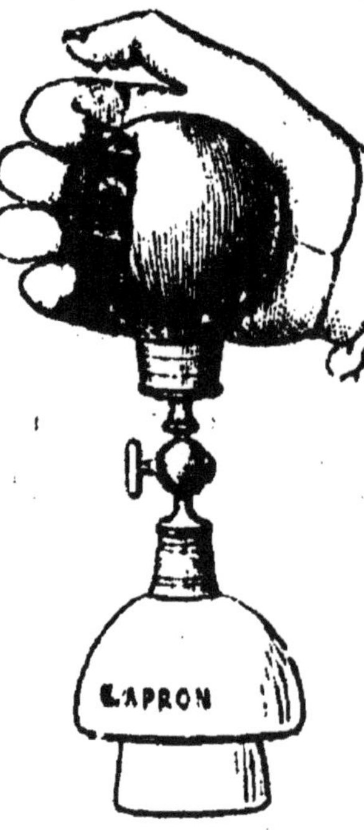

Fig. 41.

La *ventouse à succion,* construite par M. Capron (*Fig. 41*), se rapproche des appareils précédents. Elle consiste en une boule de caoutchouc munie de deux soupapes, l'une aspirante et l'autre foulante, adaptée à un verre à ventouses pourvu d'un robinet. Le fonctionnement de cet appareil est très simple : on comprime la boule de caoutchouc entre les doigts, de manière à mettre les deux faces internes en contact ; puis, on applique le verre sur la peau ; alors on cesse la compression de la boule qui, en vertu de son élasticité, reprend son volume primitif : de cette façon, le vide se fait sous la cloche. Grâce à la disposition des soupapes, on peut, sans être obligé de relever la cloche, faire de nouveau le vide et le pousser bien plus loin qu'avec les instruments que nous avons décrits en premier lieu; il suffit pour cela de répéter à plusieurs reprises la manœuvre précédente. Lorsque l'on a obtenu une aspiration suffisamment énergique, on ferme le robinet et l'on retire la poire de caoutchouc. Pour retirer la ventouse, on n'a qu'à rouvrir ce robinet.

Plusieurs autres *instruments* ont été construits pour

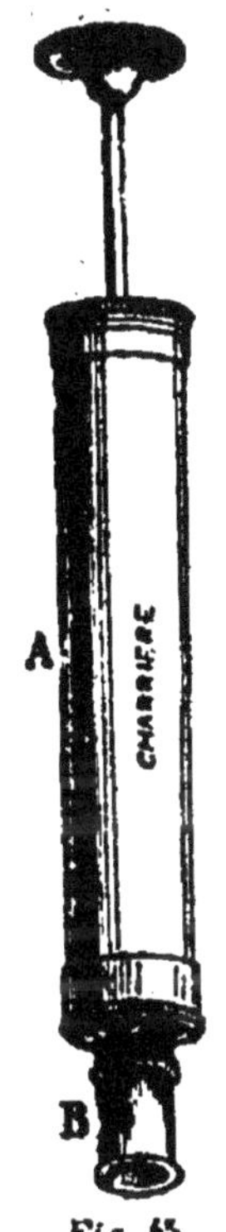

Fig. 45.

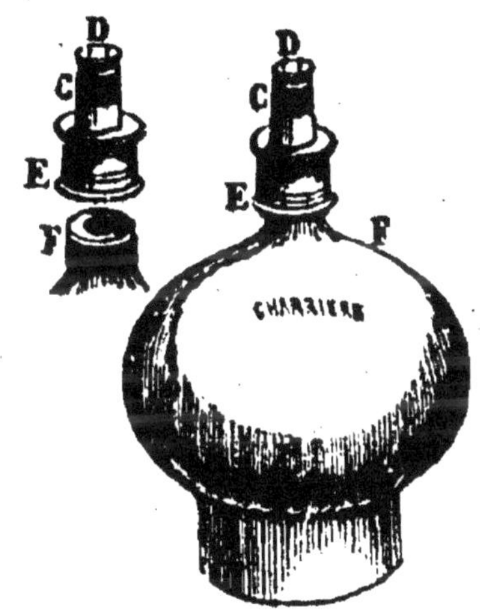

Fig. 46.

pratiquer le vide dans les ventouses sans que l'on ait besoin de recourir à la chaleur ; avec les uns, *ventouses à pompe*, le vide est pratiqué au moyen d'une pompe aspirante (*Fig.* 45) qui s'adapte à une ventouse ordinaire surmontée soit d'une tubulure garnie d'un robinet que l'on ouvre ou ferme à volonté (*Fig.* 44), soit d'une tubulure à soupape disposée de façon à empêcher la rentrée de l'air dans la cloche après l'aspiration et l'enlèvement de la pompe (*Fig.* 46). Une seule pompe suffit pour plusieurs vases, à condition que les tubulures soient de la même grandeur. Pour appliquer les ventouses par ce procédé, on les place sur la peau, le robinet de communication est ouvert, on fait le vide avec la pompe en faisant jouer le piston, puis on ferme le robinet. Lorsqu'on veut enlever la ventouse, il suffit de rouvrir le robinet ou de dévisser la tubulure à soupape (*Fig.* 46, ECD); l'air rentre par la partie supérieure et la cloche s'enlève facilement.

Les ventouses ne peuvent être appliquées indifféremment sur toutes les *régions du corps*. Il faut que la surface d'application soit aussi large que l'ouverture du vase; on ne pourra donc les poser aux endroits où il existe des saillies osseuses. — Les ventouses *seront laissées en place* pendant deux ou trois minutes; ce temps est suffisant pour produire l'effet voulu.

Pose des ventouses. — On applique d'abord le vase sur les téguments, et l'on vérifie si les bords de l'ouverture peuvent être mis en contact immédiat avec la peau de tous les côtés. Cette précaution doit être prise parce que, si l'adhésion n'était pas possible en un point, l'air pénétrerait dans l'intérieur de la cloche et l'opération ne pourrait pas réussir. — Le vase retiré, le vide y est pratiqué à l'aide de la chaleur par un des procédés indiqués plus haut, puis on l'applique sur le point désigné avec la plus grande *rapidité* possible. Il est bon d'appuyer assez fortement sur la ventouse afin que le contact de la peau avec les bords soit bien régulier; après quelques secondes, la ventouse pourra être abandonnée à elle-même.

L'application des ventouses à boule de caoutchouc ou à pompe a été décrite plus haut en même temps que ces appareils eux mêmes.

Lorsque *l'on veut retirer la ventouse*, on pèse assez fortement avec les doigts d'une main sur la peau qui est immédiatement en contact avec les bords du vase, tandis que de l'autre main on fait basculer le vase en sens inverse. De cette manière, on détache la ventouse très facilement, tandis que si l'on tirait violemment, on éprouverait de la difficulté et l'on occasionnerait au malade une souffrance inutile.

II. Ventouses Junod. — Ce sont de grandes ventouses destinées à être appliquées sur des surfaces très étendues, afin de déterminer une révulsion puissante. Ces appareils consistent en de gros cylindres de cuivre ou de cristal assez grands pour renfermer le membre (*bras ou jambe*) sur lequel on veut agir. Ils sont fermés à l'une de leurs extrémités et ouverts à l'autre. On introduit le membre dans l'appareil. Une manchette de caoutchouc, très souple, entoure d'un côté la circonférence de l'orifice du cylindre, et de l'autre s'applique très exactement autour du membre. Elle est destinée à empêcher toute communication entre l'air extérieur et l'intérieur de la ventouse. On pratique le vide au moyen d'une pompe aspirante qui est adaptée à l'appareil. Un manomètre (1), communiquant avec le réservoir, indique la tension de l'air et dès lors le degré de raréfaction.

Précautions à prendre. — Il ne faut pratiquer le vide que graduellement, car il pourrait survenir une *syncope* si la raréfaction était trop prompte ou portée trop loin. On consultera donc souvent le manomètre. S'il survenait un accident, on ferait rentrer l'air à l'intérieur au moyen d'un robinet placé sur les parties latérales,

1. Instrument servant à mesurer la tension des gaz et des vapeurs.

mais il ne faudrait le laisser rentrer que *lentement*. Les ventouses Junod sont appliquées par le médecin. Nous les avons cependant décrites, afin que les infirmières possèdent des notions générales sur toutes les ventouses.

III. Ventouses scarifiées. — Les *ventouses scarifiées* sont celles qui sont appliquées sur les téguments après que ceux-ci, gonflés et rougis par une première ventouse, ont été incisés : elles ont pour but de produire une révulsion et une évacuation sanguine.

Mode d'application. — Pour les appliquer, on commence par poser une ventouse ainsi que nous l'avons indiqué (*ventouses sèches*). On obtient ainsi une congestion intense de la peau, et cette congestion a pour conséquence un certain degré d'engourdissement, grâce auquel le malade sentira moins vivement la douleur des scarifications. La ventouse sèche enlevée, on pratiquera ensuite des scarifications, en ayant soin de ne les faire que dans l'espace *rougi*, qui se trouvait compris dans l'intérieur de la cloche. On voit alors le sang couler en nappe et en petite quantité. Le sang s'introduit avec rapidité dans la cloche, mais il cesse bientôt de couler à cause de l'équilibre de pression qui s'établit. Ce sang s'arrêterait de lui-même par la coagulation ; si donc on a recommandé de tirer une quantité de sang assez forte, il faudra ôter la ventouse, laver la surface des incisions avec un peu d'eau tiède afin d'enlever le sang coagulé qui empêcherait un nouvel écoulement, et réappliquer à nouveau la ventouse. On obtient ainsi une évacuation aussi considérable qu'il en est besoin.

Pansement des scarifications. — Les plaies qui succèdent aux scarifications ne présentent ordinairement aucune gravité ; il suffit de faire un pansement avec un linge fin enduit d'un topique gras antiseptique. Dans le cas où les plaies seraient douloureuses, on dissipera cette douleur en les couvrant d'un cataplasme émollient (farine de graines de lin ou de fécule). La cicatrisation se fait en général avec rapidité.

Scarifications. — Les scarifications peuvent être faites avec des instruments spéciaux appelés scarificateurs, ou avec le rasoir, le bistouri, la lancette. — Le *scarificateur* consiste en une petite boîte de cuivre ou d'argent, de forme cubique ou cylindrique, percée à la

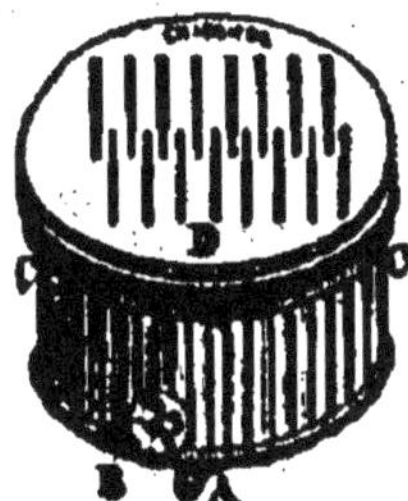

Fig. 47.

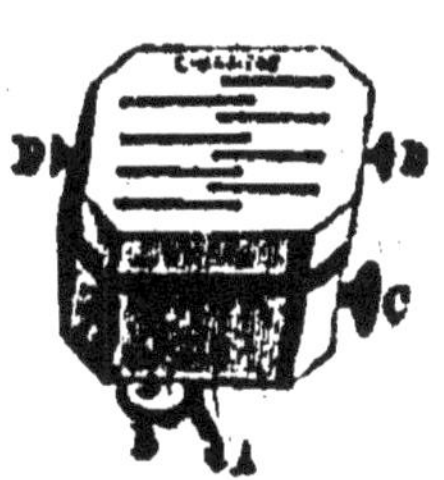

Fig. 48.

paroi inférieure d'un certain nombre de fentes longitudinales (*Fig.* 47 et 48). Ces fentes au nombre de 10 à 20 laissent sortir à la fois des lames tranchantes contenues à l'intérieur de la boîte. lames qui sont montées sur un axe commun, et qui exécutent rapidement un mouvement de *demi-cercle* lorsque l'on fait partir un ressort en barillet de pendule qui les met en jeu. Ces lames rentrent à l'intérieur de la boîte dès qu'elles ont pratiqué les incisions. *Pour se servir du scarificateur,* on règle d'abord la saillie des lames (1), on tend ensuite

1. Il suffit en général de donner aux lames une saillie de 2 millimètres, 3 au plus ; on obtient ainsi des scarifications assez fortes pour donner la quantité de sang voulu, et néanmoins assez superficielles pour ne laisser que des cicatrices imperceptibles. — Voici comment il faut s'y prendre pour *régler* le scarificateur représenté fig. 41, qui est presque exclusivement em-

le ressort A, puis on applique exactement l'instrument sur la surface de la région que l'on veut scarifier, et l'on presse la détente B. Les incisions sont faites toutes à la fois et instantanément, ce qui a l'avantage de ne déterminer qu'une douleur à peine sensible. A moins d'indications contraires, on devra toujours employer le scarificateur. Les scarifications avec le bistouri, etc., doivent être pratiquées par le médecin.

Toutes les fois que l'on se sera servi du scarificateur, il faudra le *nettoyer* avec soin. Pour cela, on dévisse le couvercle, on arme les lames à moitié de leur course et l'on retire les tiges sur lesquelles les lames sont placées. On lave alors ces lames avec un linge très fin, imbibé d'une solution antiseptique, de manière à ôter le sang qui pourrait se trouver à leur surface, et on les essuie minutieusement avec un autre linge semblable et bien sec. On nettoie de même la plaque fenêtrée, puis on remonte l'instrument. On s'assure enfin, avant de le ranger, qu'on ne l'a pas armé par mégarde : *un scarificateur, en effet, ne doit jamais être remis en place tout armé*, non seulement pour ne pas fatiguer inutilement son ressort, mais surtout pour que les personnes non prévenues qui viendraient ensuite le toucher sans

ployé aujourd'hui dans les hôpitaux. Prenant l'appareil *par les côtés*, et maintenant prudemment vos doigts à distance de la plaque fenêtrée D, à travers laquelle vont sortir les lames, tournez la clef A comme une clef de montre, jusqu'à ce que vous ayez entendu un claquement sec ; l'instrument est ainsi armé au premier cran, et les lames se présentent à vous fixées à leur plus haut degré de saillie au-dessus de cette plaque D. Tournez ensuite celle-ci à l'aide de la bague cannelée C, à droite ou à gauche suivant que vous voulez la faire monter ou descendre, jusqu'à ce que les lames ne la dépassent plus que de la hauteur voulue. Tournez enfin de nouveau la clef A, jusqu'à ce que vous ayez entendu un second claquement sec. Le scarificateur est alors armé définitivement et prêt à servir.

précaution ne soient pas en danger à se faire scarifier les doigts. — On a conseillé un autre mode de nettoyage, qui consiste à passer de la moelle de sureau sur les lames démontées, ou simplement à faire jouer l'instrument sur une tige de moelle de sureau. Ce procédé a l'avantage d'être expéditif et de ne pas exposer à endommager les tranchants; mais il n'offre évidemment pas, au point de vue de la rigoureuse propreté, les mêmes garanties que le précédent; en outre, on n'a pas toujours de la moelle de sureau sous la main.

Les scarifications faites avec le rasoir, le bistouri ou la lancette, sont bien plus douloureuses que celles faites avec le scarificateur. Elles demandent une grande habitude ; mais elles ont l'avantage de permettre de pratiquer des incisions aussi longues, aussi nombreuses et aussi profondes que le mal l'exige.

ARTICLE V. — Traitement de la gale. — Frotte.

La *gale* est une affection cutanée causée par la présence d'un animal parasite appelé *acare*, et caractérisée par des démangeaisons ainsi que par des lésions variées de la peau. C'est par centaines que l'on traite, dans les hôpitaux, les hommes, femmes, enfants atteints de cette affection ; il importe donc que l'infirmière soit renseignée sur un traitement dont elle devra régler et surveiller l'administration. On guérit la gale en tuant l'acare par des *frictions* avec certaines pommades, dont la plus employée est la *pommade d'Helmerich* à base de soufre.

Le *traitement* commence par une *friction au savon noir*, suivie d'un *bain savonneux* d'une heure, pendant lequel le malade continue à se frotter et à se savonner, afin de ramollir l'épiderme et de détruire les *sillons* dans lesquels se cache ordinairement l'acare. — Puis vient la *friction avec la pommade parasiticide*, qui doit durer vingt minutes au moins ; cette friction doit être rude et générale, en insistant particulièrement sur les points du corps où la maladie se développe de préférence (mains, poignets, avant-bras, seins, organes génitaux etc.). Après cette friction, on rend aux malades leurs habits, qui ont séjourné dans une *étuve* ou qui ont été passés au soufre pendant que les malades étaient au bain. Ceux-ci se rhabillent, après la friction, *sans s'essuyer*.

Le traitement a duré en tout une heure quarante minutes. Ce traitement est pratiqué sous le nom de *Frotte*; en général, le médecin délivre les bons de frotte à la consultation, et l'on réunit tous les malades du même sexe par groupe de dix ou quinze pour leur faire subir la frotte. Le rôle de l'infirmière consiste alors à surveiller les malades, qu'elle placera sur une ligne les uns derrière les autres, de manière à ce que chacun d'eux se frotte la partie antérieure de corps, et frotte par derrière le malade placé devant lui. L'infirmière veillera à ce que les galeux se frottent consciencieusement, et leur recommandera de ne point s'essuyer après la friction à la pommade soufrée. En ville, la garde-malade aura également à exercer la même surveillance. De plus, quand il s'agit d'enfants ou de femmes, elle pourra aider aux frictions.

CHAPITRE XII.

De la température et des thermomètres.

La *température* d'un lieu ou d'un corps est le degré appréciable de chaleur qui règne dans ce lieu ou dans ce corps. On donne le nom de *thermomètre* à l'instrument qui sert à mesurer les variations de température. Le thermomètre employé en France est le *thermomètre centigrade*. Dans cet instrument, le *point fixe inférieur* ou *zéro* correspond à la température de la glace fondante; le *point fixe supérieur*, marqué 100°, correspond à la température de l'eau distillée bouillante dans certaines conditions. L'intervalle compris entre *zéro* et 100° est divisé en cent parties égales. Chacune de ces parties porte le nom de *degré*.

Un thermomètre *se compose* d'un tube capillaire en verre, renflé à l'une de ses extrémités qui porte le nom de réservoir. La graduation, c'est-à-dire l'indication des degrés, est marquée tantôt sur une feuille de papier placée derrière le tube capillaire, tantôt sur le tube même, tantôt, enfin, sur une planchette creusée d'une sorte de gouttière dans laquelle on place le thermomètre. Comme exemple de cette dernière disposition, nous citerons les thermomètres qui servent à mesurer la température des salles d'hôpital, des chambres de malades, etc. Ces thermomètres portent d'un côté la graduation en *degrés centigrades*, de l'autre la graduation en *degrés Réaumur* (1). Ces thermomètres sont en général des *thermomètres à alcool*. Afin que la colonne d'alcool soit plus visible, elle est colorée en rouge.

Dans les salles d'hôpital, dans les habitations particulières, on trouve des thermomètres de ce genre. De chaque côté du tube en verre sont inscrites des indications qui ne se rapportent pas suffisamment aux choses qui concernent les malades. La *température des bains ordinaires* est exacte (30 à 35°) ; ces thermomètres indiquent la moyenne entre ces deux chiffres (32°, 5) ; mais la *température* ou *chaleur humaine*, inscrite *quarante degrés*, est absolument fausse. La *température naturelle*, c'est-à-dire en santé, de l'homme et de la femme varie entre 36°, 8 et 37°, 5 ; la température indiquée 40° est la température d'un malade atteint d'une fièvre déjà très forte.

Sous l'influence des maladies, la température peut *descendre* au-dessous ou *monter* au-dessus du degré naturel ; l'élévation de la température au-dessus du chiffre normal est le fait capital de la fièvre ; l'ascension du thermomètre permet de mesurer le degré, c'est-à-dire la gravité de la fièvre et sa marche ; il importe que ces observations soient prises avec beaucoup de soin, et nous ne saurions trop les recommander à l'attention des infirmières. La mort est, en général, imminente quand la température s'abaisse au-dessous de 31° ou s'élève au-dessus de 42°.

---

1. Dans le thermomètre Réaumur, le zéro correspond à la température de la glace fondante ; mais le point fixe supérieur répondant à la température de l'eau bouillante est marqué 80°.

Les thermomètres dont on se sert pour prendre la *température des malades* sont des *thermomètres à mercure*. Les uns sont des *thermomètres ordinaires* (*Fig.* 49), dont les degrés sont divisés soit en *cinquièmes*, soit en *dixièmes*; les autres sont des *thermomètres dits à maxima* (*Fig.* 50). Ils sont gradués comme les précédents.

Quand on fait usage d'un *thermomètre ordinaire*, *on doit lire sur place le degré de température*, parce que, dès que le thermomètre est retiré, la colonne de mercure redescend pour se mettre au degré de température de la salle.

Quand on fait usage d'un *thermomètre à maxima* (*Fig.* 50), on peut *lire la température lorsque le thermomètre est retiré de la région où on l'a placé*, *parce que ce thermomètre présente une disposition particulière.* Cette disposition consiste en un *index* qui s'arrête au degré le plus élevé de la température du malade. Quel que soit le lieu où l'on prenne la température avec ce thermomètre, il y a quelques précautions qu'il ne faut pas oublier.

La *température normale*, naturelle, de l'homme étant de 36°, 8 à 37°, 5, *chiffre qu'il ne faut pas oublier*, *l'infirmière devra faire descendre l'index au-dessous de ce chiffre.* Pour cela, elle secouera le thermo-

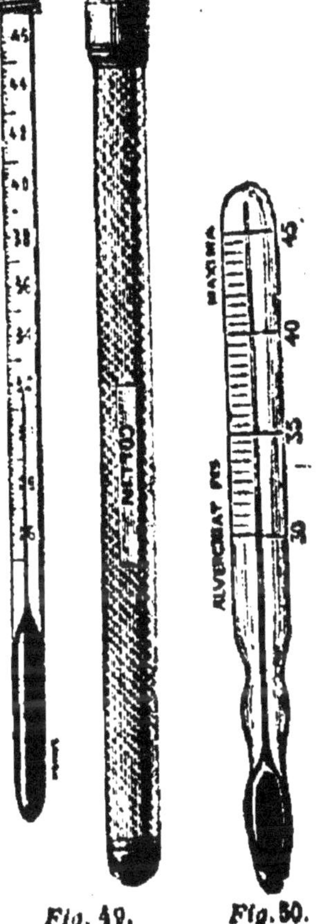

Fig. 49.   *Fig.* 50.

mètre de haut en bas, à plusieurs reprises (1) ; après chaque secousse, elle s'assurera de la marche de l'index. Sans cela, il pourrait arriver que *l'index descendît dans le réservoir*, et alors le thermomètre à *maxima* serait détérioré et transformé en thermomètre ordinaire.

Les thermomètres sont des instruments délicats qui *doivent être portés et maniés avec douceur* ; l'infirmière veillera à ce qu'ils ne ballottent pas dans leurs étuis et, dans ce but, elle y mettra un peu de ouate. On prend la *température* des malades dans la *bouche*, dans *l'aisselle*, dans les *mains*, dans le *rectum* ou dans la *vagin*.

Température axillaire ou dans l'aisselle. — L'infirmière place le réservoir du thermomètre dans le creux de l'aisselle, perpendiculairement à l'axe du corps, derrière le muscle grand pectoral. Elle doit s'assurer que le réservoir répond bien au centre de ce creux : elle doit recommander au malade d'appliquer le bras contre le thorax ; si l'homme ou la femme dont elle prend la température est trop malade pour aider à cette petite opération, elle devra maintenir elle-

1. On peut s'y prendre de deux façons pour faire descendre l'index. Ou bien on saisit le thermomètre à pleine main *en ne laissant dépasser que quelques centimètres du côté de la boule,* et, tournant celle-ci vers le sol, on donne une secousse de haut en bas comme pour faire claquer un fouet ; ou bien, fixant solidement entre les doigts de la main droite l'instrument tenu comme une plume à écrire, la boule en bas, on frappe avec le talon de cette main de petits coups secs sur le talon de la main ou sur l'avant-bras du côté opposé. Le premier moyen convient surtout pour les thermomètres à colonne fine, dont l'index est dur à faire redescendre, mais il faut en avoir un peu l'habitude pour ne pas casser l'instrument et pour ne pas faire retomber l'index dans le réservoir. Le second moyen est moins expéditif, mais il est plus sûr, et c'est le seul à employer pour les thermomètres à colonne un peu grosse et, par conséquent, à index facilement déplaçable.

même le bras appliqué contre la poitrine. On obtient la température quand, depuis une minute au moins, la colonne de mercure est immobile, ne monte plus. *Le temps nécessaire* varie entre 10 et 15 minutes.

Température de la main. — Le réservoir du thermomètre doit être exactement appliqué au centre de la paume de la main. Le malade fléchit les doigts par-dessus l'instrument. Il est quelquefois avantageux de placer un peu d'ouate entre le petit doigt et le bord de la main, afin d'éviter absolument le contact de l'air extérieur. La durée de l'application est de 10 à 15 minutes.

Température dans le rectum. — Le thermomètre, préalablement trempé dans l'huile ou la vaseline, sera introduit avec douceur à une profondeur de trois à quatre centimètres, en procédant de la même façon que pour l'introduction de la canule quand on donne un lavement. L'infirmière fera coucher le malade sur le côté; la jambe reposant sur le lit sera allongée, l'autre demi-fléchie. Si l'on a affaire à des malades indociles ou délirants, une autre infirmière maintiendra la jambe fléchie. Celle qui prend la température sera très attentive, afin de retirer le thermomètre aussi promptement que possible, en cas de mouvement brusque du malade. La durée de l'application sera de 4 à 5 minutes.

Température dans le vagin. — La température ne doit être prise dans le vagin que *chez les femmes*, et jamais chez les jeunes filles. Règle générale : La malade devra placer et maintenir elle-même le thermomètre; l'infirmière n'aura qu'à s'assurer que le thermomètre est bien enfoncé. La durée de l'application est de 4 à 5 minutes.

Pour ces diverses opérations, l'infirmière devra découvrir les malades le moins possible, juste autant que cela est indispensable. Chaque fois que l'infirmière a pris la température d'une malade, *quelle que soit la région*, elle devra laver le thermomètre dans l'eau froide. S'il s'agit d'une malade ayant une maladie contagieuse, elle devra laver l'instrument dans de l'eau additionnée d'alcool, d'acide phénique, d'eau-de-vie camphrée, ou de vinaigre aromatique.

Les renseignements que la température peut fournir au médecin sont d'une réelle importance. On ne saurait trop répandre la pratique de la *thermométrie*. Ajoutons que, dans beaucoup de cas, les malades, hommes ou femmes, sont capables de placer le thermomètre convenablement et de contribuer eux-mêmes, en agissant ainsi, à éclairer le médecin.

L'habitude est de prendre la température des malades deux fois par jour, le matin et le soir à *des heures fixes*, c'est-à-dire toujours aux mêmes heures ; mais si, dans le courant de la journée, l'infirmière constate quelque chose d'anormal dans l'état d'un de ses malades (attaque nerveuse, convulsions, accès de fièvre, apoplexie, etc., etc.), elle devra prendre immédiatement la température et la consigner sur un petit carnet pour la transmettre au médecin.

Il peut arriver, très rarement, que le thermomètre atteigne ou dépasse 42°, ou encore qu'il descende au-dessous de 36° ; lorsqu'une infirmière constatera une de ces températures extrêmes, elle devra d'abord contrôler l'instrument dont elle s'est servie, en prenant la température avec un autre thermomètre ; si le deuxième instrument accuse la même température que le premier, l'infirmière fera bien de faire prévenir le médecin, afin qu'il puisse constater lui-même un fait aussi anormal.

DE L'ACCÈS DE FIÈVRE. — *Un accès de fièvre* complet comprend trois phases, qui se succèdent d'ordinaire dans l'ordre suivant : *frisson, chaleur sèche, sueur.* Une bonne infirmière doit observer la succession, l'intensité et la durée de ces phénomènes, afin de renseigner le médecin sur ces points importants. Dans quelques cas, elle devra prendre la température aux différentes phases de l'accès.

CHAPITRE XIII.

De quelques petites opérations.

ARTICLE PREMIER. — Des injections sous-cutanées.

On donne le nom d'*injections hypodermiques* ou *sous-cutanées* à l'introduction de liquides médicamenteux *sous la peau*. — Il existe sous la peau un *tissu cellulaire*, aréolaire, qui unit lâchement la peau aux parties profondes ; c'est dans les mailles de ce tissu, et non dans l'épaisseur de la peau, que doit être injectée la solution médicamenteuse. Bien que, en général, les injections sous-cutanées soient faites par les médecins, il n'est pas rare que l'on confie ce soin aux infirmières en leur donnant des instructions spéciales. Aussi, est-ce pour ce motif que nous croyons devoir placer ici quelques renseignements sur la manière de pratiquer convenablement cette petite opération.

L'*instrument* dont on se sert est connu sous le nom de *seringue de Pravaz*. Il se compose d'un corps de pompe en cristal, protégé par deux tiges verticales en argent. Ces tiges sont reliés ensemble par deux ajutages, également en argent, qui ferment l'appareil en haut et en bas. L'*ajutage inférieur* présente une canule destinée à s'adapter dans la *canule du trocart*, dont nous allons parler tout à l'heure. L'*ajutage supérieur* consiste en un couvercle à vis, percé d'un trou dans lequel s'engage la tige du piston. Sur celle-ci sont marqués des *degrés* indiquant la quantité de liquide injecté à un moment donné pour chaque position du piston. Les seringues les plus usitées contiennent un gramme de liquide, et la tige du piston présente vingt divisions; chacune d'elles correspond à une goutte de liquide. Tantôt le liquide est chassé en tournant cette tige, munie à cet effet d'un pas de vis; tantôt, au contraire, il suffit d'appuyer sur le piston pour pousser le liquide sous la peau. L'instrument se compose, en outre, d'une *canule* terminée par une pointe affilée en forme de bec (*Fig.* 31) (1).

Procédé opératoire. — Avant de remplir sa seringue, l'infirmière doit s'assurer, en lisant l'étiquette du flacon, qu'elle a bien en main le médicament prescrit, et que la solution de ce médicament a bien le titre indiqué par le médecin (2). Elle remplit alors la seringue

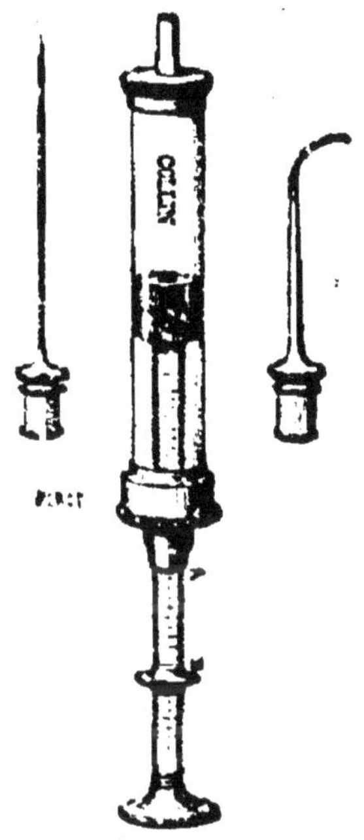

Fig. 31.

1. La canule courbe, représentée à gauche de la fig. 15, est une canule à bout mousse, destinée à faire des injections dans les points lacrymaux et le canal nasal : on l'adapte le plus souvent sur une seringue nommée *seringue d'Anel*, et plus grosse que celle de Pravaz. L'infirmière doit connaître cette canule, mais il ne rentre pas dans ses attributions de l'employer.

2. On appelle titre d'une solution la proportion entre la quantité de substance active et la quantité d'eau qui servent à composer

en plongeant dans la solution l'ajutage inférieur de la seringue (1), et en tirant à elle le piston. Elle adapte ensuite solidement sur cet ajutage la canule-aiguille, redresse l'instrument la pointe en haut, fait remonter par quelques petites secousses les bulles d'air qui peuvent avoir pénétré dans l'instrument avec le liquide, et les chasse au dehors en poussant un peu le piston. La seringue étant ainsi *purgée*, c'est-à-dire ne contenant plus que du liquide sans bulles d'air, on trempe l'extrémité de la canule dans un peu d'huile antiseptique afin de faciliter son introduction. Cela fait, on saisit entre le pouce et l'index de la main gauche la peau de la région où l'on doit faire l'injection, ce pincement détermine un gros pli de la peau ; alors on introduit la pointe de la canule, tenue de la main droite, sous la peau de ce pli, au-dessus du pouce. La canule doit être enfoncée un peu obliquement, presque perpendiculairement au pli, à une profondeur de un centimètre et demi à deux

cette solution : ainsi une solution qui contient 1 gramme de substance active pour 100 grammes d'eau est une solution au titre de 1/100e. Les solutions de morphine le plus ordinairement employées pour les injections hypodermiques sont au titre de 1/100e et au titre de 1/50e ; la première renferme un centigramme de morphine par gramme de liquide, tandis que la seconde en contient le double ; en d'autres termes, pour faire une même injection de un centigramme, il faut une seringue pleine de solution au 1/100e, tandis qu'il ne faut qu'une demi-seringue de solution au 1/50e. On comprend dès lors toute l'importance du conseil que nous donnons relativement à l'absolue nécessité de faire bien attention au titre de la solution que l'on prend.

1. On peut aspirer à travers l'aiguille adaptée d'avance à la seringue ; mais, lorsque l'on procède ainsi, le liquide ne monte que lentement, il entre presque toujours une certaine quantité d'air en même temps que lui, et enfin, inconvénient plus grave, on court le risque d'émousser la pointe délicate de cette aiguille pour peu qu'on la heurte contre le goulot ou les parois du flacon.

centimètres; une sensation de résistance vaincue et la plus facile pénétration de l'aiguille d'abord, et ensuite la possibilité de mouvoir un peu celle-ci de côté et d'autre, vous permettent de reconnaître que le derme est traversé et que la pointe de l'instrument est arrivée dans le tissu cellulaire sous-cutané. Ce n'est que dans ces conditions que l'injection pénètre bien et sans produire une douleur vive.

L'injection doit être poussée en trois ou quatre fois, séparées par un intervalle d'une vingtaine de secondes. Cette précaution est indispensable, car l'injection n'est pas faite dans une cavité toute prête à la recevoir, mais dans les mailles du tissu cellulaire où elle doit se frayer une voie et se répandre.

L'injection étant terminée, la main gauche lâche le pli, *en même temps* que la main droite retire vivement la canule, et que l'index gauche se pose sur le petit trou que la canule a ouvert, pour éviter la sortie du liquide injecté ou de quelques gouttes de sang. Lorsque le liquide injecté forme une petite boule au-dessous de la peau, il est bon de favoriser sa diffusion en frictionnant très légèrement la région.

La nature de la solution médicamenteuse, la *dose du médicament à injecter*, le *lieu de l'injection* doivent être indiqués par le médecin. L'infirmière *devra rigoureusement suivre la prescription*, parce que les médicaments que l'on injecte sous la peau sont en général très actifs. En dépassant la dose, la garde-malade pourrait occasionner des accidents redoutables.

Région où l'on pratique les injections sous-cutanées. — Il faut, à moins d'indications pressantes, choisir un endroit où la peau est doublée d'une couche de tissu cellulaire et graisseux assez épaisse. Les régions où cette couche est mince, comme la région de la pommette, la région de la tempe, etc., doivent être respectées, à moins d'ordre du médecin: En pareil cas, il est préférable que ce soit lui qui fasse l'injection. On évitera soigneusement de faire des injections au voisinage de vaisseaux importants, artères ou veines, et avant de piquer un endroit quelconque, on devra s'assurer qu'il n'y existe aucune veinule appréciable à la vue. On évitera de même de faire l'injection à nuque, région où se développent facilement des furoncles (clous) ou des anthrax.

Précautions à prendre. — Il est prudent de ne pas faire trop d'injections dans la même région, et de n'injecter qu'une seringuée par piqûre. Si l'on injecte, dans le même point, une trop grande quantité de liquide, on produira une sorte de boule, l'absorption se fera lentement, et la distension des tissus pourra donner lieu à une irritation, à une inflammation et même à des abcès.

Quand la canule, au lieu d'avoir été bien enfoncée sous la peau, est restée dans l'épaisseur même de la peau, le liquide pénètre très lentement, cause de la douleur, déchire la peau qui se soulève sous forme d'une plaque blanche, comme celles que produisent les piqûres d'orties. L'infirmière évitera cet accident, nous le répétons, en enfonçant bien la canule *sous la peau, parallèlement* à la surface du membre; elle reconnaîtra d'ailleurs qu'elle est bien arrivée dans le tissu cellulaire sous-cutané, à ce fait que la canule pourra se mouvoir assez facilement entre la peau et les couches profondes.

Après chaque injection, faite sur un même malade, l'infirmière lavera la seringue en l'emplissant d'eau à plusieurs reprises. Elle lavera la canule, soufflera à son intérieur, afin de chasser l'eau qu'elle pourrait contenir, l'essuiera avec soin et y introduira un petit fil d'argent. C'est parce qu'on oublie trop souvent ces précautions que l'on voit survenir des irritations, des indurations ou des abcès chez les malades auxquels on fait des injections hypodermiques. C'est pour cela aussi que les seringues de Pravaz sont si souvent détériorées et nécessitent des réparations si fréquentes. Enfin, l'infirmière ne devra jamais laisser traîner les flacons renfermant les solutions médicamenteuses ; elle devra veiller à ce qu'ils soient bouchés, et *ne jamais pratiquer d'injections sous-cutanées sans l'ordre du médecin.*

Il faut, avant de faire une injection hypodermique, s'assurer que l'aiguille dont on on va se servir est en bon état, c'est-à-dire *propre, solide* et *bien piquante.* — Une infirmière soigneuse ne doit jamais remettre une aiguille dans la boîte sans l'avoir nettoyée comme il a été dit plus haut ; néanmoins, comme il suffit d'une gouttelette d'eau oubliée par mégarde pour rouiller une canule, comme, d'autre part, l'instrument peut avoir été employé récemment par une autre personne moins attentive, qui l'a serré en mauvais état, vous ne négligerez jamais cette vérification. Si l'aiguille vous paraît d'une propreté douteuse, vous la nettoierez sur nouveaux frais avant de vous en servir. Si elle est rouillée, vous la mettrez au rebut, et cela pour deux raisons : d'abord, une aiguille rouillée n'offre plus de garanties de solidité et peut se briser dans la plaie, accident dont nous parlerons plus loin ; ensuite, elle ne peut pas être considérée comme propre, et son emploi exposerait à des accidents d'inflammation de la piqûre. Vous rejetterez de même, comme non solides et susceptibles de se casser, les aiguilles tordues et celles qui branleront au niveau de leur soudure avec la douille (pièce par l'intermédiaire de laquelle l'aiguille se fixe à la seringue). Toutes ces aiguilles rouillées, tordues ou dessoudées seront placées à part pour être changées ou réparées. Vous mettrez pareillement de côté, pour le repassage, les aiguilles émoussées, qui pénètrent mal, font souffrir les malades, et dont les piqûres sont plus sujettes à s'enflammer que celles d'une canule bien acérée; toutefois, avec un peu d'adresse, il est aisé de refaire soi-même leur pointe en les aiguisant sur une fine pierre à repasser; il faut alors, après cette petite opération, les nettoyer avec soin en y faisant passer de l'eau à plusieurs reprises.

Cela dit relativement aux précautions à prendre pour bien faire l'injection, il nous reste un conseil à donner relativement aux moments où il convient de la faire. Il ne faut pas administrer une injection de morphine à trop courte distance des repas, sinon il y aurait grandes chances qu'elle provoquât des vomissements. *Donc, à moins d'indication spéciale du médecin, l'infirmière ne fera jamais une injection de morphine moins d'une heure avant ou de trois heures après un repas.*

Accidents. — Nous avons signalé comme petits accidents possibles, après l'extraction de l'aiguille, *l'issue du liquide* et *l'écoulement de quelques gouttes de sang*, et nous avons dit que la pression du doigt, soutenue pendant quelques instants, suffisait à les arrêter. — Il arrive parfois que, quelques minutes à peine après l'injection, sans pourtant qu'elle ait été faite à trop courte distance d'un repas, les malades ont des *envies de vomir* et même des *vomissements*; dans d'autres cas, ils sont presque immédiatement pris d'une *somnolence* dont la brusque apparition vous émeut quelque peu la première fois qu'on en est témoin. Sachant qu'elle a administré la solution prescrite, qu'elle n'a pas dépassé la dose indiquée, et que le médecin ne lui eût pas laissé la responsabilité d'une injection à dose dangereuse, l'infirmière ne s'effraiera pas de ces accidents. D'ailleurs, l'état nauséeux et les vomissements ne se prolongent généralement pas. Pour ce qui est de la somnolence, la tranquillité du malade, la régularité de sa respiration et de son pouls, l'absence d'altération de ses traits, seront autant de caractères auxquels on pourra aisément reconnaître qu'elle n'a rien d'inquiétant. Si pourtant, par exception, cette somnolence lui semblait présenter la moindre particularité alarmante, l'infirmière devrait sans tarder prévenir le médecin ou l'interne de garde.

Nous terminerons cet article en disant quelques mots de la *rupture de l'aiguille dans la piqûre*. Si, malgré vos précautions, cet accident se produisait entre vos mains, ne vous troublez pas : la chose est ennuyeuse sans doute, mais elle n'a rien de terrible. L'aiguille s'est-elle dessoudée de sa douille ou cassée à quelque distance au-dessus de la peau, de telle sorte que ce qui dépasse offre une prise suffisante, vous pourrez la retirer, soit avec vos doigts, soit *de préfé-rence* avec votre pince à pansements, qui la saisira mieux et plus solidement, avant même que le malade ait eu le temps de s'apercevoir de rien. S'est-elle, au contraire, cassée presque au ras de la peau, ou, à plus forte raison, dans l'épaisseur même de la peau, n'es-sayez pas de la saisir avec vos pinces ou de la faire sortir par des pressions, vous ne réussiriez ainsi très probablement qu'à l'enfoncer davantage. Rassurez donc le malade, recommandez-lui de ne pas trop remuer et de ne pas porter les doigts au niveau de la piqûre, pour ne pas faire cheminer l'aiguille plus avant dans les tissus, et allez chercher l'interne de garde qui fera l'extraction.

11.

ARTICLE II. — Vaccination.

La *vaccination* est une petite opération qui consiste à introduire dans une piqûre faite à la peau un virus appelé *vaccin* qui préserve de la *variole*. On charge de vaccin une lancette dont la pointe, très allongée, est ensuite introduite dans la peau, puis on retire la lancette en essuyant ses deux faces dans la plaie. Cette opération est ordinairement pratiquée par le médecin, mais elle exige, pour réussir, quelques précautions qui sont du ressort de l'infirmière; l'infirmière doit, de plus, surveiller les opérés.

Avant l'opération. — L'infirmière devra disposer sur une table de l'eau, des compresses, de l'alcool; réunir tous les individus qui doivent être vaccinés le même jour; les faire déshabiller jusqu'à la ceinture en ne leur laissant que la chemise, qui sera elle-même abaissée pour laisser le bras et l'épaule découverts au moment de l'opération.

Pendant l'opération. — Faire avancer une à une vers le médecin les personnes qui doivent être vaccinées; si l'on a affaire à des *enfants*, les asseoir sur ses genoux et les maintenir; *tremper dans l'alcool pur et essuyer* avec le plus grand soin chaque lancette qui vient de servir; enfin, donner toute son attention à ce que les individus vaccinés ne repassent pas la manche de leur chemise avant que la gouttelette de sang amenée quelquefois par la piqûre ne soit complètement desséchée. — L'oubli de cette dernière précaution suffit pour compromettre le résultat de la vaccination, car on risque, en essuyant le sang, d'entraîner aussi le vaccin.

Après l'opération. — Si l'opération a réussi, on voit apparaître au bout de trois jours un point rouge (comme une piqûre de puce) à la place de chaque piqûre ; le quatrième jour, la rougeur devient plus apparente, plus saillante, il se forme un bouton qui, les jours suivants (6°, 7°, 8°), s'emplit de pus (*pustule*) et s'entoure d'une auréole rouge ; le malade a un peu de fièvre, il se plaint de picotements, de pesanteur dans les bras ; puis, vers le 11° jour, la pustule commence à se recouvrir d'une croûte noirâtre, qui tombe vers le 20° jour en laissant au-dessous d'elle la cicatrice que tout le monde connaît.

L'infirmière, instruite du développement de ces phénomènes, devra passer en revue, chaque matin, les individus vaccinés, et tenir le médecin au courant du développement de l'éruption. Il arrive parfois que la place de la piqûre rougit dès le jour même de l'opération : dans ce cas, le bouton se forme et suppure dès le troisième jour. On a affaire à la *fausse vaccine*, qui s'observe chez les sujets ayant déjà eu la variole ou ayant été vaccinés, et chez lesquels le premier vaccin exerce encore son action préservatrice.

L'infirmière peut encore être chargée de *recueillir le vaccin* qui servira à d'autres vaccinations. — On recueille le vaccin dans des *tubes* ou sur des *plaques de verre*. Si l'on se sert de *tubes capillaires* (c'est-à-dire très fins), on n'a qu'à plonger l'extrémité du tube dans un bouton largement ouvert (du 6° au 8° jour) : le liquide monte de lui-même, on retire le tube quand il est presque plein, et l'on ferme ses deux extrémités avec un peu de cire. — Pour recueillir le vaccin sur des *plaques* (petits morceaux de verre d'égale dimension et taillés en carré), on pose une des faces de chaque plaque sur un bouton de vaccin bien ouvert, puis on la retire et on la laisse exposée quelques minutes à l'air ; enfin on applique les plaques l'une contre l'autre, deux à deux, par celles de leurs faces qui sont couvertes de vaccin, et on les maintient ainsi appliquées en entourant leurs bords d'un peu de cire ou d'une lame mince d'étain.

En recueillant le vaccin, il faut veiller très attentivement à ne recueillir que le liquide purulent, sans aucun mélange de sang. Cette précaution a pour but de rendre tout à fait impossible la transmission de maladies contagieuses par la vaccine.

La vaccination préserve de la variole, c'est-à-dire d'une maladie qui défigure les individus qu'elle ne tue pas ; il serait vivement à souhaiter que les personnes qui soignent les malades se fissent revacciner tous les 6 ou 7 ans, et que les médecins et les administrateurs des hôpitaux voulussent bien faire comprendre aux gardes-malades les avantages pour elles, plus que pour toute autre personne, d'une semblable pratique. Malgré notre insistance depuis une dizaine d'années, nous n'avons pas obtenu une complète satisaction ; c'est pour cela que nous renouvelons encore une fois ce conseil, espérant que nous amènerons enfin la conviction dans l'esprit de toutes les personnes intéressées.

ARTICLE III. — Cathétérisme.

Le *cathétérisme* est une opération qui consiste à introduire dans la vessie une *sonde* creuse destinée à donner passage à l'urine. On pratique le cathétérisme toutes les fois que l'émission de l'urine est devenue impossible par suite d'une paralysie ou de toute autre cause.

Cathétérisme chez la femme. — Il est important pour les infirmières de bien connaître le cathétérisme chez la femme, et de se familiariser avec cette petite opération, qu'elles sont fréquemment appelées à pratiquer. L'occasion leur en sera surtout fournie par les femmes en couches qui, très souvent, à la suite de leur accouchement, sont dans l'impossibilité d'uriner naturellement.

Les sondes sont de petits tubes, soit en métal, soit en caoutchouc vulcanisé, soit en gutta-percha. On se sert la plupart du temps de *sondes métalliques* pour le cathétérisme de la femme ; ces instruments, appelés pour cette raison *sondes de femme*, ont une longueur et un calibre uniformes : ce sont des instruments de trousse, d'un usage journalier, et dont toutes les salles de malades devraient toujours être pourvues. Une des extrémités de la sonde est perforée sur ses côtés de deux trous qu'on appelle *œils*. C'est cette extrémité qu'on introduit dans la vessie. On l'appelle le *bec* de la sonde parce que très souvent elle est un peu recourbée. L'autre extrémité, qu'on appelle le *pavillon*, est ouverte directement, et, comme on dit, à plein canal. Sur ses côtés, elle est munie de deux petites anses auxquelles on attache les cordons qui servent à maintenir les sondes en permanence dans la vessie lorsque cette précaution est jugée convenable. Toutefois, les cas où l'on prend cette mesure sont relativement exceptionnels.

On sait que la vessie communique avec l'extérieur par l'intermédiaire d'un canal assez court, nommé *urèthre*, qui, chez la femme, vient s'ouvrir au-dessus du vagin, à l'extrémité d'un petit tubercule appelé tubercule uréthral. Quand on écarte les petites lèvres, la femme étant couchée sur le dos, on aperçoit facilement ce tubercule au-dessus de l'ouverture du vagin.

L'orifice de l'urèthre au milieu du tubercule uréthral n'est pas toujours très facile à voir; mais il suffit de placer le bec de la sonde en contact avec le centre du tubercule, pour s'assurer que la pénétration de l'instrument ne présente aucun obstacle. Le bec de la sonde étant coudé, il faut que la partie concave de l'instrument soit dirigée en haut. Cela étant donné, il semblerait au premier abord que le cathétérisme est une opération des plus simples. Il est certain que presque toujours elle n'offre pas de grandes difficultés; néanmoins, elle nécessite quelques précautions sans lesquelles il serait quelquefois malaisé de la mener à bien.

L'infirmière ne devra jamais sonder une femme, et surtout une femme en couches, sans s'être préalablement désinfecté les mains (1), et sans s'être assurée que la sonde qu'elle va employer est rigoureusement propre: de graves accidents peuvent être la conséquence d'un cathétérisme pratiqué avec des mains ou avec une sonde sales. Nous donnerons, à la fin de cet article, quelques indications sur les soins à donner aux sondes pour les entretenir en parfait état de propreté.

D'abord, il faut que la femme qu'on veut sonder soit étendue sur le dos, qu'elle ne fasse pas d'efforts, qu'elle respire librement, que, par conséquent, la tête ne soit pas gênée par les oreillers, mais simplement appuyée sur un traversin. En outre, il faut lui faire écarter les jambes et les fléchir sur les cuisses. Cela fait, *on se place à la droite du lit*; avec le pouce et l'index de la main gauche, on écarte les petites lèvres; puis, avec la main droite, on introduit la sonde, préalablement graissée d'huile ou de vaseline,

1. Voir l'article sur la *Propreté des mains*, p. 313.

dans l'orifice du tubercule uréthral, en faisant en sorte, ainsi que nous l'avons dit, que la concavité du bec de la sonde soit dirigée en haut. Avec l'index de la main droite, on tient fermée autant que possible l'ouverture du pavillon, afin que l'urine ne s'écoule pas immédiatement sur les draps ; puis, quand la sonde a pénétré des deux tiers environ, on prend avec la main gauche un bassin plat préparé d'avance ; on le place entre les cuisses exactement au-dessous du pavillon, et alors seulement on enlève le doigt indicateur qui obturait l'extrémité de l'instrument, et on laisse sortir le liquide. Pendant qu'il s'écoule, on abaisse légèrement la sonde : il faut qu'elle soit dirigée obliquement de haut en bas, et lorsque l'écoulement devient plus lent, on peut avec la main gauche, appuyée légèrement à plat sur le bas-ventre, faire sourdre encore quelques gouttes de liquide qui, sans cette précaution, seraient restées dans la vessie. Lorsqu'on est sûr que la vessie est vide, on enlève le bassin, on referme avec le pouce de la main droite le pavillon de la sonde, et l'on retire tout doucement l'instrument.

Il arrive souvent que les femmes répugnent à se faire sonder, même par des femmes, de la façon que nous venons de dire. Aussi devra-t-on s'habituer à sonder *sous les draps*, et pour ainsi dire les yeux fermés. D'ailleurs, cette opération n'est pas du tout difficile ; elle n'a pas même besoin d'une longue expérience ; il suffit de procéder exactement comme nous allons l'indiquer.

On se place cette fois à la gauche du lit. L'index de la main gauche est enduit d'une petite quantité d'huile ou mieux de vaseline boriquée ou phéniquée ; la sonde est tenue de la main droite, comme on tient une plume à écrire, par le pavillon. On introduit alors la dernière phalange de l'index gauche dans le vagin.

la pulpe du doigt étant dirigée en haut. On sent alors, juste sur le milieu de la paroi supérieure ou antérieure du vagin, une petite éminence allongée; c'est le canal de l'urèthre qui fait saillie dans le vagin. Le doigt est exactement dirigé d'avant en arrière en dessous de cette éminence. Alors, on applique sur la face du doigt qui est dirigée en haut le bord *convexe* du bec de la sonde, et on le pousse d'avant en arrière, sur le milieu du doigt, à la rencontre du tubercule uréthral. A un moment donné, on sent de la résistance : c'est le tubercule ; il suffit de pousser doucement, en tâtonnant avec précaution, pour sentir bientôt la sonde pénétrer dans l'urèthre. Quand l'instrument est bien dirigé, c'est-à-dire quand on le fait avancer très exactement d'avant en arrière sur la ligne médiane, *presque toujours* on entre du premier coup, sans tâtonner. Nous le répétons, cette opération est des plus simples. Il est rare, il est presque impossible qu'elle ne réussisse pas, quand on s'est conformé aux précautions que nous venons d'indiquer.

Pour terminer, il faut qu'on se rappelle que toutes les opérations pratiquées sur ces régions exigent une grande douceur, une grande légèreté de main ; si le moindre obstacle s'opposait à l'entrée de la sonde, on doit renoncer à toute nouvelle tentative et laisser au médecin le soin du cathétérisme.

Cathétérisme chez l'homme. — Le cathétérisme chez l'homme est une opération délicate, parfois très difficile, même entre les mains d'un chirurgien habile ; elle devient dangereuse entre les mains d'une personne inexpérimentée. L'infirmier ne doit donc jamais prendre sur lui de la tenter. Mais il doit être au courant des préparatifs qu'elle nécessite, connaître les principaux instruments qui servent à la pratiquer, et savoir entretenir et nettoyer convenablement ces instruments. D'autre part, il arrive quelquefois, exceptionnellement, que le chirurgien est amené, par une circonstance quelconque, à charger un infirmier de confiance de sonder un malade en son absence. Pour ces diverses raisons, il nous a paru indispensable d'ajouter ici un article sur le cathétérisme chez l'homme.

Nous énumérerons donc tout d'abord les divers *instruments* les plus usités pour le cathétérisme, et nous indiquerons les *soins nécessaires pour leur conservation et leur nettoyage* ; nous dirons ensuite quels sont les *préparatifs* à faire pour un cathétérisme, suivant qu'il a pour but l'évacuation simple de la vessie, l'exploration des voies urinaires ou le lavage de la vessie ; nous décrirons enfin le *cathétérisme avec les instruments souples*, le seul qui soit permis à l'infirmier dans les circonstances exceptionnelles où son chef de service lui confie le soin de sonder un malade.

Les *instruments* qui servent pour le cathétérisme se divisent en deux grandes catégories : les *sondes* et les *bougies*. Les *sondes* sont des tubes de formes diverses, percés, à leur extrémité vésicale (celle qui est destinée à pénétrer dans la vessie), de trous nommés *œils* de la sonde ; leur extrémité opposée s'appelle le *pavillon* de la sonde. Les sondes se font, soit en métal, soit en substances souples, telles que la gomme noire ou brune, et le caoutchouc rouge.

Les *sondes métalliques* présentent du côté de leur extrémité vésicale une courbure plus ou moins accentuée ; leur pavillon, légèrement évasé pour permettre d'y adapter la canule d'une seringue, porte de chaque côté un petit *anneau* ou une *ailette*, destinés surtout à indiquer la direction de leur bec (bout de l'extrémité courbée qui pénètre dans la vessie). Les plus usitées sont : 1° *la sonde ordinaire*, à grande et à petite courbure, avec ou sans robinet au voisinage du pavillon.

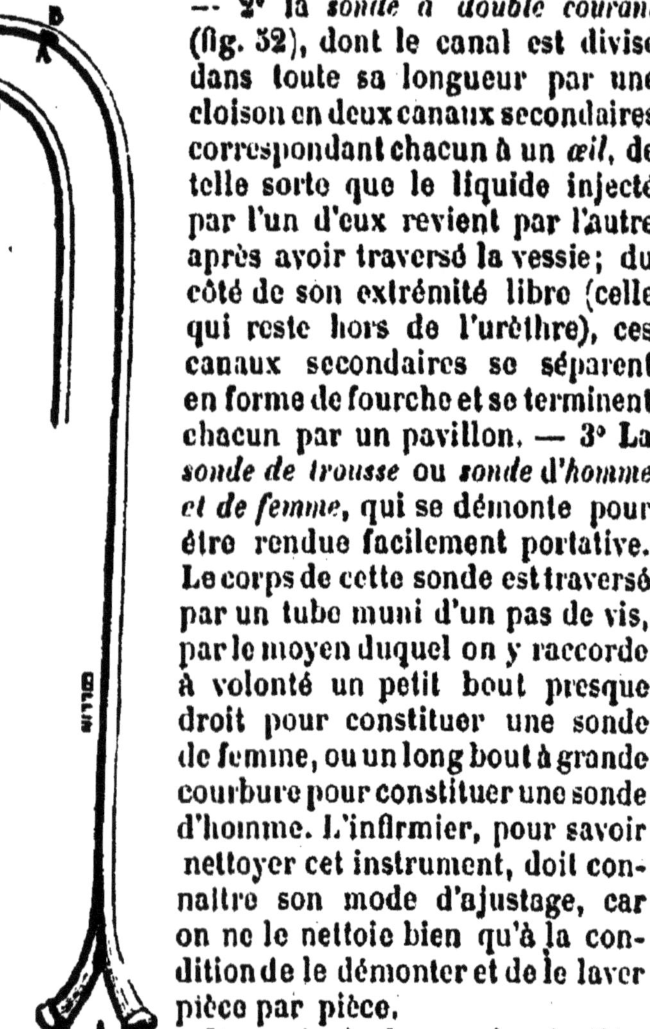

Fig. 52.—*Sonde à double courant.*

— 2° la *sonde à double courant* (fig. 52), dont le canal est divisé dans toute sa longueur par une cloison en deux canaux secondaires correspondant chacun à un *œil*, de telle sorte que le liquide injecté par l'un d'eux revient par l'autre après avoir traversé la vessie; du côté de son extrémité libre (celle qui reste hors de l'urèthre), ces canaux secondaires se séparent en forme de fourche et se terminent chacun par un pavillon. — 3° La *sonde de trousse* ou *sonde d'homme et de femme*, qui se démonte pour être rendue facilement portative. Le corps de cette sonde est traversé par un tube muni d'un pas de vis, par le moyen duquel on y raccorde à volonté un petit bout presque droit pour constituer une sonde de femme, ou un long bout à grande courbure pour constituer une sonde d'homme. L'infirmier, pour savoir nettoyer cet instrument, doit connaître son mode d'ajustage, car on ne le nettoie bien qu'à la condition de le démonter et de le laver pièce par pièce.

Les principales *sondes flexibles* (Fig. 53) sont: 1° les *sondes cylindriques*, qui ont le même calibre sur toute leur longueur, et dont l'extrémité vésicale est arrondie ; les unes sont droites, les autres sont fabri-

quées de façon à présenter une courbure fixe, 2 ; —
2° les *sondes coniques*, dont l'extrémité vésicale va en

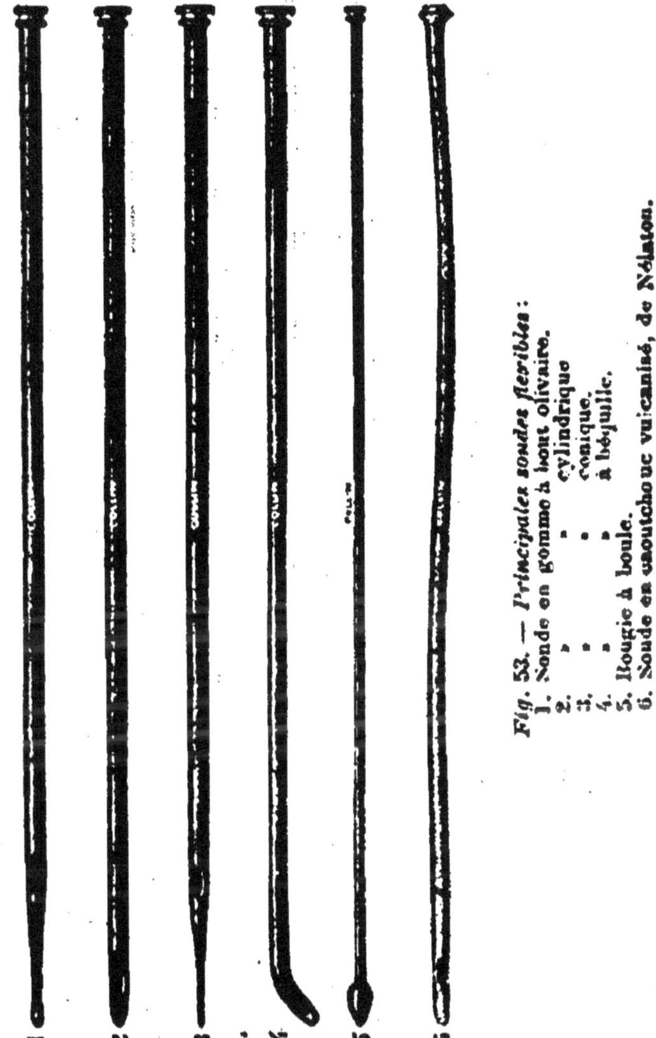

Fig. 53. — *Principales sondes flexibles :*
1. Sonde en gomme à bout olivaire.
2. »   »   cylindrique
3. »   »   conique.
4. »   »   à béquille.
5. Bougie à boule.
6. Sonde en caoutchouc vulcanisé, de Nélaton.

s'effilant sur une certaine longueur pour se terminer
en pointe mousse, 3 ; — 3° les *sondes à bout olivaire*,
qui ne diffèrent des précédentes qu'en ce que leur

pointe se renfle en une petite olive. 1 ; — 4° les *sondes à bout coupé*, qui, indépendamment de leurs œils
latéraux, sont ouvertes directement à leur bout vésical
par un orifice à bords mousses presque aussi large
que leur canal ; — 5° les *sondes à béquille*, qui présentent à 2 ou 3 centimètres de leur extrémité vésicale une brusque coudure à angle, 4 ; — 6° enfin
les *sondes bicoudées*, dont l'extrémité vésicale est
coudée une première fois comme celle des précédentes, et une seconde fois à 5 ou 6 centimètres plus
haut. — Toutes ces sondes sont faites d'un tissu de
soie recouvert d'un vernis spécial, noir ou brun ; on
les désigne sous le nom de *sondes en gomme*. Quel-
ques-unes seulement (sondes cylindriques et sondes
coniques) sont fabriquées aussi en *caoutc* rouge :
ces dernières sont précieuses à cause de l   xtrême
souplesse.

Nous devons mentionner ici, comme accessoires de
ces sondes flexibles, les *mandrins métalliques* et les
faussets. — Les *mandrins* sont des fils de fer de la longueur des sondes, que l'on introduit dans l'intérieur
de celles-ci, pour leur donner une résistance qui permette de les mieux diriger, et pour leur imprimer en
même temps une courbure fixe qui facilite leur introduction. — Les *faussets* sont ces petits cônes de bois
dont les tonneliers se servent pour boucher les trous
de foret faits aux tonneaux ; le chirurgien les utilise
pour fermer l'extrémité libre des *sondes à demeure*,
c'est-à-dire des sondes qu'il laisse dans l'urèthre
après les avoir fixées de telle sorte, qu'elles ne puissent ni sortir du canal, ni s'y enfoncer.

Les *bougies* sont des instruments destinés exclusivement à explorer le canal de l'urèthre ou à le dilater.
Au point de vue de la forme et des dimensions, elles
ressemblent à des sondes ; mais elles s'en distinguent

par ce fait qu'elles ne présentent point d'œils à leur extrémité vésicale. — Les bougies dont on se sert le plus souvent sont des *bougies flexibles*, constituées, comme les sondes flexibles, par un tissu de soie recouvert d'un vernis de gomme élastique. — Les variétés de bougies flexibles les plus employées sont : 1° les *bougies à bout olivaire* ; 2° les *bougies coniques* ; ces deux variétés ont, sauf les œils en moins, le même aspect que les sondes flexibles de même nom, qui vous sont connues ; 3° les *bougies filiformes*, c'est-à-dire des bougies fines comme des fils ou de petites cordelettes, lesquelles correspondent aux numéros les plus bas de la *filière* ; 4° enfin, les *bougies à boule*, dont la tige cylindrique se renfle brusquement, à son extrémité vésicale, en une petite boule allongée (*Fig.* 53, n° 5). Dans la catégorie des bougies flexibles, nous citerons encore les *bougies en baleine*, bougies fines à bout olivaire, qui, tout en jouissant d'une assez grande élasticité, offrent une résistance notablement supérieure à celle des bougies filiformes de calibre correspondant. — Parmi les *bougies rigides*, nous nous bornerons à mentionner les *bougies métalliques de Béniqué*, qui ressemblent, à quelques différences près dans leur courbure, aux sondes métalliques ordinaires ; ces bougies Béniqué sont fabriquées avec un alliage qui se laisse plier assez facilement, aussi l'infirmier devra-t-il procéder à leur nettoyage avec ménagements, afin de ne pas les déformer.

L'infirmier doit connaître enfin la *filière*, plaque percée de trous de dimensions graduées, qui sert à mesurer le calibre des sondes employées (*Fig.* 54).

Dans les services hospitaliers, les sondes sont conservées dans des *boîtes spéciales* à compartiments plus ou moins nombreux, lesquelles ont leur place dans l'appareil. L'infirmier doit s'attacher à tenir ces boî-

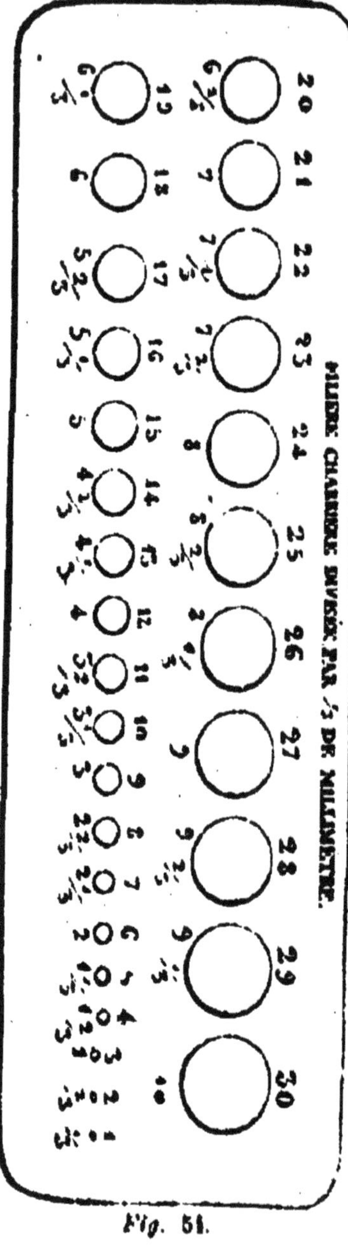

Fig. 51.

tes parfaitement en *ordre*, c'est-à-dire non seulement à remettre les sondes avec les sondes et les bougies avec les bougies, mais à les ranger par variétés et par numéros, autant que le permettra la disposition de la boîte ; de cette façon, il pourra trouver sans tâtonnements et sans perte de temps l'instrument que lui demandera le chirurgien. Les sondes métalliques doivent être isolées des sondes en gomme ou en caoutchouc rouge, d'abord pour l'ordre, ensuite parce que le contact de ces dernières les ternit promptement ; il faut encore moins les laisser séjourner au voisinage de flacons renfermant des liquides tels que de la teinture d'iode ou des acides, dont les vapeurs les attaqueraient. La boîte à sondes ne doit jamais être déposée sur un calorifère ou près d'un calorifère ; on risquerait ainsi de voir les sondes se ramollir assez promptement sous l'influence de la chaleur, se coller les unes aux autres, et perdre leur poli.

Le cathétérisme le plus habilement pratiqué peut être suivi de très graves accidents, *s'il a été fait avec une sonde malpropre;* l'infirmier doit donc apporter la plus grande attention à l'entretien de la *propreté des sondes,* et n'en jamais remettre une dans la boîte sans l'avoir très soigneusement nettoyée, *à l'extérieur et à l'intérieur,* de la façon suivante.

Quand le chirurgien vous rend une sonde dont il vient de se servir, essuyez-la sommairement avec une compresse, puis déposez-la dans un bassin ou dans une cuvette *à part,* réservée pour cette destination et contenant un liquide antiseptique; relativement au choix de ce liquide, vous vous conformerez aux habitudes du service. L'opération finie, procédez sans retard au nettoyage complet. Lavez vos *sondes flexibles* à l'extérieur en les passant à deux ou trois reprises dans un linge imbibé d'eau savonneuse, afin de les bien débarrasser des restes de l'huile ou de la vaseline avec laquelle elles ont été graissées. Seringuez ensuite dans leur intérieur de l'eau tiède, ou mieux un liquide antiseptique, pour chasser le pus, les caillots, etc., qui peuvent encombrer ou souiller leur canal; ne vous contentez pas de constater que le liquide ressort clair par les œils, et ne tenez cette partie de votre nettoyage pour suffisante, qu'après vous être assuré qu'il ne reste aucune saleté, soit entre les œils, soit dans le cul de sac que forme le canal de la sonde à son extrémité vésicale, au delà des œils. Rincez ensuite la sonde dans le liquide antiseptique, égouttez-la bien, essuyez-la, et remettez-la en place dans sa case. — Pour les *bougies,* vous n'avez, bien entendu, que le nettoyage extérieur à faire. — Pour les *sondes métalliques,* vous pourrez au lieu de les rincer dans un liquide antiseptique (1), les plonger quelques minutes dans de l'eau bouillante, qui les purifiera tout aussi efficacement. Egouttez-les et essuyez-les avec plus de soin encore que les sondes flexibles, par crainte de la rouille et du vert-de-gris, et même, pour plus de sûreté, ne les serrez qu'après les avoir fait sécher devant le feu ou sur un calorifère.

Les objets à préparer pour un simple cathétérisme évacuateur sont, en outre de *la boîte à sondes* : 1° de la *vaseline* ou de *l'huile phéniquée* pour graisser les sondes ; 2° plusieurs *bassins allongés et plats*, pour recevoir l'urine ; 3° des *compresses* pour les mains du chirurgien. — S'il y a un lavage de la vessie à faire, il faudra apprêter en outre : 1° *le flacon de liquide prescrit pour le lavage*, soit à la température ordinaire, soit chauffé au bain-marie, selon les indications du chirurgien ; 2° *plusieurs seringues* ; 3° *de l'eau chaude*, pour étendre ou réchauffer au besoin le liquide de l'injection. Il sera souvent prudent, en pareil cas, de *garnir le lit du malade*, si celui-ci ne paraît pas devoir se prêter à l'opération assez tranquillement pour ne pas renverser son bassin. — S'il s'agit d'une exploration de la vessie, l'infirmier fera les mêmes préparatifs que pour un lavage, et de plus, il tiendra tout prêt un coussin un peu épais et assez résistant, pour soulever le siège du malade. Quant aux instruments spéciaux, ils seront choisis dans la vitrine par le chirurgien ou ses aides.

Nous avons parlé plus haut des *sondes laissées à demeure* après un cathétérisme ; ces sondes sont fixées le plus souvent à l'aide de fils de coton retenus autour

---

1. Rappelez-vous que les préparations à base de mercure détériorent la plupart des métaux, n'employez donc pour les nettoyages des sondes métalliques, ni la solution de sublimé, ni la solution de biiodure.

de la verge par quelques circulaires de diachylon. Prévoyez donc toujours, toutes les fois que vous faites les préparatifs d'un cathétérisme quelconque, cette éventualité possible d'une sonde à fixer, et mettez à portée ce qu'il faut pour cette fixation, c'est-à-dire la *pelote de coton*, le *diachylon* et *une paire de ciseaux*, et de plus, des *faussets* pour boucher au besoin le pavillon de la sonde. C'est habituellement le chirurgien ou un élève qui se charge de fixer la sonde ; nous ne décrirons donc pas ici cette petite opération. Mais nous engageons les infirmiers soucieux de connaître à fond leur métier, à regarder comment on l'exécute, afin de pouvoir eux-mêmes réparer ou refaire un appareil fixateur qui serre trop ou qui s'est dérangé. L'infirmier devra *surveiller* les malades auxquels on aura mis une sonde à demeure, non seulement à ce point de vue, mais pour voir si elle fonctionne bien dans les cas où son orifice est laissé libre, ou, dans les cas où elle doit être tenue ordinairement fermée par un fausset, pour ôter ou faire ôter ce fausset par le malade aux intervalles fixés par le chirurgien. Le fonctionnement défectueux d'une sonde à demeure peut tenir, soit à ce qu'elle s'est déplacée et se trouve maintenant trop peu enfoncée, soit à ce qu'elle est bouchée par du mucus, du pus, etc... Dans le premier cas, l'infirmier la renfoncera dans la vessie et rétablira l'appareil fixateur de manière à la maintenir dans cette position ; dans le second, il désobstruera le canal de la sonde à l'aide d'une injection d'eau boriquée tiède, poussée en petite quantité et doucement par le pavillon de la sonde, et il y rétablira ainsi le cours de l'urine.

Dans les cas exceptionnels où le chef de service vous aura confié le soin de *sonder un malade* dans l'intervalle des visites, *vous n'emploierez, sous aucun prétexte, d'autre instrument qu'une sonde molle en caout-*

chouc rouge, sans mandrin, et voici comment vous procéderez : — Vous invitez le malade à se poser bien d'aplomb sur le dos, à respirer librement et à ne faire aucun effort, vous installez le bassin entre ses cuisses écartées, et vous graissez votre sonde. Vous pouvez, pour ce cathétérisme, vous placer indifféremment à droite ou à gauche. Votre sonde, bien graissée, étant tenue de la main droite, à 8 centimètres de son extrémité vésicale, vous saisissez l'extrémité de la verge entre les doigts de votre main gauche, en relevant cet organe perpendiculairement au plan du corps, vous découvrez le gland, de manière à bien voir le méat urinaire ; vous introduisez le bec de l'instrument dans cet orifice, et vous l'y faites pénétrer progressivement, en poussant doucement. En général, vous arriverez aisément et sans encombre jusque dans la vessie. Si vous rencontrez une résistance, retirez un peu la sonde pour la renfoncer ensuite, mais ne forcez jamais. Quelquefois, après avoir fait pénétrer 8, 10 à 12 centimètres de sonde, vous éprouverez un arrêt ; n'essayez pas de vaincre la résistance, attendez un instant en maintenant la sonde en place, et bientôt, le spasme qui l'empêchait de franchir cette portion de l'urèthre ayant cédé, vous la sentirez avancer de nouveau. Si vous ne pouvez pas passer, ne vous acharnez pas, et surtout ne faites pas d'efforts : ce n'est pas avec de la force qu'on réussit à bien sonder, c'est avec de l'*adresse*, de la *douceur* et de la *patience* ; si donc vous éprouvez quelque difficulté dont vous ne pouvez triompher de la sorte, mieux vaut abandonner la partie que de vous exposer à blesser votre malade. — L'apparition de l'urine à l'extrémité libre de la sonde vous avertira du moment où l'instrument sera entré dans la vessie. Vous aplatissez alors la sonde entre deux doigts pour empêcher l'urine de souiller les draps, vous l'enfoncez de deux ou trois centimètres encore, puis vous l'abaissez en même temps que la verge vers le bassin, et enfin, desserrant les doigts, vous laissez couler l'urine, sans cesser de maintenir la sonde, afin qu'elle ne sorte pas. Si l'urine coule en bavant, vous pourrez aider à son expulsion en pressant sur le bas-ventre avec une main appliquée à plat au-dessus du pubis. Quand l'écoulement a cessé, vous retirez doucement la sonde en la pinçant entre vos doigts, et vous laissez égoutter dans le bassin l'urine qui reste contenue dans son intérieur. Vous recouvrez ensuite le malade, après avoir enlevé le bassin et la sonde déposée dedans, et vous allez sans retard vider l'un et nettoyer l'autre. Si l'on vous a dit de garder l'urine, vous la versez dans le bocal du malade ; vous la mettriez également, de votre propre chef, en réserve dans un vase étiqueté, afin de la montrer plus tard au chef de service ou à l'interne, pour peu qu'elle vous parût présenter quelque particularité anormale (coloration insolite, présence de caillots, de pus, etc).

ARTICLE IV. — Des escarres.

On donne le nom d'*escarres* à des *plaques gangréneuses de la peau* qui se produisent dans les points où existe une compression ou une irritation de la peau.

La *fièvre typhoïde* est la maladie dans laquelle on observe le plus souvent les escarres, bien que, dans ce cas même, elles soient exceptionnelles si l'on fait tout ce qu'il faut pour les éviter. Elles peuvent aussi se montrer, mais plus rarement, dans toutes les maladies de longue durée. Enfin, elles se produisent quelquefois très rapidement, dans l'espace de quelques jours, dans certaines *maladies nerveuses (apoplexies, paralysies*, etc.)

Le *lieu* le plus habituel des escarres est la *région du siège* ou du bas des reins à laquelle on donne, en anatomie, le nom de *région du sacrum* ; mais elles peuvent encore se produire dans tous les autres points du corps qui sont irrités par les *frottements* ou par la *compression* ; ainsi, sur les côtés des *fesses (région trochantérienne)*, sur les *côtés des genoux*, aux *chevilles des pieds* (malléoles), quelquefois même au derrière de la tête (nuque), aux *talons*, aux *coudes*, etc. Aussi, chez les individus atteints d'une maladie dans le cours de laquelle peuvent se produire des escarres, doit-on surveiller avec soin toutes ces régions et surtout la région du sacrum.

L'apparition de l'escarre est annoncée, soit par une petite cloche qui se crève et se creuse de plus en plus en s'élargissant, soit le plus souvent par une rougeur de la peau sur laquelle se montre bientôt une *ampoule* ou *cloche* ; au bout de quelques jours, on trouve à la place de l'ampoule une croûte noire qui, en tombant, laisse une ulcération. C'est l'ulcération qui constitue l'escarre.

Les escarres sont des complications ordinairement peu graves, mais qui cependant peuvent devenir sérieuses : elles sont quelquefois le point de départ d'érysipèles, de phlegmons diffus ou d'autres accidents graves ; mais, dans tous les cas, et alors même qu'elles paraissent peu graves, elles ont l'inconvénient de retarder plus ou moins la guérison du malade. Il est donc très important de les *prévenir*, si cela est possible ; or, pour cela, il suffit souvent de soins et de précautions, et l'*infirmière peut beaucoup pour empêcher la production des escarres.*

Chez les malades qui sont exposés aux escarres, soit à cause de la nature même de la maladie, soit par le fait d'un séjour prolongé au lit, deux précautions sont indispensables:

1° Il faut *éviter toutes les causes de compression sur la peau*. Ainsi, pour atténuer l'influence du poids du corps, on changera le malade de position, le faisant reposer tantôt sur le côté droit, tantôt sur le côté gauche, et le faisant lever dans un fauteuil dès qu'il peut supporter cette fatigue. Les draps du lit ou

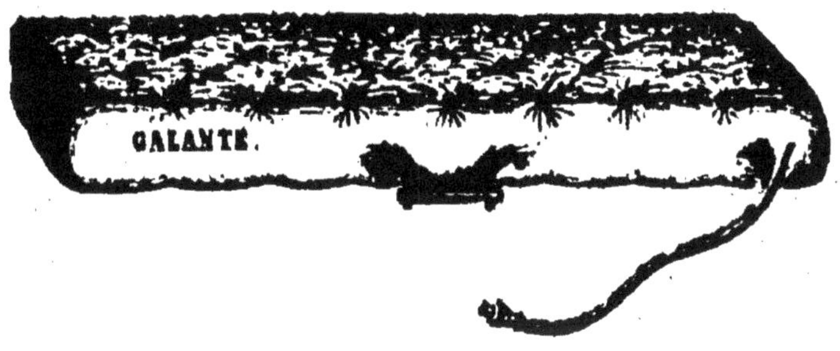

Fig. 85.

l'alèze sur lesquels repose le siège doivent être bien tirés, afin qu'il n'y ait pas de pli pouvant irriter ou excorier la peau. On peut même envelopper le siège dans une peau de chamois que l'on noue par-devant, afin d'adoucir la pression et de protéger la peau. L'usage d'un *matelas d'eau* (*Fig.* 85) ou d'un *rond de caoutchouc* est aussi un excellent moyen, sinon le meilleur. Il devrait être employé toutes les fois que l'on a à redouter une escarre. — Pour s'opposer à la production d'escarres à la *nuque* (*Fig.* 86), ou au talon (*Fig.* 87), il est bon d'avoir recours à des coussins spéciaux en caoutchouc, tantôt simplement à air (*Fig.* 87), tantôt à eau (*Fig.* 86), comme le matelas représenté dans la *figure* 85.

2° Il faut aussi *éviter toutes les autres causes d'irritation*, tenir la peau très propre, prévenir le contact de
l'urine et des matières fécales, faire de fréquents nettoyages, soit avec de l'eau pure, soit plutôt avec des
substances tonifiantes, comme le vin aromatique pur
ou mélangé d'eau. Il faut aussi, après ces lotions.
essuyer la peau avec soin, et saupoudrer le lit d'une
poudre fine telle que la poudre d'amidon ou mieux le
talc de Venise, que l'on remplacera, s'il y a des mena-
ces d'escarre, par la poudre de quinquina.

Dès que l'on voit, par la rougeur de la peau ou l'ap-

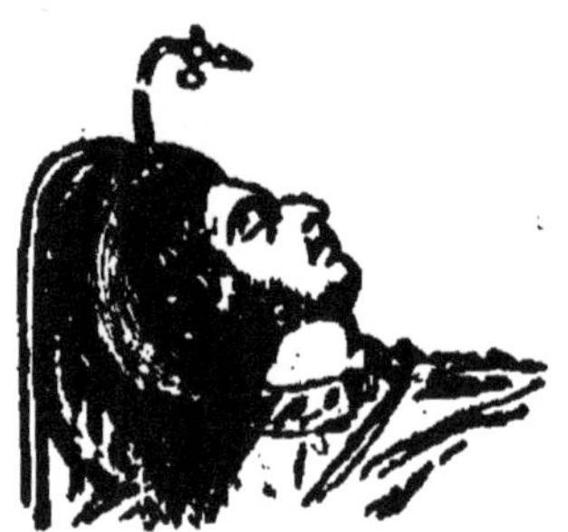

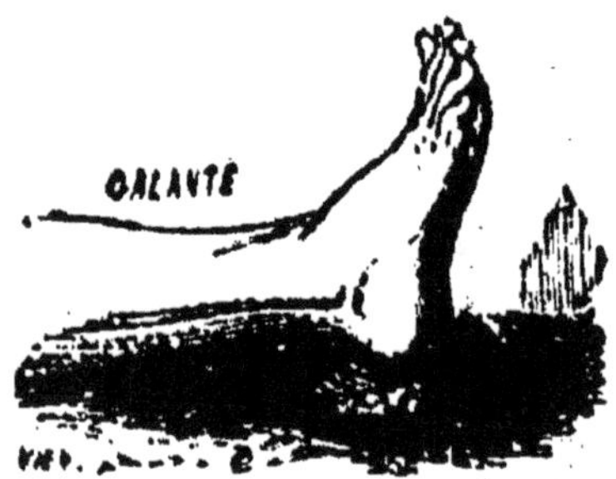

Fig. 56.   Fig. 57.

parition de boutons, que *l'escarre va se produire*,
faut redoubler de précautions, et insister sur les lavages fréquents, mais faits très doucement, et de préférence avec du vin aromatique. On pourra encore avoir
recours au moyen suivant : on prend un morceau d'amadou taillé circulairement, au centre duquel on fait un
trou ayant des dimensions égales à celles de la région
menacée d'escarre ; on l'applique sur cette région, et
on le maintient avec un morceau de diachylon, également percé au centre, mais dont le bord externe dépasse
d'un centimètre le bord externe du morceau d'amadou.

Enfin, *lorsque l'escarre est produite*, on devra la panser une ou plusieurs fois par jour, suivant qu'elle est

plus ou moins grande et qu'elle donne plus ou moins de pus. Après avoir nettoyé avec soin la plaie avec un *liquide antiseptique*, on la recouvre de poudre de quinquina, et on place au-dessus une épaisse couche de gaze ou de coton antiseptiques; le tout est maintenu en place par un bandage approprié à la région (bandage de corps ou bandage en T, pour les escarres de la région sacrée). Ce pansement doit, autant que possible, et à moins qu'on ne craigne de trop fatiguer le malade, être changé dès qu'il est mouillé par le pus ou par l'urine.

ARTICLE V. — Massage.

On donne le nom de *massage* à un procédé thérapeutique comprenant un certain nombre de manœuvres comme les frictions et les manipulations. En d'autres termes, le massage est cet ensemble de manipulations que l'on fait subir aux membres et aux articulations. soit pour entretenir les fonctions physiologiques (mouvements, nutrition, etc.), soit pour rétablir ces mêmes fonctions lorsqu'elles ont été troublées ou supprimées par la maladie. — Le massage comprend quatre procédés : l'*effleurage*, la *friction*, le *pétrissage* et le *tapotement*. Ces procédés s'exécutent avec la main, qui est le meilleur instrument de massage.

L'*effleurage* consiste à passer doucement la paume de la main sur la peau, sans appuyer: il faut toujours commencer vers la périphérie et glisser dans une direction centripète, de l'extrémité du membre vers sa racine. Avant que la main droite ait terminé son mouvement, on le recommence avec la gauche en partant du même point. L'effleurage est d'ailleurs modifié suivant la région : par exemple, lorsqu'on a à masser tout un membre, il faut que ce membre soit soulevé et soutenu par un aide, pendant que le masseur, embrassant le membre dans la concavité de ses deux mains au-dessous de la lésion, les fait glisser et remonter jusqu'à ce qu'il ait dépassé la région à masser.

L'effleurage, qui exerce certainement une action favorable sur les circulations superficielles, veineuses et lymphatiques, doit être continué pendant 10 ou 15 minutes à chaque séance.

Dans le *massage à frictions*, la force déployée est plus considérable. Là encore la main frotte de bas en haut par mouvement centripète (c'est-à-dire dirigé des extrémités vers le centre) ; mais, en même temps, la pulpe des doigts appuie sur les tissus pour les déplacer et les mouvoir les uns sur les autres. De temps en temps, pendant qu'une main continue les frictions longitudinales, l'autre fait quelques frictions transversales et obliques : il faut toujours terminer la manœuvre par des frictions longitudinales bien appuyées.

Le mot *pétrissage* indique bien la nature de la manœuvre : on prend les masses musculaires entre le pouce et l'index de chaque main, et l'on remonte ainsi vers la racine du membre, en pinçant et comprimant successivement tous les points de la région à masser. Le pétrissage doit être suivi d'un tapotement transversal, et terminé toujours par des frictions centripètes énergiques.

Le *tapotement* se fait à main ouverte ou à poing fermé. A main ouverte, on frappe la région à coups répétés et toujours en remontant, avec le bord cubital de la main ; ou bien, on frappe fortement la surface de la peau avec la paume de la main excavée en bateau. — Pour les affections articulaires, on ajoute à ces manœuvres des mouvements alternatifs et progressifs de flexion et d'extension.

La durée d'une séance de massage varie de 5 à 15 minutes; elle est réglée par le médecin, qui indique aussi la nature des manœuvres à employer, la force à dépenser et le nombre des séances.

Avant de commencer le massage d'une région, il est nécessaire de l'enduire d'un corps gras, la pommade formulée ci-dessous, par exemple :

```
Vaseline. . . . . . . .   30 gr.
Acide borique. . . .     2 gr.
Essence de Bergamotte. . .    Q. S. (Dr Beroc.)
```

Les masseurs et masseuses doivent borner leur rôle à exécuter fidèlement les prescriptions médicales, et se garder de prendre aucune espèce d'initiative. Le massage est un procédé thérapeutique excellent lorsqu'il est indiqué par la nature de la maladie. Or, pour saisir ces indications, des connaissances médicales et chirurgicales très étendues sont nécessaires. Un massage hors de propos peut déterminer des accidents mortels.

CHAPITRE XIV.

Des bains. — De l'hydrothérapie (1).

ARTICLE PREMIER. — Des bains généraux et locaux.

On donne le nom de *bain* à l'immersion plus ou moins prolongée, soit du corps, soit d'une partie du corps dans l'eau, la vapeur d'eau, le sable marin chauffé, les boues minérales. Les bains sont *généraux* ou *locaux*. Les *bains généraux* ou *grands bains* sont *simples ou médicamenteux*. On les prend *froids, tièdes* ou *chauds*.

1. BAINS GÉNÉRAUX. — 1° *Bains simples*. — Les *bains froids* sont ceux dont la température est au-dessous de 25 degrés au *thermomètre* centigrade. Ils sont dits *artificiels* quand on les prend dans les baignoires. Les bains froids se prennent le plus souvent dans les rivières (*bains dans les eaux naturelles*) ou dans la mer (*bains de mer*).

Les *ablutions froides* consistent dans le lavage simple à l'eau froide, ou dans la projection d'une certaine quantité d'eau sur le corps, de manière à produire une

1. *Hydrothérapie* est un mot qui signifie *traitement par l'eau.*

aspersion plus ou moins complète. Elles doivent être de courte durée (quelques minutes). Employées avec précaution, surtout dans la saison chaude, elles constituent un excellent moyen tonique. Leur usage devrait être beaucoup plus répandu qu'il ne l'est. Après l'ablution, on doit envelopper le corps dans un *drap* ou une *alèze*, et l'essuyer avec soin.

Les *lotions froides* consistent à pratiquer des frictions sur tout le corps avec une ou deux grosses éponges trempées dans l'eau, ou avec des serviettes très mouillées. L'infirmière frotte le dos et les membres, tandis que le malade se frictionne la poitrine.

Les *bains tièdes* ou *chauds* peuvent être divisés en trois espèces: 1° les *bains frais*, la température doit être entre 25 et 30 degrés ; — 2° les *bains tièdes*, la température de l'eau varie de 30 à 33 degrés ; — 3° les *bains chauds*, la température de l'eau doit être maintenue entre 35 et 40 degrés.

Les bains *artificiels* se donnent dans des appareils spéciaux, désignés sous le nom de *baignoires*. Les *baignoires* sont en bois, en fer battu ou étamé, en cuivre, en marbre, etc. ; souvent on trouve dans les hôpitaux des *baignoires émaillées* qui ont l'avantage de pouvoir servir pour toutes sortes de bains médicamenteux. Les *baignoires* doivent être tenues avec la plus grande propreté ; après chaque bain, elles doivent être lavées et essuyées avec soin.

L'*infirmière* doit veiller à ce que la *température* de l'eau reste au même degré durant toute la durée du bain ; elle doit s'assurer que les malades n'éprouvent aucune défaillance, ne s'abandonnent pas au sommeil; *elle ne doit jamais s'éloigner lorsqu'elle a ouvert l'un des robinets.* C'est surtout quand il s'agit d'*enfants*, de malades *aliénés* ou *épileptiques*, que la surveillance doit être *continuelle.*

Les bains de propreté ne doivent pas dépasser une demi-heure. — Dans les autres cas, c'est au médecin qu'il appartient de fixer la *durée* du bain. — Il est important de ne pas donner de bains aussitôt après les repas ; il faut laisser, entre le repas et le bain, un intervalle d'au moins deux heures et demie à trois heures. — L'*infirmière* doit recommander aux malades de ne pas laisser exposés à l'air le cou et les épaules lorsqu'ils ont été mouillés. — A la *sortie du bain*, les malades doivent être *essuyés promptement* avec des linges chauds et secs ; ils doivent ensuite s'habiller ou être habillés aussi rapidement que possible (1).

2° *Bains médicamenteux.* — Les *bains généraux médicamenteux* sont des bains composés d'*eaux minérales naturelles* ou d'eaux additionnées de substances médicamenteuses.

Les *bains médicamenteux* présentent un grand nombre de *variétés*. Ce sont : les *bains acides, alcalins, d'amidon, aromatiques, de Barèges, gélatineux, iodurés, de Plombières, salins, aromatiques, savonneux, de sel marin, sinapisés, de son, de sublimé corrosif, de sublimé et de sel ammoniac, sulfurés* ou *sulfureux, sulfuro-gélatineux, de vapeur aromatique, de Vichy.* Ces diverses variétés de bains peuvent être prescrites dans les hôpitaux ou en ville. Les détails que nous allons donner sur chacun de ces bains sont empruntés au *Formulaire à l'usage des hôpitaux et des hospices civils de Paris.*

Bains acides.

Acide chlorhydrique	1.000 grammes.
Eau tiède	Quantité suffisante.

Mêlez avec soin. (Baignoire en bois.)

---

1. On peut recommander aux personnes qui prennent un bain à domicile de se recoucher ensuite durant 15 à 30 minutes.

Bains alcalins.

Carbonate de soude. . . . .   250 grammes.

Pour un bain.

Bain d'amidon.

Amidon ou fécule de pommes de terre. .   500 grammes.
Eau . . . .   6 litres.

Délayez la fécule dans l'eau, de manière à produire une sorte de lait, homogène, uniforme. D'autre part, chauffez à l'*ébullition* une quantité d'eau égale à celle qui est mélangée à la fécule, versez-y peu à peu le mélange de fécule et d'eau, et ajoutez le tout à l'eau du bain.

Bain aromatique.

Espèces aromatiques (1) . . . .   1.000 grammes.
Eau bouillante . . . .   12 litres.

Faites infuser pendant une heure, passez et mélangez avec l'eau du bain.

Bain de Barèges.

Monosulfure de sodium cristallisé. . . . .   60 grammes.
Chlorure de sodium (sel marin) sec. . . .   60   —
Carbonate de soude sec.   30   —

Mêlez et renfermez dans un flacon ; cette dose, qui doit être préparée par le pharmacien, est pour un bain. (Baignoire de bois.)

Bain gélatineux.

Gélatine concassée . . . .   500 grammes.

Faites tremper la gélatine dans deux litres d'eau froide pendant une heure environ ; achevez la dissolution au moyen de la chaleur, et versez le liquide chaud dans l'eau du bain.

1. Ce sont des feuilles sèches de sauge, de thym, de serpolet, d'hysope, de menthe poivrée, d'absinthe et de romarin.

Bain ioduré.

Iode.	10 grammes.
Iodure de potassium.	20 —
Eau	250 —

Cette dose, préparée par le pharmacien et renfermée dans un flacon, sert pour un bain. (Baignoire de bois.)

Bain de Plombières

Carbonate de soude.	100 grammes.
Chlorure de sodium (sel marin).	20 —
Sulfate de soude.	60 —
Bicarbonate de soude	20 —
Gélatine concassée.	100 —

Le pharmacien mélange les sels et les enferme dans un flacon. Il délivre à part la gélatine. — Pour préparer le bain, on met tremper la gélatine dans 500 grammes ou un demi-litre d'eau froide pendant une heure environ. On fait chauffer un peu pour que la gélatine soit bien dissoute, c'est-à-dire mélangée à l'eau, et l'on verse successivement dans la baignoire l'eau gélatineuse et les sels contenus dans le flacon.

Bain salin aromatique.

Carbonate de soude cristallisé.	250	gr.
— de chaux.	10	
Chlorure de sodium	100	
Bromure de potassium.	0	50
Iodure de potassium.	0	50
Essence de lavande.	1	»
— de romarin	1	»
— de thym	1	»

Le pharmacien mélange avec les essences les sels grossièrement pulvérisés (c'est-à-dire mis en poudre) et les enferme dans un flacon. Cette dose est pour un bain.

Bain savonneux.

Savon blanc. . . . .   1.000 grammes.
Eau. . . . .   Q. S.

On fait dissoudre le savon à chaud dans 5 à 6 litres d'eau, et on mélange la dissolution avec l'eau du bain.

Bain de sel marin.

Sel marin (chlorure de sodium). . . . . .   1.000 grammes.
Eau . . . .   Q. S.

On remue l'eau pour bien faire fondre le sel.

Bain sinapisé.

Farine de moutarde . . . .   1.000 grammes.
Eau *tiède* . . . .   Q. S.

Introduisez la farine dans un sac de toile forte, que vous placerez dans la baignoire et que vous malaxerez (1) avec soin. La baignoire doit être couverte d'un drap, pour protéger le visage du malade contre les émanations irritantes de la moutarde.

Bain de son.

Son . . . .   1.000 grammes.
Eau bouillante . . . .   Q. S.

On fait bouillir le son pendant un quart d'heure dans une suffisante quantité d'eau, on passe et on mélange avec l'eau destinée au bain.

Bain de sublimé corrosif.

Sublimé corrosif . . . .   20 grammes.
Alcool   50   —
Eau distillée   200   —

Le pharmacien remet cette solution dans un flacon portant sur son étiquette : *Solution pour bain de sublimé*. On donnera ce bain dans une baignoire de bois ou une baignoire émaillée.

1. *Malaxer* signifie *pétrir* une substance pour la rendre plus molle.

Bain de sublimé et de sel ammoniac

Sublimé corrosif	15 grammes
Sel ammoniac.	15 —
Eau.	500 —

Le pharmacien remet cette solution dans un flacon. On verse dans le bain, qui doit être pris dans une baignoire en bois ou émaillée.

Bain sulfureux.

Trisulfure de potassium.	100 grammes.

Pour un bain. (Baignoire en bois ou émaillée.)

Bain sulfuro-gélatineux.

Trisulfure de potassium solide.	100 grammes.
Gélatine concassée (1)	230 —

On fait tremper la gélatine dans un litre d'eau froide pendant une heure environ ; on achève la dissolution en faisant chauffer, et on verse dans le bain auquel on a d'avance ajouté le sulfure. (Baignoire en bois ou émaillée.)

Bain de Vichy.

Bicarbonate de soude	500 grammes.

Pour un bain.

Toutes ces variétés de bains se prennent ou *tièdes* ou *chauds*.

II. BAINS LOCAUX.— *Demi-bain.* — On l'emploie rarement en France. Le malade est placé dans une baignoire ordinaire, dans laquelle on verse de l'eau froide jusqu'à une hauteur de 30 à 40 centimètres. La tête et la poitrine sont lavées avec de l'eau froide pendant la durée du bain, qui doit être courte. En même temps, les membres inférieurs sont vigoureusement frottés

1. *Concasser* veut dire *réduire en petits morceaux.*

dans l'eau. A la sortie du bain, le malade favorise la réaction par l'exercice, ou en se couchant dans un lit chauffé d'avance.

Le *demi-bain* peut remplacer le bain entier, quand le malade est dans l'impossibilité de supporter la pression exercée par l'eau sur le thorax. Il peut aussi être substitué au bain de siège, quand le malade éprouve des difficultés à plier les jambes et à se placer, par conséquent, dans les baignoires qui servent à l'administration de ces bains.

Bains de siège. — On les administre dans des baignoires circulaires en zinc ou en cuivre, munies d'un dossier servant d'appui aux malades, ou dans des baquets de même forme, renfermant de l'eau en quantité suffisante pour que le niveau s'élève jusqu'au milieu de l'abdomen. Le *bain de siège* peut être à *eau courante* ou à *eau dormante.*

Pour le *bain de siège à eau courante*, on se sert d'un vase à double fond, en zinc ou en cuivre, percé sur son enveloppe intérieure d'une ou plusieurs rangées de trous *b* (*Fig.* 58), dont les axes convergent vers le centre du bassin. L'eau s'échappe en autant de jets qui frappent le malade dès qu'on ouvre le robinet. On ouvre le bain de siège au moyen du robinet *d*. De petits trous pratiqués au fond du bassin donnent issue au liquide qui se renouvelle constamment.

Dans le *bain de siège à eau dormante*, on place simplement dans l'appareil de l'eau jusqu'au milieu de l'abdomen.

Douche anale. — Un petit tuyau placé perpendiculairement au fond du bassin sert à donner les douches anales, employées surtout dans le traitement des *hémorroïdes*. Le malade, pour recevoir cette douche, est

placé sur un petit banc percé d'un large trou correspondant à l'ouverture centrale du bassin. Ces sortes
de douches sont généralement disposées de telle sorte,
que leur jet jaillit avec une assez grande violence ;
aussi faut-il avoir soin d'ouvrir le robinet progressivement, pour éviter le choc douloureux et parfois

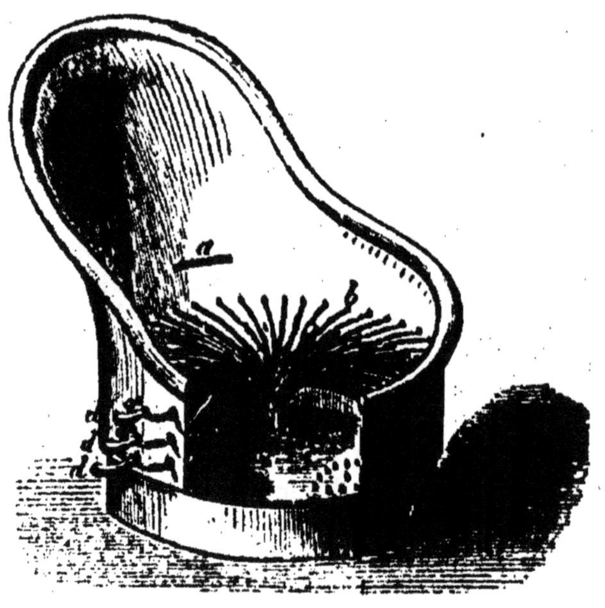

Fig. 59. — *Bain de siège à eau courante.* (Cette figure et les figures 60
à 61. sont empruntées au *Traité d'Hydrothérapie de* L. Fleury.)

même dangereux de ce jet, et pour en limiter la force
au degré convenable.

Douche périnéale. — A la face inférieure du bain de
siège (*Fig.* 59), se trouve un orifice central *a*, muni
d'un raccord auquel « on peut adapter, soit une lance
pour obtenir une douche en jet *b*, soit une petite pomme
d'arrosoir pour avoir une douche en pluie. Le malade

est assis sur un petit banc percé d'une ouverture centrale et haut de 7 à 8 centimètres. » (L. Fleury.)

Douche vaginale. — L'ouverture se trouve à la partie antérieure de l'appareil. Elle est munie d'un raccord auquel on adapte un court tuyau en caoutchouc, dont

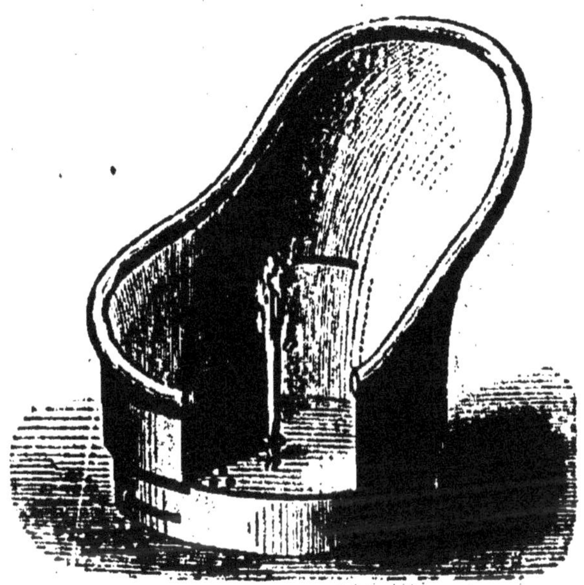

Fig. 59.

l'extrémité libre peut porter diverses sortes de canules (*Fig.* 60), qui servent à administrer des douches dans le vagin ou sur le col de l'utérus. Les précautions que nous avons conseillées pour l'administration de la douche rectale (ouverture progressive du robinet, réglage attentif du jet) doivent être prises, et avec plus de rigueur encore, quand il s'agit d'administrer une douche vaginale.

Bain de siège lombaire. — L. Fleury l'a décrit de la

façon suivante : « Une douche en lame, *a* (*Fig.* 61), s'échappe du dossier du bain de siège et vient frapper la région lombaire du patient. En faisant asseoir celui-ci sur des petits bancs de différentes hauteurs, l'on dirige la douche sur des points plus ou moins élevés

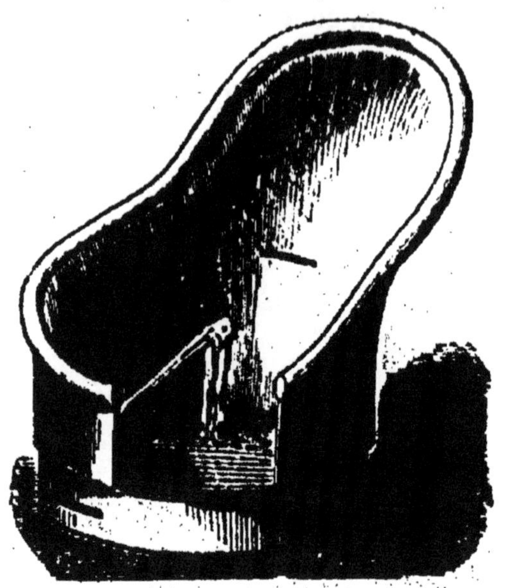

Fig. 60.

du dos. » — Les différentes douches, dont nous venons de parler, peuvent être réunies sur le même bain de siège au moyen de tuyaux contenus dans le double fond et correspondant aux divers robinets (*Fig.* 58, *d, d' d''*).

Bain de siège alternatif. — Il consiste dans une application alternative d'eau chaude et d'eau froide, à intervalles courts et égaux.

Bain de siège écossais. — Il consiste dans une application prolongée d'un courant d'eau chaude, suivie d'une courte application d'un courant d'eau froide. On fait asseoir le malade dans la baignoire. Le corps ou mieux le tronc est presque entièrement hors de l'eau. Les jambes sont pendantes hors de la baignoire. *On doit envelopper* complètement le malade et la baignoire pour qu'il n'y ait pas de refroidissement.

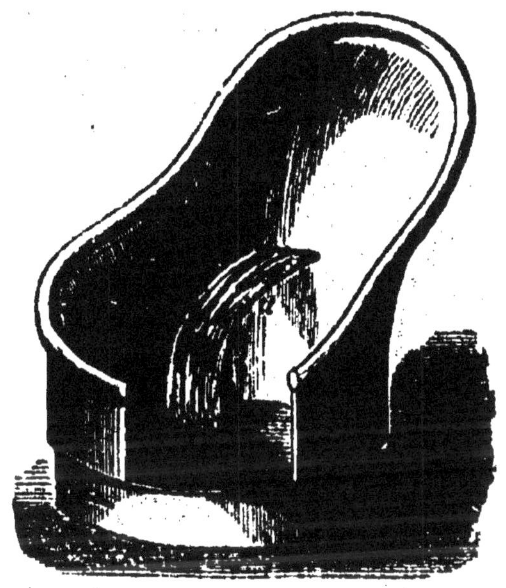

Fig. 61.

C'est au médecin qu'il appartient de fixer la durée de ces divers bains de siège et de ces diverses espèces de douches.

Bains de pieds ou pédiluves. — Les *pédiluves* sont des immersions ou bains limités aux pieds, ou, tout au moins, ne dépassant pas le milieu du mollet. On les administre dans des vases en terre, dans des seaux.

16.

dans des baquets, ou dans des appareils spéciaux connus sous le nom de *bains de pieds*.

Variétés. — Les *pédiluves* sont *simples* ou *médicamenteux*. Les *pédiluves simples* sont *froids*, *à eau dormante ou courante*, ou *chauds*, également à eau dormante ou courante.

Bains de pieds froids à eau dormante. — Les pieds sont placés dans le récipient jusqu'à la hauteur voulue, c'est-à-dire jusqu'au milieu du mollet, et durant le temps fixé pas le méd in.

Bains de pieds froids à   courante. — On se sert d'un baquet en bois ou d'u   ain de pieds en métal, percé de trous nombreux et c struit de façon à présenter un plan incliné destiné à favoriser l'écoulement de l'eau.

Les *bains de pieds chauds à eau dormante ou à eau courante* se donnent comme les précédents. La seule différence consiste dans la température de l'eau qui est telle que le malade, en y mettant le pied, ressente une légère douleur (45 degrés centigrades environ).

Le *bain de pieds écossais* consiste en un courant prolongé d'eau chaude, suivi d'un courant pide d'eau froide. — Le *bain de pieds alternatif* est constitué pas des courants alternatifs d'eau chaude et d'eau froide, qui ont une courte durée et qui frappent les pieds pendant une période de temps à peu près égale.

Bains de pieds ou pédiluves médicamenteux. — Dans le but d'augmenter l'action des pédiluves, on ajoute souvent à l'eau une substance irritante soluble, telle que du *carbonate de potasse* ou de *soude*, du *savon*, du *sel marin*, du *vinaigre*. L'irritation produite par le bain de pieds doit être assez forte pour rougir la peau et amener le gonflement des veines. Les bains de pieds de ce genre sont dits *révulsifs* ; leur *durée* varie de 10 à 20 minutes. Au bout de ce temps, l'effet voulu est produit ; il ne sert à rien de les prolonger davantage.

Les bains de pieds médicamenteux les plus employés sont le *bain de pieds sinapisé* et le *bain de pieds salé*. — Le *bain de pieds sinapisé* est un bain de pieds chaud simple auquel on ajoute de la *farine de moutarde* (une ou deux poignées). Dans ce cas, l'eau doit avoir une température peu élevée, parce que l'eau trop chaude décomposerait la farine de moutarde, ferait disparaître son principe actif et l'empêcherait de produire son effet utile. Voilà pourquoi, dans un bain de pieds trop chaud, la farine de moutarde n'a plus son effet habituel. — On obtient un *bain de pieds salé* en faisant fondre dans l'eau une ou deux poignées de sel ; dans ce cas, il n'y a pas d'inconvénient, bien au contraire, à ce que cette eau soit bien chaude. — Enfin, on donne encore des *bains de pieds émollients*, faits avec de l'eau de son, de racines de guimauve, etc., pour combattre certaines inflammations des pieds. La température de l'eau ne doit pas dépasser 40 degrés. Leur *durée* est prolongée suivant les indications du médecin.

ARTICLE II. — Des douches.

On donne le nom de *douche* à la *projection*, sur le corps ou sur une partie du corps, d'eau chaude, tiède ou froide, à l'aide d'*appareils spéciaux*. — Les *douches* sont l'instrument nécessaire du traitement hydrothérapique excitant, de celui qui a pour but la *réaction*. Lorsqu'on place le corps sous une douche froide, on éprouve au contact de l'eau une sensation de froid plus ou moins vive, accompagnée de chair de poule, de la pâleur de la peau et d'une sensation de suffocation. Au bout d'un temps variable suivant les individus (de 5 à 40 secondes, a écrit le docteur L. Fleury), tous ces phénomènes disparaissent et sont remplacés par une sensation de chaleur; la peau rougit, la respiration devient large, facile, et si alors on arrête la douche, ce mouvement de *réaction* se continue, la température du corps s'élève, la *circulation capillaire* de la périphérie ou surface du corps devient très active, toutes les fonctions s'accomplissent avec plus de facilité, d'énergie, et l'on ressent un bien-être, une force, une liberté de mouvement, une agilité, une souplesse extrêmement remarquables.

Si nous sommes entrés dans ces détails, c'est pour que les infirmières soient bien renseignées sur les effets des douches au sujet desquelles il y a encore tant de préjugés. Elles ne doivent pas oublier non plus que, *à moins d'indication formelle* de la part du médecin, les douches doivent être courtes (UNE MINUTE). *Une douche trop courte n'a jamais d'inconvénient ; une douche trop longue est toujours dangereuse.* (L. Fleury.)

Souvent la douche n'est pas tolérée du premier coup. Alors, il faut y préparer le malade par des *affusions*, des *lotions*, des *frictions au drap mouillé*. Ces dernières se font avec un drap mouillé fortement tordu. En général, *on doit commencer* par des douches de 10 à 15 secondes, afin d'habituer le malade. Dans le but d'éviter les accès de suffocation qui surviennent chez quelques malades, pendant ou après la douche, l'infirmière fera prendre, *avant la douche*, un bain de pieds chaud. — Les *douches* sont *générales* ou *locales*.

I. DOUCHES GÉNÉRALES. — Elles comprennent les variétés suivantes : *Douche en pluie, douche en colonne, douche en lames concentriques, douche en nappe, douche en cercles, douche en jet.*

1° *Douche en pluie.* — On se sert, pour la douche en pluie verticale, d'une pomme d'arrosoir (*Fig. 62*),

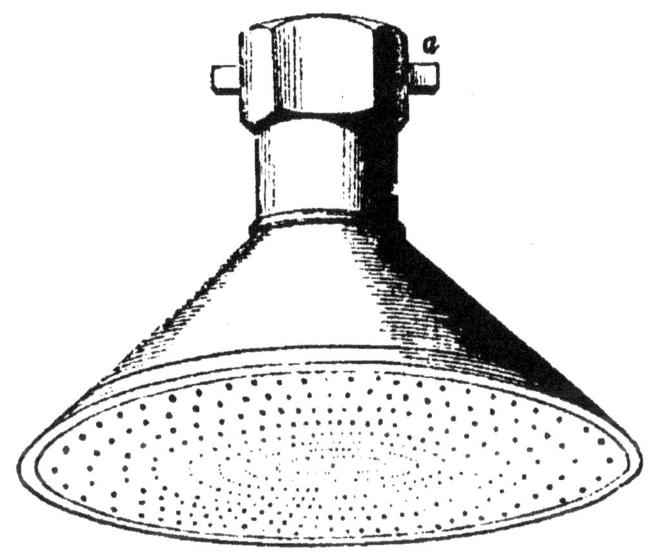

Fig. 62.

placée à 2 ou 3 mètres au-dessus du sol sur lequel repose le malade. C'est par les trous de cette pomme d'arrosoir que s'échappe l'eau. A cette pomme est adapté un robinet que fait fonctionner un système de bras de levier, muni d'une corde à la portée de l'infirmière. Dès que le robinet est ouvert, l'eau tombe comme une forte pluie, et enveloppe entièrement la malade, dont la tête, à moins d'avis spécial du médecin, doit être recouverte d'un bonnet. On doit recommander au malade de respirer largement, profondément, de se frictionner légèrement la poitrine avec la main droite, la main gauche étant appuyée sur une barre d'appui. La tête doit être légèrement fléchie.

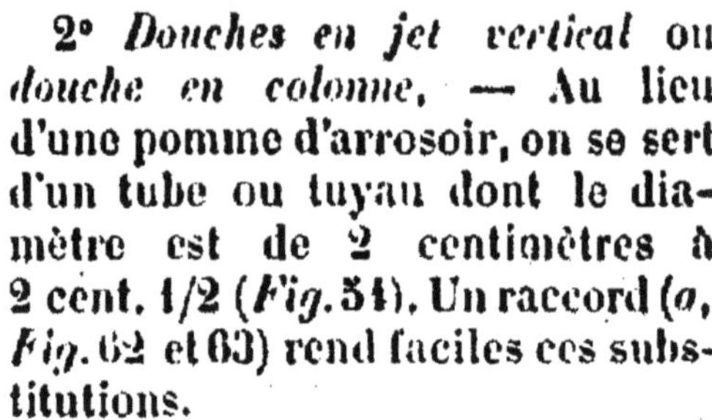

2° *Douches en jet vertical* ou *douche en colonne.* — Au lieu d'une pomme d'arrosoir, on se sert d'un tube ou tuyau dont le diamètre est de 2 centimètres à 2 cent. 1/2 (*Fig. 54*). Un raccord (*a, Fig. 62* et *63*) rend faciles ces substitutions.

3° *Douche verticale en lames concentriques.* — C'est une pomme d'arrosoir dont le diamètre est de 30 centimètres, et sur laquelle les trous sont remplacés par deux fissures concentriques d'un millimètre d'ouverture.

4° *Douche mobile en jet.* — L'appareil est fait de la façon suivante : Sur la conduite qui amène l'eau dans la salle, on adapte, au moyen d'un robinet, un tube mobile en caoutchouc, qui se termine par un ajutage en laiton et d'habitude en forme de lance (*Fig. 64*). Cet ajutage est mobile ; aussi peut-on, à l'aide de différents embouts, donner à la douche mobile les formes de *colonne*, d'*arrosoirs*, d'*éventails*, etc. — La *forme* gé-

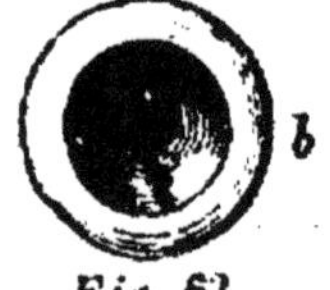

Fig. 63.

néralement *usitée* est la douche mobile en jet horizontal, administrée avec un embout dont l'ouverture a un diamètre de 13 à 18 millimètres.

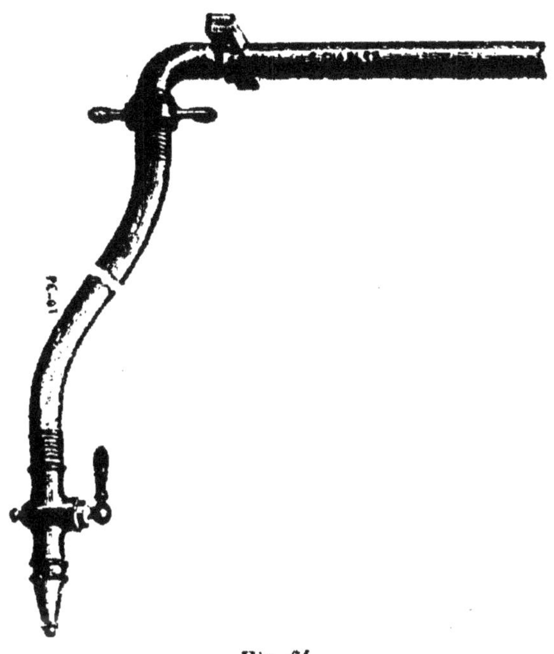

Fig. 61.

Voici comment on administre la douche mobile en jet : la malade est placée à 2 mètres environ de l'infirmière. Celle-ci arrose très rapidement la partie postérieure du tronc, *en ayant soin de briser le jet* avec le doigt, de manière à éviter de percuter (de frapper) trop vigoureusement la colonne vertébrale. Puis, l'infirmière continue l'opération en dirigeant la colonne d'eau sur les membres. Lorsque toute la partie postérieure du corps a été mouillée convenablement, la malade se retourne, et l'on arrose la partie antérieure, en atténuant toujours la percussion sur la poitrine et le ventre. Pour plus de sûreté, il est bon d'inviter à ce moment la malade à préserver avec ses mains les seins et les organes génitaux contre le jet de la douche, qui pourrait, bien qu'atténué, cingler encore douloureusement ces parties sensibles. Le jet est ensuite promené sur tous les membres, et *l'on termine l'opération en douchant très vivement les pieds.*

Douche mobile en lame. — On se sert du petit appareil inventé par L. Fleury, et représenté par la *Fig.* 65.

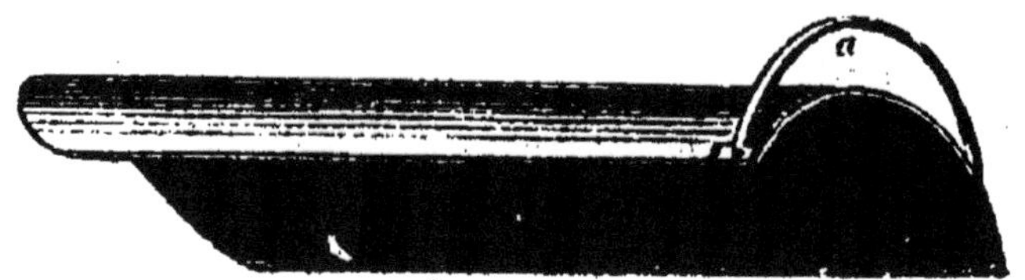

Fig. 65.

La *Fig.* 66 montre la manière d'opérer : plus on appuie l'appareil sur le jet, plus la bouche se divise, s'élargit et perd de sa force.

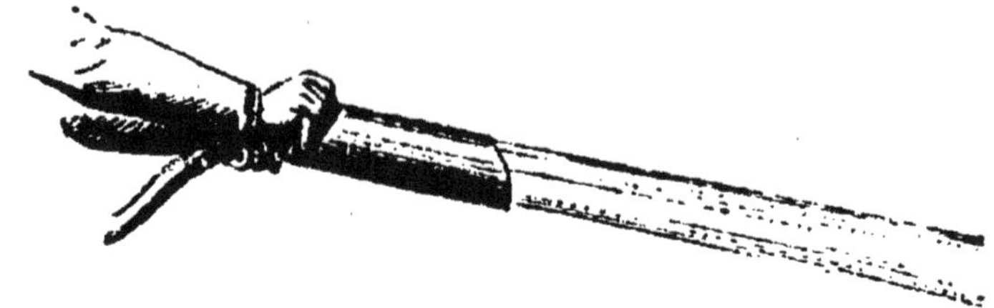

Fig. 66.

Douche en cercles ou en poussière. — L'appareil *se* compose d'une série de cerceaux creux, en cuivre, superposés horizontalement, et maintenus parallèlement distants les uns des autres d'environ 15 centimètres. Ces cerceaux diminuent sensiblement de diamètre à mesure qu'ils se rapprochent du sol ; en d'autres ter-

mes, les cerceaux d'en haut sont plus grands que ceux
d'en bas. Ils sont incomplets, et laissent en avant une
ouverture par laquelle la malade pénètre. Ils sont, en
outre, percés sur leur face concentrique, c'est-à-dire
celle qui regarde vers le milieu de l'appareil, de deux

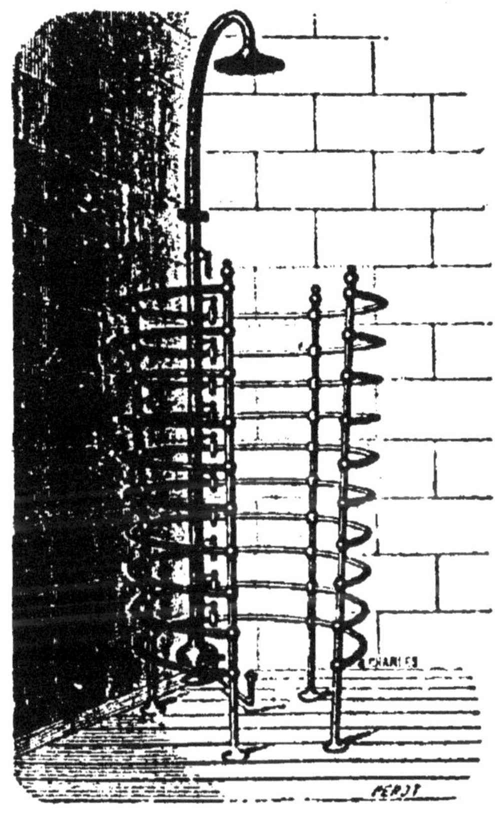

Fig. 67. — (Empruntée au *Manuel* de M. Beni-Barde).

rangées de petits trous ayant un demi-millimètre de
diamètre. Un robinet spécial rend chacun de ces cerceaux indépendant. A 2 mètres 20 environ au-dessus
du sol se trouve une pomme d'arrosoir également rendue indépendante par un robinet (*Fig.* 67).

Lorsqu'il s'agit d'*administrer la douche en cercles*, on ouvre, suivant la taille du sujet, suivant les indications, tous les cerceaux ou seulement quelques-uns d'entre eux ; — on ouvre ou l'on ferme le robinet de la pomme d'arrosoir ; — on place la malade entre les cerceaux, la face tournée en avant ; — puis, on recommande à la malade de tourner doucement sur elle-même, afin de mouiller également toute la surface de la peau. — La douche en cercles doit toujours être de *courte durée* ; elle doit être immédiatement suivie d'exercices qui favorisent la réaction. Il est des malades qui ne peuvent la supporter que durant quelques secondes ; *il faut donc procéder avec précaution.*

La douche générale qui se donne le plus fréquemment est la *douche en pluie et en jet simultanés.* Voici comment l'infirmière doit procéder : La malade, tournant le dos à l'infirmière, reçoit simultanément, c'est-à-dire en même temps, la *douche en pluie* et la *douche mobile en jet* ou *en lame*, promenée sur toute la face postérieure du corps. Au bout de 15 à 30 secondes, la douche en pluie est arrêtée, et la douche mobile est continuée pendant 15 autres secondes. Alors la malade se retourne, fait face à l'infirmière, et reçoit la douche mobile pendant 15 secondes encore : la *durée totale* de la douche générale en pluie et en jet est ordinairement d'une minute.

« En général, a écrit L. Fleury, les malades préfèrent, au bout de quelques jours, se placer sous la douche en pluie préalablement ouverte ; d'autres préfèrent que la douche ne soit ouverte qu'après qu'ils se sont mis *en position.* Il n'y a aucun inconvénient à satisfaire le goût des uns et des autres. Il est des malades auxquels la douche fait éprouver, pendant un certain temps, une très-vive suffocation. L'on diminue la violence du phénomène en faisant précéder la douche d'une *friction* faite sur la poitrine en avant et en arrière, avec les mains trempées à plusieurs reprises dans l'eau. »

Il est d'autres malades chez lesquelles la douche détermine une violente douleur de tête, *frontale* ou *occipitale* ; elle est quelquefois très intense, se prolonge pendant plusieurs heures ou jusqu'au lendemain. Quand les malades, bien conseillées, persistent à suivre le traitement par les douches, il est très rare que cette douleur ne disparaisse pas. Quoi qu'il en soit, il faut combattre cette douleur par une *lotion froide* pratiquée sur la tête *avant la douche*. Enfin, si cette lotion est insuffisante, si, malgré elle, la douleur ne disparaît pas, « il faut ne faire usage que de la *douche mobile*, en commençant par les extrémités inférieures ; parfois même, il faut que la douche ne dépasse point la ceinture, et qu'elle soit très courte. »

Un mot, maintenant, des précautions à prendre *avant* et *après* la douche.

Avant la douche. — Il ne faut pas que la malade soit refroidie avant la douche. « De là, dit Fleury, l'obligation de maintenir constamment, en toute saison, une température de 13 à 16 degrés centigrades dans le vestiaire et dans la salle de douches ; mais cette précaution ne suffit pas, il faut, lorsque la température atmosphérique n'est pas suffisamment élevée, que la douche soit précédée d'un exercice musculaire, d'une promenade, etc. » Et, lors même que cet exercice, cette promenade auraient amené un peu de moiteur, même une sueur légère, il n'y a pas d'inconvénient à prendre la douche en pluie et en jet, *en suivant le procédé que nous avons indiqué.*

Après la douche, les malades doivent être vivement essuyées avec une alèze de toile sèche, peu ou non chauffée. Cela fait, il faut qu'elles se rhabillent *très promptement*, et qu'elles se livrent à une marche plus ou moins rapide, plus ou moins prolongée, suivant les conditions individuelles dues à la maladie, ou suivant les circonstances atmosphériques.

« Il faut que la promenade ait lieu en plein air, même lorsqu'il fait très froid ou qu'il pleut ; dans ce dernier cas, elle peut être faite avec avantage dans un *promenoir couvert*, c'est-à-dire abrité par un toit et fermé sur l'un ou plusieurs de ses côtés. » Il faut que la promenade soit assez active, assez longue, non seulement pour provoquer la réaction, mais encore pour rendre celle-ci complète et durable ; souvent, les malades *n'ayant plus froid* rentrent dans les salles, s'assoient, restent tranquilles même auprès du calorifère, et bientôt il s'opère une *concentration secondaire*, qui détermine du frisson, une sensation de froid intérieur fort difficiles à faire disparaître. *Il est bon que l'exercice soit poussé jusqu'à l'apparition d'une légère moiteur de la peau.*

II. Douches partielles ou locales. — Les *douches locales* ou *partielles* sont celles qui s'appliquent à une région déterminée du corps. Les plus employées sont : la *douche céphalique*, la *douche hépatique*, la *douche splénique*, la *douche épigastrique*, la *douche hypogastrique*, la *douche vaginale*, la *douche utérine*, la *douche périnéale*, la *douche hémorrhoïdale*, la *douche ascendante*, la *douche oculaire* et la *douche auriculaire*.

1° *Douche céphalique.* — Ordinairement la tête est recouverte par une serviette pliée en quatre et très mouillée. Aux femmes, qui ont une chevelure très abondante, on place la serviette sur un bonnet en taffetas gommé, dont la tête a été préalablement coiffée. Parfois, il est nécessaire que la tête soit douchée nue, quelle que soit l'abondance des cheveux. C'est au médecin seul qu'il appartient de préciser ces conditions auxquelles l'infirmière a le strict devoir de se conformer. — La *tête* peut recevoir la *douche en pluie*, la *douche en lames verticales*, et la *douche mobile en éventail*.

2° *Douche hépatique*, c'est-à-dire sur la *région du foie*. — La malade fait face à l'infirmière, en obliquant un peu le corps vers la gauche, et en portant le bras droit sur la tête. *En haut*, la douche ne doit pas remonter au-dessus du mamelon droit ; *en bas*, elle a pour limites celles du foie lui-même, *déterminées par le médecin, et fixées avec le crayon de nitrate d'argent*.

3° *Douche splénique*, c'est-à-dire sur la *région de la rate*. — La malade présente le flanc *gauche* à l'infirmière, en portant la main gauche sur la tête. Les limites doivent être indiquées par le médecin et fixées par le crayon de nitrate d'argent. — Les *douches splénique et hépatique* sont administrées avec la *douche mobile*. C'est le médecin qui fixe la durée de la douche, la *forme*, à savoir si elle doit être *en jet*, *en arrosoir*, ou *en éventail*, si elle doit être *chaude*, *tiède*, ou *froide*.

4° *Douche épigastrique*, c'est-à-dire sur le *creux de l'estomac*. — La malade se place debout en face de l'infirmière. La percussion (ou le choc) de la douche épigastrique doit être légère.

5° *Douche hypogastrique*, c'est-à-dire sur le *bas-ventre*. — Elle peut être administrée, la malade étant debout, avec la douche mobile en jet mitigé, c'est-à-dire élargi avec le doigt, mais souvent il est nécessaire que la malade soit assise, afin que l'eau frappe plus directement et moins obliquement la région hypogastrique. Dans ce cas, il faut avoir recours à la *douche mobile en éventail*.

6° *Douches articulaires ou sur les articulations.* — Elles doivent être sans cesse modifiées suivant les indications qui seront précisées par le médecin.

7° *Douches vaginale et utérine.* — Pour les administrer, on se sert d'un *bain de siège*. Assise sur un petit escabeau, les jambes écartées, la malade introduit elle-même la canule dans le vagin, tandis que l'infirmière ouvre le robinet qui donne passage à l'eau. Pendant cette opération, dont la durée est d'une minute environ, on fait prendre en même temps un bain de siège à eau courante.

8° *Douche périnéale.* — Pour prendre cette douche, la malade se place sur un escabeau au fond de la baignoire spéciale, dite *bain de siège*. Elle écarte les jambes de telle sorte que la région périnéale soit exposée à l'ouverture du jet. — *Durée*, une minute.

9° *Douche hémorrhoïdale.* — Pour installer cette espèce de douche, on pratique, au centre même du bain de siège, une ouverture sur laquelle on visse un tube en métal, qui communique par sa partie inférieure avec le tuyau d'alimentation, et dont la partie supérieure présente une petite pomme d'arrosoir percée de trous, par où passent de petits jets d'eau à direction perpendiculaire. Pour prendre cette douche, la malade est placée sur un siège ouvert en haut et en bas, de manière à laisser arriver le jet sur la région anale.

10° *Douche ascendante.* — C'est un lavement à forte pression.

11° *Douches oculaires et auriculaires.* — Elles s'administrent avec des appareils spéciaux et suivant des indications formulées par le médecin. Quelquefois on se sert de l'irrigateur.

Relativement aux précautions à prendre pour l'administration de la *douche ascendante*, de la *douche périnéale* et des *douches vaginales*, nous renvoyons à ce qui a été dit dans l'article précédent (Voir pages 278 et 279).

Pour terminer ce chapitre, nous dirons quelques mots des variétés de *douches chaudes* et de la *piscine*.

Douches chaudes. — Les douches simples sont données avec les mêmes appareils et suivant les mêmes procédés que les douches froides. La température de l'eau varie entre 30°, 40° et 45°.

Douche écossaise. — Elle consiste dans l'application d'une douche chaude qui, commencée à 30° environ et portée progressivement à 40°, 45 et même 50°, est immédiatement suivie d'une courte application d'eau froide.

Douche alternative. — Elle consiste à faire succéder plusieurs fois de suite, et pendant un temps égal, alternativement une *douche chaude* et une *douche froide*.

Piscine. — On appelle ainsi un grand bassin creusé dans le sol de la *salle d'hydrothérapie*, construit en maçonnerie, et muni, à sa partie supérieure, de deux ouvertures : l'une pour l'arrivée de l'eau, l'autre pour la sortie de l'excédent. — L'eau de la piscine oscille ordinairement entre 8 et 15°. Les malades y restent plongés durant un temps qui varie de 15 secondes à 4 minutes. — La piscine est d'habitude *à eau dormante froide*; elle peut être à *eau courante, froide* ou *tempérée*.

Si nous avons tant insisté sur les *bains* et sur les *douches*, c'est qu'ils constituent l'un des agents les plus puissants de l'hygiène et de la thérapeutique. A mesure qu'on se rendra mieux compte des effets de l'hydrothérapie, elle prendra une place de plus en plus grande aux deux points de vue que nous venons d'indiquer. C'est aussi parce que, dans beaucoup d'établissements publics ou privés, l'administration des douches se fait d'une manière déplorable. Espérons que les instructions qui précèdent, empruntées à des hommes éminents ou puisées dans notre pratique, contribueront à faire disparaître les préjugés qui existent encore au sujet de l'hydrothérapie, et à faire qu'elle soit appliquée d'une manière plus méthodique ou plus scientifique, pour nous servir de l'expression de L. Fleury.

ARTICLE III. — Bains et douches de vapeur.

Au lieu de donner un bain de vapeur, la malade étant au lit, on peut le faire prendre dans des chambres spéciales connues sous le nom d'*étuves*. Les *étuves* sont des salles bien closes, plus ou moins vastes, selon l'importance de l'hôpital, où se trouvent des gradins en amphithéâtre, et dans lesquelles vient déboucher un large tuyau qui projette la vapeur par une multitude de petits trous. La vapeur se portant naturellement vers la partie supérieure de la salle, il s'ensuit que les gradins les plus élevés sont ceux où existe la plus chaude température ; il faut donc recommander aux malades de se placer en commençant sur les gradins inférieurs, et de monter progressivement jusqu'en haut.

La *température* de l'étuve varie de 36° à 75° ; le plus souvent, elle est de 45°. La première impression qu'on éprouve, en entrant dans cette atmosphère, est celle d'une chaleur difficile à supporter ; mais, peu à peu, cette impression s'efface, et, au bout de quelques minutes, tout sentiment de malaise a disparu, la respiration devient libre et régulière ; la tête d'abord congestionnée, se dégage, la sueur commence à perler et finit par recouvrir toute la surface du corps.

La *durée* du bain du vapeur varie de quelques minutes à une demi-heure. Elle ne doit jamais dépasser trois quarts d'heure. C'est le médecin qui fixe cette durée pour chaque cas particulier. A la *sortie du bain*, il faut envelopper la malade dans une couverture de laine, et la laisser reposer, soit sur un banc spécial, soit sur un lit, placés dans une salle voisine convenablement chauffée.

L'infirmière doit prendre les *précautions* suivantes : Veiller à ce que la température ne dépasse pas le degré voulu (en général 45°) ; — examiner les malades, afin de faire sortir celles qui se trouveraient gênées ; — elle doit surtout éloigner avec soin les malades, principalement les enfants, du voisinage des jets de vapeur.

Les *douches de vapeur* consistent en un jet de vapeur projeté avec force par un tube flexible en caoutchouc, qui part d'un réservoir où l'eau est en ébullition. La douche de vapeur est *simple*, si elle consiste en vapeur d'eau ; elle est *médicamenteuse*, si l'eau en ébullition contient des substances médicamenteuses.

CHAPITRE XV.

Aliénés, épileptiques, hystériques.

ARTICLE PREMIER. — De la conduite à tenir envers les aliénés, les épileptiques et les hystériques.

Ces différents malades, dont l'intelligence est abolie ou troublée à des degrés divers, exigent de la part des infirmières et des infirmiers l'attention la plus minutieuse, jointe à la plus grande douceur. Beaucoup d'aliénés sont sous l'influence d'idées de persécution, accablés par des idées tristes qui les poussent quelquefois à des tentatives, soit d'homicide, soit de suicide. L'infirmière doit être vigilante, à la fois pour les autres malades et pour elle-même, afin de prévénir les actes de violence des aliénés, ou de les arrêter à la moindre menace. Sa surveillance doit être surtout constante pour les malades qui ont des tendances au suicide. A cet égard, les précautions ne sauraient être trop multipliées. Ne pas laisser traîner de liens, de couteaux, de ciseaux, afin que ces malades ne s'en emparent, ne les cachent, et, profitant de la nuit, obéissent à l'impulsion de leur délire.

Si des tentatives ont été faites, si, par exemple, des malades ont essayé de se pendre, l'infirmière doit couper les liens, *débarrasser* la poitrine de tous les vêtements qui pourraient gêner ses mouvements, *appliquer des sinapismes* sur la poitrine, faire des *lotions vinaigrées* sur la figure, le cou, etc., tous moyens qui peuvent contribuer à ramener la vie, en attendant que le médecin, que l'infirmière doit avertir *sur-le-champ*, vienne employer ou prescrire des moyens plus énergiques. — En cas de tentatives de suicide à l'aide d'instruments tranchants, elle devra employer avec prudence les moyens indiqués *pour arrêter les hémorragies*.

Vis-à-vis de tous ces malades, et particulièrement des *épileptiques* sujets à des impulsions violentes, d'un caractère très irritable, l'infirmière doit être réservée dans son langage, éviter de les contrecarrer, ne jamais répondre aux paroles blessantes, aux injures même les plus grossières que ces malheureux pourraient lui adresser. Discuter avec eux n'a trop souvent pour résultat immédiat que de les irriter davantage. Les moyens de douceur, la compassion, parviennent souvent à calmer l'excitation des aliénés ou des épileptiques, les impulsions des hystériques. Une infirmière expérimentée doit s'ingénier à connaître les côtés accessibles de chacune de ses malades, les points faibles, afin d'en profiter pour les apaiser et empêcher qu'elles ne troublent l'ordre dans les salles.

Maintes fois, la bienveillance et la persuasion échouent, et l'on est dans la triste nécessité de recourir à des moyens énergiques. Les malades, en proie à une violente excitation, les hystériques et surtout les épileptiques, sous le coup de leurs attaques ou de leurs accès, deviennent dangereux ; alors, il est nécessaire de les *conduire en cellules*, de leur *mettre des manchons*, des entraves, ou même *la camisole*, comme cela se pratique encore dans beaucoup de services.

Pour ces différentes opérations, les infirmières *doivent être en nombre*. Lorsqu'une malade, au comble de la fureur, n'a devant elle qu'une ou deux infirmières, elle s'en débarrasse souvent comme d'un enfant, les frappe et s'échappe. Si, au contraire, elle est entourée de trois ou quatre personnes, elle sent d'ordinaire, malgré son délire, que toute résistance est inutile, et dans tous les cas, trois ou quatre personnes réunies, attentives, peuvent mieux se garantir des violences des malades, tout en réalisant le but qu'elles se proposent avec plus de douceur. En pareils cas, les infirmières doivent agir avec fermeté, sans hésitation, *et ne jamais brutaliser les malades.*

ARTICLE II. — Des accès épileptiques et des attaques hystériques.

L'un des *devoirs des infirmières*, et c'est l'un des plus difficiles à bien remplir, consiste à renseigner très fidèlement le médecin sur les symptômes présentés par les malades dans l'intervalle des visites. Une bonne infirmière deviendra promptement assez habile à observer pour fournir un précieux concours dans la plupart des maladies. Ce n'est, d'ailleurs, que par la pratique qu'elle saura, d'une manière précise, les phénomènes principaux sur lesquels devra porter son attention. Indiquer ici ces phénomènes serait une tâche impossible et qui nous entraînerait dans de longs développements. Toutefois, il est un groupe de phénomènes, de symptômes, qui méritent une mention particulière : nous voulons parler des *conculsions*.

Les convulsions sont fréquentes chez les enfants, où elles se produisent, en général, d'une façon accidentelle ; — elles sont communes aussi chez les adultes et, en pareil cas, elles existent à l'état permanent. Les malades qui sont atteints de ces convulsions permanentes sont les *épileptiques* et les *hystériques*. Une infirmière qui saura noter les phénomènes prédominants qui surviennent chez ces deux espèces de malades sera parfaitement capable de renseigner très utilement le médecin sur toutes sortes de convulsions.

1° EPILEPSIE. — Les accidents épileptiques se présentent sous deux formes : les *vertiges*, les *accès*. Dans les *vertiges*, il y a perte momentanée de la connaissance, quelques secondes, une minute, rarement davantage. La face offre des changements de couleur qu'il faudra consigner. La malade revient à elle, étonnée, hébétée, et se livre à des *actes automatiques*, qui doivent également être étudiés ; elle ramasse les objets environnants, chiffonne son tablier, coupe ses vêtements, se déshabille, etc. *Dans les vertiges, il n'y a pas de couvulsions proprement dites* ; c'est tout au plus s'il survient quelques *secousses*.

Les *accès d'épilepsie*, au contraire, s'accompagnent de convulsions qui les caractérisent. L'infirmière devra constater s'il y a, au début, un *cri* ou non ; — si les accès sont ou non *précédés* de signes avant-coureurs, en d'autres termes, si la malade *avertit* ou *n'avertit pas* ; — comment la malade tombe, si elle tombe toujours de la même façon, en avant ou en arrière.

Quant aux *convulsions*, elles sont de deux espèces : les unes sont *toniques*, les autres sont *cloniques*. Les *convulsions toniques* consistent en ce que le *corps est très rigide* : cou, membres supérieurs et inférieurs. L'infirmière devra examiner si l'un des côtés du corps est plus rigide que l'autre. — Les *convulsions cloniques* consistent en secousses qui déplacent plus ou moins amplement les membres ou le tronc. L'infirmière devra aussi examiner si les convulsions prédominent ou manquent dans l'un des côtés du corps, ou si elles sont tout à fait semblables.

Les *convulsions toniques* ou *tétaniques* caractérisent la *première période* de l'accès ; les *convulsions cloniques* caractérisent la *deuxième période*. Il sera bon que l'infirmière s'habitue à se rendre compte de la *durée comparative* de chacune de ces périodes. Le plus souvent la *période tonique* est plus longue que la *période clonique*.

Durant ces deux périodes, la *coloration* et la *direction* de la face changent fréquemment. L'infirmière devra surveiller ces changements.

La *troisième période de l'accès épileptique* est caractérisée par du ronflement, de l'écume blanche ou colorée en rouge par le sang, par une coloration violacée de la face, ou une décoloration quelquefois effrayante des traits du visage. — A cela succède, soit du *délire*, soit un *sommeil* plus ou moins profond. Sur tous ces points, l'attention de l'infirmière sera éveillée. Elle s'assurera aussi de l'existence ou de la non-existence des *évacuations involontaires*, de le morsure des lèvres ou de la langue, etc.

Si le malade a été pris d'un accès en mangeant, il faudra ouvrir la bouche dès que la contracture des mâchoires le permettra, afin d'en retirer, s'il y a lieu, les aliments qui, en obstruant les voies respiratoires, produiraient l'asphyxie. Enfin, il importe de veiller à ce que les malades qui dorment après leurs crises restent sur le dos, car, s'ils étaient repris d'un accès, étant sur le ventre, le visage serait fortement pressé sur l'oreiller, et il s'ensuivrait une asphyxie mortelle.

2° HYSTÉRIE. — Les *attaques d'hystérie* sont toujours

moins graves que les *accès d'épilepsie*. Leur observation est encore plus difficile. Elles se composent d'une *première période* qui ressemble parfois à l'épilepsie, surtout dans les formes graves de l'hystérie, et qui est désignée, pour cette raison, sous le nom de *période épileptoïde* ou *épileptiforme* : la rigidité du corps est générale et, d'ordinaire, uniforme. Après cette période, il y a souvent un *repos* ; puis, arrive la *seconde période*, caractérisée par de *grands mouvements*, le corps se met en arc, la malade s'assied ou se recouche brusquement, elle se débat, se tortille. Tout cela doit être observé avec soin.

La *troisième période*, séparée également de la précédente par un *repos*, est appelée *période de délire*. L'infirmière devra écouter attentivement ce que dit la malade, voir si elle semble obsédée par des idées gaies ou par des idées tristes, etc. Si l'infirmière est bien pénétrée des notions que nous venons de donner, elle pourra éclairer le médecin très utilement.

Qu'il s'agisse d'une *épileptique* ou d'une *hystérique*, il est nécessaire de *desserrer* aussi promptement que possible les vêtements, afin de rendre très libres les mouvements respiratoires. Communément, les accès d'épilepsie apparaissent isolément, et il suffit de prendre les précautions que nous venons d'énumérer, et de surveiller la malade afin qu'elle ne se blesse pas en se jetant automatiquement sur les objets environnants. Il n'en est plus de même pour les *attaques hystériques*, qui se succèdent souvent avec une grande rapidité. Alors, on devra déshabiller la malade, et profiter des courts intervalles qui séparent ses attaques pour lui *mettre la camisole de force*. Une fois maintenue par cet appareil, fixé comme nous l'avons dit ailleurs, la malade se trouvera dans des conditions suffisantes de sécurité et ne sera pas exposée à se blesser

CHAPITRE XVI.

De l'alimentation des malades. — Suralimentation. — Alimentation artificielle ; sonde œsophagienne. — Lavage de l'estomac.

L'infirmière et la garde-malade doivent exécuter les prescriptions du médecin aussi ponctuellement, pour les prescriptions concernant l'alimentation, que pour les prescriptions de médicaments. Il est des malades qui, après une diète prolongée, éprouvent un besoin impérieux de prendre des aliments. L'infirmière ne doit pas céder à leurs sollicitations: un écart de régime peut avoir, durant la convalescence de ces malades, des conséquences graves, produire des rechutes ou amener des complications mortelles. Elle devra aussi veiller à ce que les malades ne boivent pas trop à la fois, comme certains ont de la tendance à le faire sous l'influence de la fièvre ; relativement à la température des boissons, elle se conformera strictement aux indications du médecin.

Chez d'autres malades, ce n'est plus un appétit exagéré contre lequel il faut savoir réagir, c'est au contraire contre un défaut absolu du besoin de manger. Cette circonstance se présente chez les enfants, et surtout chez les vieillards. L'infirmière doit insister vivement auprès d'eux afin de vaincre leur dégoût pour les aliments, revenir souvent à la charge ; avec un peu d'habileté, elle fera accepter chaque fois une petite quantité d'aliments. Elle doit les varier le plus possible, inviter les malades à indiquer leurs désirs, et chercher à les satisfaire après les avoir signalés au médecin. — C'est aussi chez ces malades, et chez d'autres qu'il s'agit de fortifier promptement, qu'on a recours à la suralimentation.

ARTICLE PREMIER. — De la suralimentation.

La *suralimentation* se fait en administrant aux malades du jus de viande, de la viande hachée très fin, ou rapée, mêlée à du bouillon ou à du potage, ou donnée en boulettes, ou encore à l'aide de préparations particulières, les poudres de viande.

1° *Conservation de la poudre de viande.* — La poudre de viande doit être gardée en boîtes soigneusement fermées, tenues à l'abri de l'humidité et de la chaleur. Il est bon qu'une boîte, une fois entamée, soit entièrement consommée dans le plus bref délai possible. — Pour faire disparaître l'odeur désagréable que présente parfois la poudre de viande, il peut être bon de l'exposer en couche mince à l'air trois ou quatre heures avant son administration. Mais, en pareil cas, il faut toujours prendre auparavant l'avis du chef de service. Seul, il peut juger si la poudre de viande, qui présente ainsi une mauvaise odeur, n'est pas trop altérée pour pouvoir être employée sans inconvénients.

2° *Préparation de la poudre de viande.* — La poudre de viande est administrée, tantôt à l'aide de la sonde œsophagienne, tantôt directement. Dans le premier cas, il suffira de la délayer dans de l'eau ou dans du lait. L'essentiel est, au début, de n'ajouter à le poudre qu'une très petite quantité de liquide versée lentement, de façon à avoir une pâte épaisse et qu'on agite pour éviter la formation de grumeaux. On ajoute ensuite la quantité de lait nécessaire pour arriver à un mélange bien liquide. Le mélange ne doit jamais être préparé longtemps d'avance pour éviter la formation d'un dépôt.

Quand la poudre de viande doit être prise *directement*, il faut ajouter à la préparation, faite comme nous venons de le dire, du sucre et du rhum, afin d'en rendre le goût tolérable. Il est plus commode de commencer à délayer au moyen du rhum. Une petite quantité de rhum sera également donnée à la malade, une fois la tasse avalée, pour nettoyer la bouche et faire disparaître le goût de poussière.

ARTICLE II. — De l'alimentation forcée. — De la sonde œsophagienne.

Il est des aliénés qui refusent de manger, et qu'on est obligé de nourrir artificiellement. Les procédés employés dans ce but sont variables : tantôt on introduit les aliments par la bouche en écartant de force les mâchoires; tantôt on porte les aliments directement dans l'estomac à l'aide de la *sonde œsophagienne.*

1° *Pour introduire de force les aliments* par la bouche, « il faut que le malade soit couché, la tête médiocrement élevée, les mains fixées, soit par des aides, soit par la camisole; on se munit de deux cuillers de métal solide, à extrémité mousse et bien arrondie; l'une d'entre elles, poussée de bas en haut entre les arcades dentaires, les écarte par un mouvement qui doit être à la fois lent et énergique ; une fois introduite, elle est appliquée sur la langue, *la convexité en haut*, de manière à protéger et à maintenir efficacement cet organe, tout en forçant la bouche à s'ouvrir. Pendant qu'un aide la maintient dans cette position, l'infirmière porte avec l'autre cuiller des aliments liquides jusqu'au fond du pharynx (arrière-bouche ou gorge), et contraint le malade à déglutir (c'est-à-dire à avaler), soit en obturant ou bouchant momentanément les narines..., soit en appuyant avec la première cuiller sur la base de la langue ». (Marcé.) On peut encore avoir recours avec avantage à un *biberon de métal*, dont on introduit le bec très allongé jusque dans l'arrière-gorge. Cet instrument sert quelquefois à la Salpêtrière et à Bicêtre.

Les infirmières habiles parviennent souvent à faire manger les malades en employant les procédés que nous venons de décrire. Mais dans d'autres cas, elles échouent. Alors, il faut avoir recours à la sonde œsophagienne ; c'est le médecin seul qui peut procéder à son introduction, mais l'infirmière doit connaître l'instrument et savoir préparer tout ce qui est nécessaire.

La *sonde œsophagienne* est faite d'un tissu souple, flexible. Son diamètre est d'environ 5 à 7 millimètres. Ses parois sont lisses. A son extrémité inférieure, celle qui s'enfonce jusque dans l'estomac, elle est percée latéralement de deux trous. L'extrémité supérieure est évasée en entonnoir, afin de s'adapter au récipient qui contient le liquide alimentaire.

Quand le médecin aura à faire manger un malade avec la sonde œsophagienne, l'infirmière devra avoir à sa disposition plusieurs sondes ; de l'huile, afin d'enduire la sonde et d'en faciliter l'introduction ; un mandrin, c'est-à-dire une longue tige métallique ou de baleine, dont le médecin peu avoir besoin pour rendre la sonde un peu plus résistante ; enfin, et surtout, elle doit *préparer les aliments* qui devront être injectés et les *appareils nécessaires à l'injection.*

Tantôt les aliments sont introduits dans un *entonnoir* adapté sur la sonde ; — tantôt ils sont poussés dans la sonde à l'aide d'une *seringue;* — d'autres fois — et le plus souvent aujourd'hui — on les injecte à l'aide d'un *appareil spécial* analogue aux *laveurs,* ou tout simplement à l'aide d'un *irrigateur,* réservé pour cet usage et entretenu en parfait état de propreté.

Les aliments injectés sont liquides ou demi-liquides. Ce sont des *bouillons concentrés,* des *bouillons* contenant des jaunes d'œufs en dissolution, du lait, de légers potages, du vin, du café, du bouillon renfermant des poudres de viande, des hachis préparés de telle façon que la viande, bien triturée, forme avec le bouillon une bouillie parfaitement homogène ; si la bouillie alimentaire contenait des grumeaux, si l'infirmière n'avait pas apporté à sa préparation le plus grand soin, la sonde se boucherait, il faudrait la retirer et recommencer. Outre les aliments, on introduit encore par ce procédé des *médicaments.*

Ce n'est pas seulement certains aliénés que l'on est obligé de faire manger à la sonde; il y a d'autres malades pour lesquels on est obligé d'user de ce mode d'alimentation: tels sont ceux qui ont des rétrécissements de l'œsophage, ou encore les malades débilités chez lesquels on emploie la suralimentation, ainsi que nous l'avons dit plus haut. Les conseils qui précèdent sont donc utiles à toutes les infirmières: non seulement à celles qui exercent leur profession dans les asiles d'aliénés, mais encore à celles qui sont occupées, soit en ville, soit dans les hôpitaux ordinaires.

ARTICLE III. —Lavage de l'estomac.

1° *Préparatifs avant l'opération*. — Le malade chez lequel le lavage de l'estomac doit être fait, soit le matin, soit l'après-midi, ne doit, à moins de prescription contraire, rien manger pendant les quatre heures qui précèdent l'opération. Si son état le permet, il est bon, afin d'éviter toute perte de temps, de le faire lever et habiller quelques instants d'avance. Une *alèze* sera préparée pour être placée par-dessus ses vêtements ; une autre alèze, ou mieux une *toile cirée*, devra être mise sous sa chaise et protéger le parquet sur la plus grande étendue possible.

2° *Instruments*. — L'*entonnoir* et le *tube en caoutchouc* (tube Faucher ou tube Debove) devront être en parfait état de propreté. Pour le tube, il faut de plus s'assurer qu'il n'a pas subi d'altération et n'est pas devenu rigide et cassant.

Deux *cuvettes* au moins sont toujours nécessaires, l'une pour être placée sur les genoux du malade, qui vomit et crache souvent, l'autre pour recevoir les liquides qui sortent du tube. — Celle-ci une fois pleine sera le plus souvent vidée dans un grand seau. Mais parfois, quand les liquides de lavage doivent faire l'objet d'un examen ultérieur, il y a avantage à ne pas mélanger ceux qui sortent aux divers moments de l'opération. Plusieurs cuvettes seront alors indispensables.

L'*eau* doit être préparée à l'avance dans cinq à six pots d'un litre, parfois plus, rarement moins. Cette eau doit être à peine tiède au moment où on l'emploira. La main doit pouvoir y être plongée sans prouver la sensation de brûlure. La tendance générale est de donner de l'eau *beaucoup trop chaude*. Cette partie des préparatifs mérite une attention toute spéciale.

Il est quelquefois nécessaire de dissoudre à l'avance dans l'eau diverses *substances médicamenteuses* — du bicarbonate de soude en particulier. On ne devra le faire qu'après avoir obtenu des instructions précises sur la dose à mettre dans chaque litre d'eau.

Le lavage est souvent suivi d'introduction d'*aliments*, lait, bouillon, œufs, poudre de viande, qui devront être tenus tous prêts. Le délayage de la poudre de viande exige seul quelques précautions spéciales qui ont été indiquées plus haut au chapitre de la suralimentation (p. 303).

La plupart des opérateurs, pour introduire le tube, se contentent de le tremper dans l'eau ou dans le liquide à injecter (lait, bouillon). Mais d'autres se servent de *vaseline* ou de *glycérine*, qui doivent, en pareil cas, faire également partie des objets préparés.

Pendant l'opération, l'infirmière n'a qu'à se conformer ponctuellement aux instructions de l'opérateur, pour verser l'eau des pots dans l'entonnoir, vider ou remplacer les cuvettes. Elle devra agir avec toute la célérité possible. Le défaut ordinaire est de verser l'eau trop lentement.

3° *Après l'opération*, l'infirmière doit nettoyer immédiatement et soigneusement l'entonnoir et le tube. Pour le tube, n'employer jamais que de l'eau tiède. Le conserver à l'abri de la chaleur qui le ramollirait, et du froid qui le rendrait cassant.

CHAPITRE XVII.

Rôle de l'infirmière pendant la visite du médecin.

Les conseils qui suivent, dont l'importance n'échappera à personne, sont adressés d'une façon particulière aux infirmières des hôpitaux ; mais la plupart, ainsi qu'il sera facile de s'en rendre compte, seront d'une très grande utilité aux gardes-malades, aux mères de famille, en un mot, à tous ceux qui sont appelés à soigner, soit un blessé, soit un malade.

ARTICLE PREMIER. — Visite proprement dite.

Chaque matin, à l'heure où le chef de service vient habituellement faire sa visite, l'infirmière devra veiller à ce que tout soit préparé ; elle vérifiera l'appareil, où doivent se trouver tous les objets de pansement parfaitement disposés en ordre, de manière à pouvoir trouver de suite ce qui sera demandé. En outre, elle tiendra toujours prêts de l'eau froide, de l'eau tiède, du savon, une brosse à ongle, une cuvette et des serviettes. — Lorsque le chef arrive, elle l'avertit, s'il est survenu quelque chose d'imprévu dans le service.

Pendant tout le temps que dure la visite, elle doit la

suivre le plus près possible, tout en restant derrière les élèves, pour être prête à répondre si le chef demande des renseignements sur la manière dont les malades se sont comportés, et pour lui fournir de suite ce dont il aura besoin. Elle doit écouter attentivement toutes les prescriptions qui sont faites, et si l'une d'elles lui paraissait obscure, elle demanderait des éclaircissements au chef de service, alors qu'il est encore auprès du lit du malade. Dans les services de chirurgie, elle veille à ce que l'appareil soit toujours à portée; dans les services de médecine, il suffit de tenir prêts une serviette pour l'auscultation, du cérat, de la vaseline ou de l'huile, et les objets nécessaires pour le lavage des mains.

Si l'un des malades a présenté quelque chose d'insolite dans ses selles ou dans son urine, s'il a eu des vomissements, l'infirmière, qui aura eu soin de faire garder ces matières *en dehors de la salle*, préviendra le chef de service lorsqu'il sera au lit du malade dont il s'agit, et lui fera alors présenter les matières conservées, s'il le juge à propos.

Si l'on fait une opération pendant la visite, l'infirmière devra immédiatement mettre une alèze sous les parties à opérer, afin que les draps du lit ne soient pas salis; après l'opération, les instruments seront immédiatement nettoyés (Voir l'article suivant). Si, malgré les précautions prises, les draps ou le linge du malade sont salis par le sang ou le pus, l'infirmière essuiera le plus gros, mettra sur les parties une compresse, afin que le drap de dessus ne soit pas sali, et ne procédera au changement de linge qu'après la visite.

Lorsque la visite sera terminée, et avant que le chef de service ne sorte de la salle, l'infirmière présentera à sa signature les billets des malades qu'il

aura désignés comme devant sortir, ainsi que les bons
et le cahier sur lequel sont inscrites les prescriptions
qu'il a faites aux divers malades pendant la visite.

ARTICLE II. — Propreté des instruments. — Propreté des mains et des vêtements.

(a) *Propreté des instruments.* — Après chaque opération, l'infirmière devra rassembler les instruments
qui viennent de servir; elle ne les mettra pas en tas et
pêle-mêle, mais elle les prendra un à un sur le lit où
a eu lieu l'opération, cherchant soigneusement s'il
n'en reste pas sous l'oreiller ou dans les alèzes, et elle
les déposera en ordre les uns à côté des autres sur une
planchette recouverte d'une compresse. Alors, si un
élève n'est pas chargé de ce soin, elle procédera à
leur nettoyage.

Pour cela, elle les trempera et les lavera dans de
l'eau savonneuse, puis les passera dans une solution
phéniquée, et elle les essuiera parfaitement avec un
linge, ayant bien soin de ne laisser aucun point humide. Le nettoyage est souvent assez délicat, surtout
pour les instruments qui ne peuvent être démontés,
par exemple pour les bistouris de trousses. Pour ces
instruments, il faudra introduire un petit linge entre
les deux lamelles d'écaille dont est formé le manche,
et essuyer en tirant sur le linge comme on fait pour
un verre de lampe. L'articulation de la lame avec le
manche est encore plus difficile à maintenir en bon
état: pour cela, après avoir essuyé le mieux possible,
on placera en ce point une goutte d'huile, on fera
jouer plusieurs fois l'articulation, et l'on essuiera soigneusement, de façon à ne pas laisser l'huile sur

l'instrument. Pour les instruments où un linge ne peut pénétrer, comme la canule d'un trocart, le dos mobile d'une scie à main, etc., on y fera pénétrer quelques gouttes d'huile avec la pointe du trocart, la lame de la scie, etc., que l'on essuiera à plusieurs reprises ensuite. Nous insistons sur ce point, qu'on ne doit se servir d'huile pour les instruments, que lorsqu'on ne peut pas faire autrement, et encore, dans ces cas devra-t-on essuyer l'instrument de manière à ce qu'il en reste le moins possible.

Les instruments pouvant être démontés devront toujours l'être lors du nettoyage, car, alors même qu'ils paraissent propres, ils peuvent très bien renfermer quelques gouttelettes d'eau dans leur articulation. La plupart de ces instruments sont fort simples et se composent de deux branches, comme les ciseaux et les diverses espèces de pinces; pour les démonter, il suffit d'exagérer l'écartement des branches, et alors de les éloigner l'une de l'autre. On ne démontera qu'un instrument à la fois, pour qu'il n'y ait pas confusion et changement de branches, et dès qu'ils seront bien essuyés, ils seront remontés de suite, et mis sur un linge parfaitement sec. Quant aux instruments plus compliqués, l'infirmière apprendra leur mécanisme avec l'usage, mais si elle ne peut les démonter, elle devra prévenir un élève, et ne jamais consentir à remettre en place un instrument incomplètement nettoyé.

A mesure qu'ils sont essuyés, les instruments sont placés sur une planchette couverte d'un linge bien sec, et remis en place au lieu où se trouvent les autres instruments. Lorsqu'on en aura de nouveau besoin, ils seront remis sur la planchette munie d'une compresse, et on les couvrira d'une compresse afin que le malade qui va être opéré ne puisse les apercevoir. La majorité des chirurgiens aujourd'hui ne se bornent pas à ces soins de propreté rigoureuse pour leurs instruments : afin d'être plus sûrs que ceux-ci ne conserveront à leur surface aucun germe nuisible, il les font tremper, avant de s'en servir, dans une solution phéniquée à 5 0/0, ou bien ils les purifient avant l'opération, soit en les passant dans l'eau bouillante, soit en les soumettant, dans une étuve, à l'action d'une haute température. Tous ces détails montrent aux infirmières quelle importance il faut attacher à ce que les instruments soient toujours d'une propreté scrupuleuse.

L'infirmière devra enfin veiller à ce que les éponges ne traînent pas sur les tables ou dans les tiroirs. Dès qu'elles auront servi, elles seront lavées avec un soin extrême, d'abord dans de l'eau pure, puis dans une solution phéniquée ou dans de l'eau alcoolisée ; on les placera ensuite dans une boîte fermée ou dans un bocal rempli d'une solution phéniquée. Tous ces détails varieront suivant la pratique du médecin ou du chirurgien, mais une chose sera toujours exigée : *la plus grande propreté.*

b. Propreté des mains et des vêtements. — La rigoureuse propreté des instruments et l'emploi des meilleurs objets de pansement antiseptique ne suffiraient pas à assurer la guérison des plaies, accidentelles ou chirurgicales, si l'on ne prenait en outre un certain nombre de précautions ayant pour but commun d'éviter aux plaies tout contact infectueux direct ou indirect.

La première et la plus indispensable de ces précautions est la propreté, *l'extrême propreté des mains.* Nous avons insisté, dans divers chapitres de ce *Manuel,* sur la nécessité de se bien laver les mains après tous les pansements en général, mais surtout après ceux pendant lesquels les doigts se sont imprégnés de malières irritantes ou septiques, et nous avons, à propos de chaque cas particulier, signalé les accidents plus ou moins graves qui peuvent résulter de l'oubli de ce soin, soit pour l'infirmière elle-même, soit pour les malades qu'elle irait toucher ensuite ; nous ne reviendrons pas ici sur ces conseils. Mais ce n'est pas seulement *après* les pansements qu'il faut se laver les mains ; il faut, pour donner satisfaction aux exigences de la chirurgie antiseptique, les laver plus minutieusement encore et les désinfecter, *avant* les opérations ou pansements auxquels on doit prendre part.

C'est sur cette pratique de la *désinfection des mains*, pratique de la plus haute importance, que nous voulons maintenant arrêter un instant votre attention. Elle comporte : 1° un nettoyage prolongé et minutieux des mains et des avant-bras, *au savon et à la brosse* (1), dans de l'eau simple ou dans un liquide antiseptique solution phéniquée faible, solution de sublimé, solution de biiodure... etc.); 2° un rinçage, également prolongé, dans ce même liquide antiseptique. Elle a pour but de faire disparaître ou de tuer sur place tous les germes, tous les microbes, qui peuvent se trouver sur la main, dans les plis de la peau, sous les ongles et à leur pourtour, et de rendre ainsi cette main *aseptique*. Chirurgicalement parlant, une main non désinfectée, si propre qu'elle puisse paraître au sens vulgaire du mot, est une main sale et une main dangereuse, susceptible d'infecter une plaie, soit directement, en la touchant, soit indirectement, en touchant et en infectant des objets destinés à être mis en contact avec elle (instruments, fils à ligature, drains, pièces de panse-

1. La brosse doit passer partout, mais c'est particulièrement au pourtour des ongles et sous les ongles qu'il faut la faire agir avec insistance, parce que ce sont là les points les plus difficiles à désinfecter.

ment). C'est pour cela que vous voyez *avant les opérations*, les chirurgiens et leurs aides se nettoyer si minutieusement les mains et les baigner dans une solution antiseptique; c'est pour cela qu'un seul aide, dont les mains ont été pareillement purifiées, est chargé de passer au chirurgien les instruments, les fils, les drains..., etc., et qu'il est interdit à toute autre personne de toucher à ces objets; c'est pour cela enfin que l'on ne laisse pas le premier assistant venu développer et préparer les pièces de pansement, et que, la plupart du temps, dans le but de supprimer la possibilité d'une infection par les mains d'un tiers, le chirurgien se fait apporter les boîtes ou les bocaux pour y prendre lui-même ce dont il a besoin. Il est indispensable que l'infirmière se pénètre bien de ces idées, et se conforme scrupuleusement aux règles de pratique qui en découlent : il faut qu'elle sache et n'oublie jamais qu'une infraction à ces règles, une négligence de sa part, peut compromettre le succès de l'opération la mieux conduite. Appelée à toucher aux plaies, aux instruments, aux pièces de pansement, elle doit s'entourer, pour le faire, de toutes les précautions minutieuses dont l'exemple lui est donné par le chirurgien. Nous conclurons donc en disant : *L'infirmière ne doit jamais toucher une plaie, jamais faire ou préparer un pansement, ni même aider à un pansement, et, à plus forte raison, à une opération, sans s'être préalablement désinfecté les mains comme le font en pareille circonstance le chirurgien et ses aides, c'est-à-dire sans avoir nettoyé ses mains au savon et à la brosse d'abord, et sans les avoir ensuite bien rincées dans un liquide antiseptique.*

Mais la propreté des mains n'est pas tout; il faut encore la propreté des *vêtements*. Eussiez-vous les mains les plus propres du monde, si vous allez frôler une plaie ou des pièces de pansement avec des manches

19.

sales, vous risquez d'infecter cette plaie ou ces pièces de pansement ; vous risquez de même d'infecter vos mains, si vous les essuyez à un tablier sale. Donc, toutes les fois que vous avez à faire ou à préparer des pansements, à nettoyer des instruments, toutes les fois, en un mot, qu'il ne s'agira pas des gros ouvrages de la salle, *vous devrez changer vos manchettes de toile et vos tabliers, pour peu qu'ils ne soient plus rigoureusement propres.*

ARTICLE III. — Examen de la gorge.

L'infirmière doit toujours avoir à sa portée une cuillère ou un *abaisse-langue (Fig. 68)*, qu'elle remettra, *après l'avoir soigneusement essuyée*, au médecin qui veut pratiquer l'examen de la gorge. — De plus, l'infirmière, pendant cet examen, *doit maintenir immobile la tête du malade* ; pour cela, se plaçant derrière le malade, elle appliquera la paume de ses mains sur les côtés de la tête, et maintiendra celle-ci appuyée sur sa poitrine, de manière à prévenir tout mouvement de recul du malade. La tête, ainsi fixée, sera renversée en arrière, de façon que la lumière arrive directement au fond de la gorge. — S'agit-il d'un *enfant ?* L'infirmière le fera asseoir sur ses genoux, prendra et renversera la tête sur sa poitrine avec l'une de ses mains posée sur le front, tandis que de l'autre main elle immobilisera les deux bras, en les saisissant au niveau des poignets et en les appliquant sur la partie antérieure du tronc, à la hauteur de la ceinture à peu près ; en même temps, elle fixera les jambes de l'enfant en les serrant entre ses genoux. Toutes ces manœuvres doivent être faites avec calme, sans brusquerie, mais avec fermeté. Il faut surtout ne pas laisser échapper les mains, que le petit malade essaie toujours instinctivement de dégager pour repousser l'abaisse-langue : c'est une faute que l'on commet souvent. La bonne fixation de la tête est très importante aussi, mais l'infirmière est grandement aidée dans cette partie de sa tâche par le médecin, qui, de sa main gauche placée en arrière sur l'occiput de l'enfant, contient cette tête et la dirige en sens convenable. En maintenant les jambes de l'enfant entre ses genoux, l'infirmière s'efforcera autant que possible de faire rester celui-ci assis sur elle, et de l'empêcher de s'allonger en se renversant en arrière, ce qui est encore pour lui une manière de se dérober à l'examen, et ce que lui laissent faire presque toujours les aides inexpérimentés. Or, quand, pour une raison ou pour une autre, on ne réussit pas du premier coup à examiner la gorge, quand on est obligé de s'y reprendre, l'enfant s'effraie, s'irrite et se défend de plus en plus, et l'on n'arrive à ses fins qu'au prix d'une véritable lutte, aussi pénible pour le médecin et les aides que fatigante pour le malade. Si l'infirmière se conforme aux conseils qui précèdent, l'examen de la gorge pratiqué avec son aide ne présentera qu'assez rarement de semblables difficultés, et le plus souvent cette exploration sera facile pour le médecin et peu pénible pour l'enfant. — Après l'examen, elle lavera la cuillère ou l'abaisse-langue dans de l'eau savonneuse très chaude, puis dans une solution antiseptique. Cette précaution est indispensable, et au point de vue de la propreté, et afin d'éviter de propager des maladies contagieuses.

ARTICLE IV. — Examen de la poitrine : Auscultation.

L'infirmière qui suit la visite du médecin ou la con-

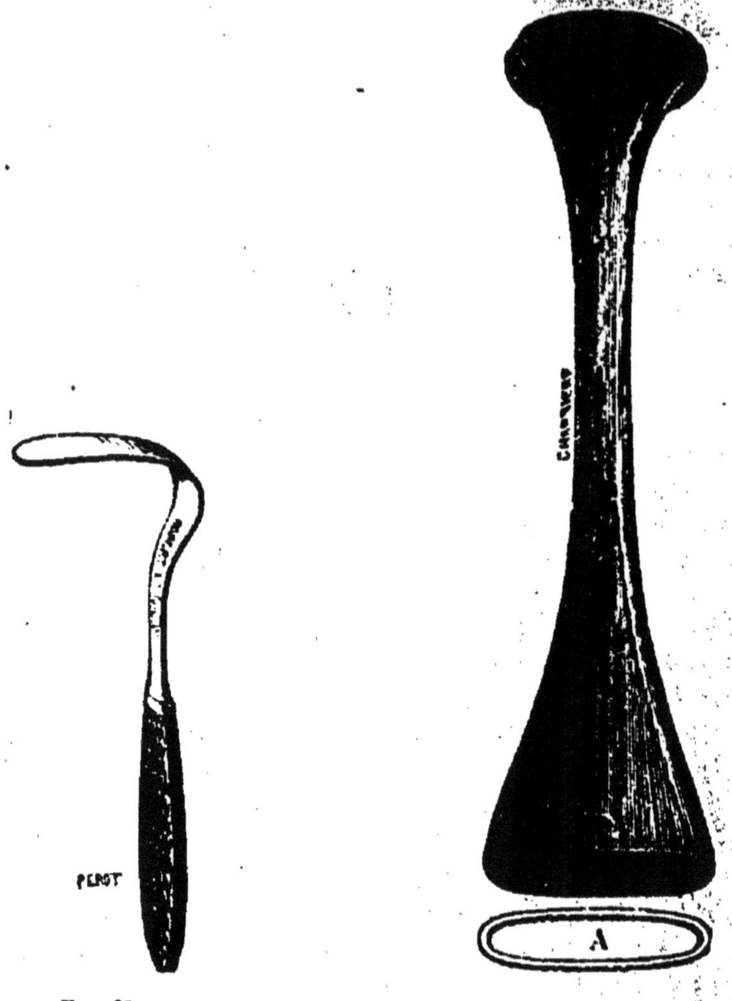

Fig. 68.   Fig. 69.

tre-visite du soir, doit toujours être munie d'une serviette blanche qu'elle applique sur les parties du corps où le médecin se dispose à placer son oreille pour ausculter. La serviette ainsi appliquée ne doit pas faire de plis.

Pour ausculter le poumon, le médecin fait asseoir le malade sur son lit ; le devoir de l'infirmière consiste alors à aider le malade à se mettre sur son séant ; cela fait, elle *doit se placer au pied du lit*, faisant face au malade, dont elle *prend les mains* ou les poignets afin de le maintenir sans fatigue dans cette position. L'auscultation se pratique avec l'oreille appliquée directement sur la poitrine, ou par l'intermédiaire d'un instrument spécial appelé *stéthoscope* (*Fig.* 69).

ARTICLE V.— De l'examen au spéculum.

On donne le nom de *spéculums* aux instruments employés pour l'examen des organes internes situés au voisinage de l'entrée des cavités naturelles. Réduit à sa plus simple expression, un spéculum est un tube cylindrique à parois unies ; mais la *forme* et les *dimensions* des spéculums varient avec la destination qu'on réserve à l'instrument, suivant que l'on veut, par exemple, examiner les organes génitaux internes, ou la muqueuse du rectum, ou l'oreille, etc., etc.

Le spéculum destiné à l'examen des parties génitales internes de la femme (utérus, muqueuse du vagin) a la forme d'un tube légèrement conique, dont la grosse extrémité est munie d'un manche qui sert à introduire, à maintenir et à retirer l'instrument. Dans le tube, on coule un mandrin de bois, ou *embout*, dont l'extrémité arrondie dépasse un peu le bout du spéculum et en facilite l'introduction ; une fois le spéculum introduit, on retire l'embout, et la lumière arrive facilement jusqu'au col de l'utérus. C'est là le *spéculum plein :* il est généralement en bois ou en étain, quelquefois en verre. C'est généralement en verre, mais recouvert d'une couche de caoutchouc durci, que sont faits les *spéculums de Fergusson,* reconnaissables à leur extrémité taillée en bec de flûte ; ceux-là n'ont pas d'embout. — A côté du spéculum plein, il nous faut citer les *spéculums à valves,* dont les parois

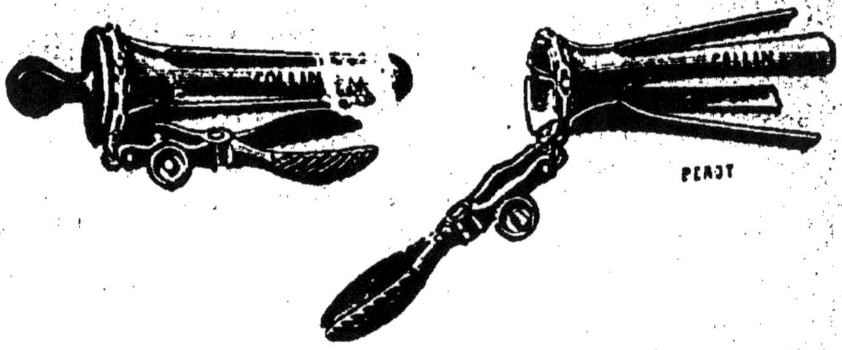

Fig. 70. — *Spéculum à quatre valves fermé.*   Fig. 71. — *Le même ouvert.*

se rapprochent pour faciliter l'introduction et s'écartent ensuite pour l'examen; ces spéculums sont en métal blanc. Parmi les nombreux modèles des spéculums à valves, nous en mentionnerons seulement trois, qui sont les plus usités dans les hôpitaux : le spéculum à deux valves, avec ou sans embout, le spéculum de Cusco, ou spéculum à bec de canard, qui n'a pas d'embout, et le spéculum à quatre valves qui se fait, comme celui à deux valves, avec ou sans embout (*Fig.* 70 et 71).

Il est d'usage, dans les services de médecine et de chirurgie, d'affecter plus spécialement un jour de la semaine à l'examen des malades au spéculum ; c'est le *jour du spéculum.* Cet examen se fait ordinairement dans un petit cabinet attenant à la grande salle des femmes. Le *jour du spéculum*, l'infirmière doit, *avant la visite*, préparer le cabinet. — Rouler au milieu, et les pieds tournés vers la fenêtre, la table ou le lit spécial sur lequel on couche les malades pour l'examen. — Le garnir d'un matelas, recouvert d'une étoffe imperméable et d'une alèze. — Déposer à côté du chirurgien un seau ou une corbeille pour recevoir les objets souillés (tampons, pinceaux, compresses, etc.). — Veiller à ce que la fenêtre soit garnie d'un rideau en tissu léger qui laissera pénétrer la lumière et empêchera les regards indiscrets. — Disposer sur une table à côté du lit les objets suivants : spéculums de toutes formes, huile, cérat, vaseline, solution de perchlorure de fer, de nitrate d'argent, teinture d'iode, poudre d'alun, de tannin, alèzes de rechange, compresses, ouate, tampons munis d'un fil assez long, charpie, pinceaux, longue pince, hystéromètre (longue tige de métal, graduée et fixée à un manche de bois), pot à l'eau, cuvette, serviettes. Sous la table, deux seaux remplis, l'un d'eau froide, l'autre d'eau chaude.

Pendant la visite, l'infirmière veillera à ce que les malades que le médecin désignera pour le spéculum se lèvent et s'habillent légèrement, pour ne point se faire attendre quand le moment de l'examen sera venu.

Pendant l'examen, l'infirmière devra passer au médecin les différents objets qu'il demandera. Le médecin demande-t-il un spéculum, l'infirmière devra introduire le mandrin dans l'instrument désigné, le tremper dans l'huile et le passer ainsi graissé. L'infirmière reçoit des mains du médecin le spéculum qui vient de servir ; elle doit alors le plonger dans l'eau savonneuse chaude, le nettoyer et l'essuyer *avec le plus grand soin.*

L'examen fini, l'infirmière doit remettre le cabinet en ordre, et ramasser dans une armoire les instruments et linges qu'elle sortira de nouveau au premier jour de spéculum. — Il arrive parfois que le médecin a besoin d'examiner au spéculum des femmes que la maladie, une blessure ou une infirmité quelconques empêchent de se lever. L'infirmière, avertie, doit alors fermer les rideaux du lit ou mettre des paravents, puis disposer sur la table de nuit les différents objets nécessaires à l'examen. Cela fait, avec une ou deux de ses compagnes, elle aidera le médecin à placer la malade en travers sur le lit, le siège bien au bord. Deux infirmières devront ensuite se charger de maintenir les jambes de la patiente pendant l'examen. Pour cela, s'étant placées de chaque côté, face au chirurgien, elles fléchiront complètement les jambes de la malade sur les cuisses, en même temps qu'elles replieront fortement les cuisses sur le bassin et porteront les genoux en dehors; puis elles fixeront la malade dans cette position en entourant le genou avec l'un de leurs bras, dont la main viendra s'appliquer sur la partie inférieure de la jambe, tandis que l'autre main, embrassant le bas de la jambe, tiendra le talon rapproché de la fesse correspondante. Il est essentiel de bien réaliser cette double flexion un peu forcée du membre inférieur, pour pouvoir s'opposer facilement aux mouvements des malades indociles; on a, au contraire, toutes les peines du monde à les contenir, quand on les laisse allonger la jambe et défléchir la cuisse. Cette position que l'on fait prendre aux malades pour l'examen au spéculum, est la même que celle qu'il est nécessaire de donner aux femmes en cas d'accouchement réclamant une intervention manuelle ou instrumentale; on l'appelle, pour cette raison, *position obstétricale* (position d'accouchement). L'application du spéculum au lit même des malades ne se fait guère que pour des examens ou des pansements de très courte durée, et les infirmières peuvent alors rester debout pour tenir les jambes ; mais si l'examen doit se prolonger ou se compliquer d'une opération, même petite, elles feront bien, pour remplir cette tâche qui devient très fatigante au bout de quelques minutes, de se comporter exactement comme en cas d'accouchement laborieux, c'est-à-dire de s'asseoir de chaque côté sur des chaises placées de façon à ne pas gêner les mouvements du chirurgien et de ses aides ; ainsi installées, elles tiendront les jambes comme nous venons de l'indiquer, à cette différence près, qu'elles laisseront le pied de la malade porter sur leurs genoux.

Spéculum anal. Destiné à l'examen de la partie terminale du tube digestif, ce spéculum est de dimensions plus petites que ceux dont nous venons de parler. — On se sert encore, pour l'examen de la muqueuse du rectum et du vagin, de *spéculums en métal* ayant la forme d'une simple gouttière ; ces spéculums sont généralement désignés sous le nom de *spéculums américains, spéculums de Sims* ou *valves de Sims.*

Spéculums pour le nez et les oreilles. — On emploie, pour l'examen du nez et de l'oreille, d'autres petits spéculums de formes diverses ; il suffira à l'infirmière de les voir une fois pour apprendre à les reconnaître au besoin et pour en saisir le fonctionnement.

ARTICLE VI. — Rôle de l'infirmière quand on pratique l'anesthésie.

La plupart des opérations se pratiquent aujourd'hui sans que le malade en ait conscience, grâce à l'insensibilité qu'on lui procure en lui faisant respirer des vapeurs de chloroforme ou d'éther. On donne à ce sommeil provoqué le nom d'*anesthésie chirurgicale*.

L'administration du chloroforme, qui n'est pas sans danger, ne regarde que le chirurgien et ses aides. Cependant, comme l'infirmière est journellement appelée à voir pratiquer l'anesthésie, quelques indications sur la conduite qu'elle doit tenir trouvent ici leur place. Le blessé devant être à *jeûn* quand on l'endort, l'infirmière veillera à ce qu'il ne mange pas avant l'opération. Toutefois, si celle-ci se faisait à une heure tardive, on lui donnerait, le matin, un bouillon. On ne négligera pas non plus, si le médecin le recommande, de vider les intestins à l'aide d'un lavement.

Avant de faire coucher le malade sur la table d'opération, il faut s'assurer que le pupitre à crémaillère de cette table est abaissé de façon à ce que la tête ne soit pas plus élevée que le tronc. On débarrassera le patient de tout vêtement qui pourrait le serrer ; le cou et la poitrine doivent être entièrement à découvert.

On aura préparé à l'avance un flacon rempli de chloroforme, plusieurs compresses, un bassin vide pour le cas où des vomissements se produiraient, et, si le chirurgien a l'habitude de s'en servir, les appareils spéciaux qu'on emploie quelquefois pour l'administration du chloroforme, tels qu'un cornet doublé de flanelle ou un sac en étoffe de laine renfermé dans une monture en fil de fer. — Si le chirurgien emploie l'éther, qui est très inflammable, on aura soin d'éloigner toute lumière pour éviter tout accident.

L'infirmière doit avoir sous la main, pendant l'opération, prêts à être donnés au moindre signal, les objets suivants, qui sont nécessaires en cas d'accidents : une *pince* pour attirer la langue au dehors (pinces spéciales pour cet usage, pince de Museux, ou simplement une pince à pansement rigoureusement propre) ; une *cuillère*, qui sert à l'abaisser ; un *flacon d'ammoniaque* ; une compresse trempée dans un bassin d'eau froide, pour pratiquer la flagellation ; *une sonde à insufflation* ; des sinapismes, du vinaigre aromatique. Il est utile encore de préparer à portée un appareil électrique *tout prêt à fonctionner*, et dont on aura préalablement vérifié le bon fonctionnement.

Lorsque le malade est *bien réveillé*, on le transporte dans son lit sur un brancard ; pendant ce transport, il faut veiller à lui maintenir *la tête basse*. On le replacera sans secousse dans son lit, en ayant soin qu'il conserve toujours la position horizontale. Pendant l'hiver, le lit devra être bassiné d'avance. On pourra alors, sans inconvénient, faire boire à l'opéré un peu de vin sucré par petites quantités à la fois. Mais il ne faut pas lui permettre de manger pendant les premières heures qui suivent la chloroformisation, car il arrive fréquemment que des vomissements se produisent dans la journée. — *Dans tous les cas, le malade soumis à l'anesthésie sera tenu en constante surveillance jusqu'à ce qu'il ait repris l'usage complet de ses sens.*

ARTICLE VII. — Examen des urines.

L'infirmière doit avoir le soin de recueillir, dans un verre spécial, une petite quantité des urines de tous les malades nouveaux. Ce verre doit être couvert et porter, avec la date, le numéro du lit du malade. Ces spécimens de l'urine sont réunis sur une table, et doivent être accompagnés de tous les objets nécessaires à l'examen des urines : tubes à expériences ; — lampe à alcool ; — allumettes ; — acide nitrique (ou azotique) ; — acide acétique ; — liqueur bleue de Bareswill ; — ammoniaque, etc.

CHAPITRE XVIII.

Varia.

ARTICLE PREMIER. — Dynamomètre, Esthésiomètre.

Nous avons indiqué, dans le cours du volume, un
certain nombre d'appareils, d'instruments, qui sont
d'un usage vulgaire en médecine; il en est deux autres
que nous devons mentionner, ce sont le *dynamomètre*
et l'*esthésiomètre*.

Le *dynamomètre* (*Fig.*72) est un instrument qui sert
à mesurer comparativement la force musculaire des
deux côtés du corps. L'instrument est placé transversalement dans la paume de la main : le malade, en
serrant aussi énergiquement que possible, fait avancer
l'aiguille sur un cadran divisé en degrés. L'aiguille
s'arrête à un certain degré qui donne une idée de la
force musculaire du malade.

L'*esthésiomètre* (*Fig.*73) est un instrument destiné à
déterminer le degré de sensibilité de la peau. Les deux
pointes de l'instrument sont-elles senties quand leur

écartement est de quelques millimètres, la sensibilité est vive ; — ne sont-elles distinguées l'une et l'autre que si elles sont distantes de plusieurs centimètres, la

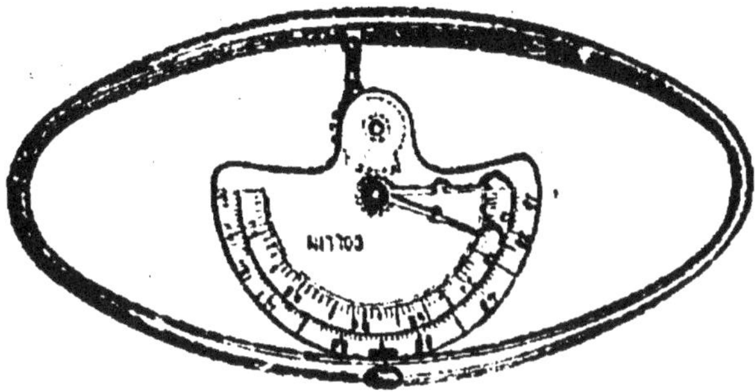

Fig 72.

sensibilité est diminuée. Nous devons dire, toutefois, que, même à l'état physiologique, la sensibilité n'est

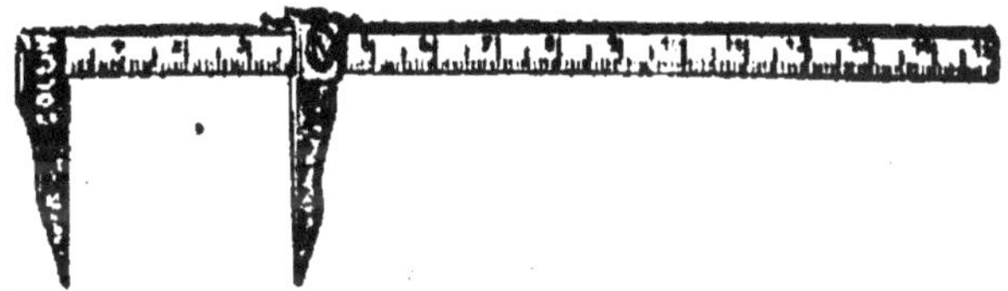

Fig. 73.

pas identique sur toutes les régions du corps. (Voir Tome I, p. 127.)

ARTICLE II. — Des malades sans connaissance.

(ÉVANOUISSEMENT, SYNCOPE)

La *syncope* est un état morbide caractérisé par la perte complète et plus ou moins subite du sentiment et du mouvement, avec suspension des battements du cœur et des mouvements respiratoires. Les deux indications à remplir consistent à réveiller l'action du cœur et à favoriser l'arrivée du sang au cerveau. Dans ce but, on conseille de placer les malades horizontalement, de mettre la tête sur un plan déclive, c'est-à-dire plus bas que le reste du corps, d'élever les bras. On débarrasse le cou et la poitrine de tous les vêtements qui peuvent les gêner ; on ouvre les fenêtres afin de faciliter l'arrivée d'un air frais ; on projette sur la face, principalement autour des yeux et sur les tempes, de l'eau très froide ; — on lotionne la figure, les narines avec du vinaigre simple ou du vinaigre aromatique, de l'eau de Cologne ; — on place sous le nez, soit ces mêmes liquides, soit des substances fétides, de l'ammoniaque, des sels, etc. On mettra dans la bouche quelques grains de sel.

Si malgré tous ces soins, la syncope ou l'évanouissement persiste, on frictionnera les tempes, la partie antérieure de la poitrine avec du vinaigre aromatique ; on pourra recourir aussi à l'application de linges chauds ou de sinapismes sur le devant de la poitrine, et en même temps essayer de rappeler les mouvements respiratoires, en exerçant sur les côtés de la poitrine, à intervalles réguliers, des pressions assez énergiques suivies d'un relâchement brusque (manœuvres de respiration artificielle). Quant aux autres moyens plus énergiques : marteau de Mayor, attouchements avec un fer rouge ou un charbon ardent, électrisation, etc., le choix à faire entre eux et leur application sont l'affaire de l'interne de garde, qui aura dû être prévenu immédiatement. En l'attendant, l'infirmière pourrait encore, à la rigueur, après avoir donné les premiers soins indiqués ci-dessus, et si ces soins restaient infructueux, administrer au malade un lavement stimulant avec du sel de cuisine ou du vinaigre ordinaire de table (une ou deux cuillerées de sel ou de vinaigre pour 500 grammes d'eau simple).

ARTICLE III. — De l'ensevelissement des morts.

Lorsqu'un malade vient de mourir, il est d'usage de lui fermer les yeux à l'aide d'une légère pression exercée pendant quelques instants, avec les doigts sur les paupières. Il faut ensuite, sans tarder, procéder à l'ensevelissement; si l'on attend trop, la rigidité (raideur) cadavérique rend cette tâche fort difficile. On enlève les vêtements, on lave soigneusement le corps avec de l'eau simple ou additionnée d'une solution désinfectante aromatique, puis on met une chemise propre, un bonnet, etc... On relève et l'on soutient, avec un bandeau passant sous le menton et noué sur le sommet de la tête, la mâchoire inférieure qui s'abaisse; ce bandeau sera enlevé au bout de 6, 8, 12 heures, ou, pour mieux dire, quand la raideur cadavérique, dont la rapidité d'apparition est très variable suivant les sujets, aura fixé les parties et rendu définitive la fermeture de la bouche. On allonge ensuite les bras le long du corps, et l'on étend les membres inférieurs, qu'il y a quelquefois lieu d'assujettir au moyen d'une bande appliquée autour du cou-de-pied. Il est bon de disposer les oreilles de façon à maintenir un peu hautes la tête et les épaules, afin de retarder l'écoulement de liquide qui se fait par la bouche et le nez sous l'influence de la putréfaction. On fera bien également de disposer sous le siège une alèze pliée en plusieurs doubles, dans le but de garantir la literie contre les évacuations qui se produisent souvent par l'anus sous cette même influence.

Enfin, la chaleur hâtant la décomposition, il est prudent de supprimer les édredons et les couvertures, pour ne laisser sur le corps qu'un simple drap, et d'éteindre le feu, s'il y en a dans la chambre mortuaire. Quant aux mesures de désinfection nécessitées par une décomposition rapide ou par une maladie infectieuse, le médecin vous indiquera celles qui lui paraîtront le mieux appropriées à chaque cas particulier.

TABLE DES MATIÈRES

—